Dieter Grabbe

Move & Relax®

Fitness für den Körper – Wellness für die Seele

Fachliche und konzeptionelle Beratung: A. Schwarz / R. Schweppe

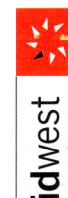

südwest

Inhalt

Move & Relax® – für Körper, Seele und Geist

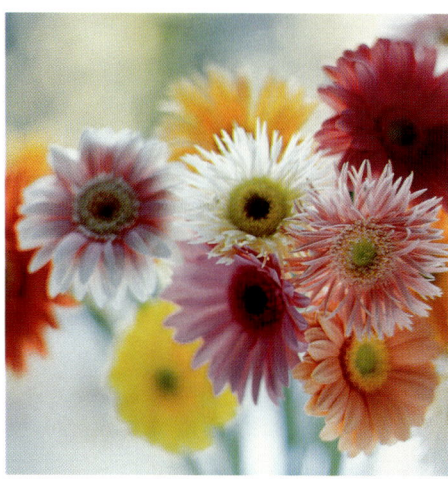

Think pink!

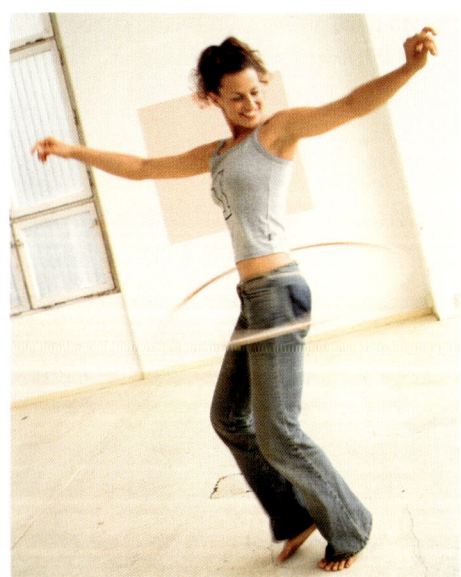

Move more!

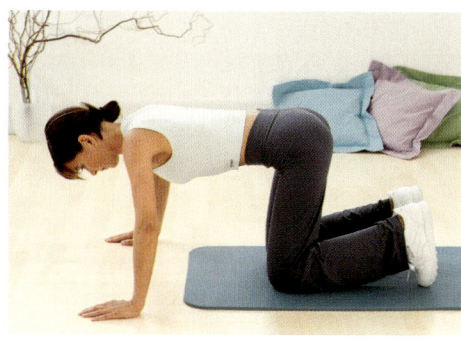

◄◄ *Freude an der Bewegung, Freude am eigenen Körper: Die Move & Relax®-Strategie verhilft Ihnen zu einem neuen Lebensgefühl.*

◄ *Das Leben ist schön: Schwarzsehen ist Erfolgshindernis Nummer eins.*

▲ *Bewegung hält jung: Power-Exercises verhelfen zu Kraft, Ausdauer und Lockerheit.*

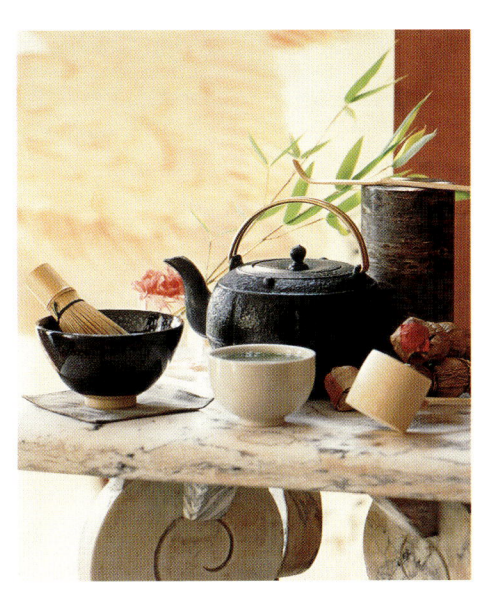

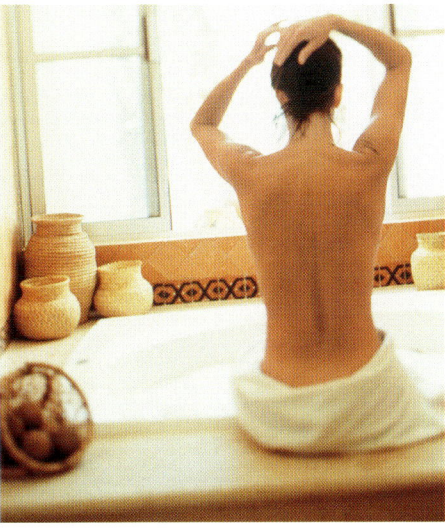

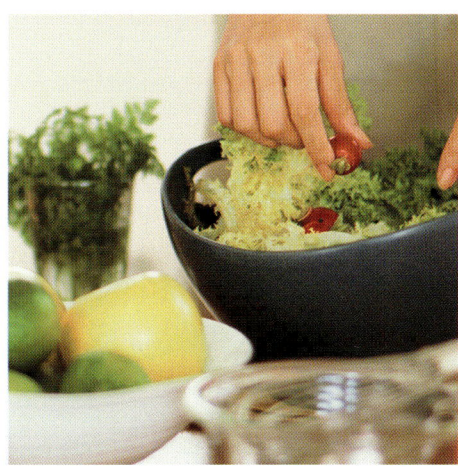

◀◀ *Auch der Alltag kann etwas von einer japanischen Teezeremonie haben: Ruhe, Konzentration und Gelassenheit lassen sich lernen.*

◀ *Im Einklang mit sich und dem Körper: Schönheit ist Ausdruck innerer Ruhe.*

▲ *Die Natur als Kraftspender: Gesunde Ernährung ist die Basis eines erfüllten Lebens.*

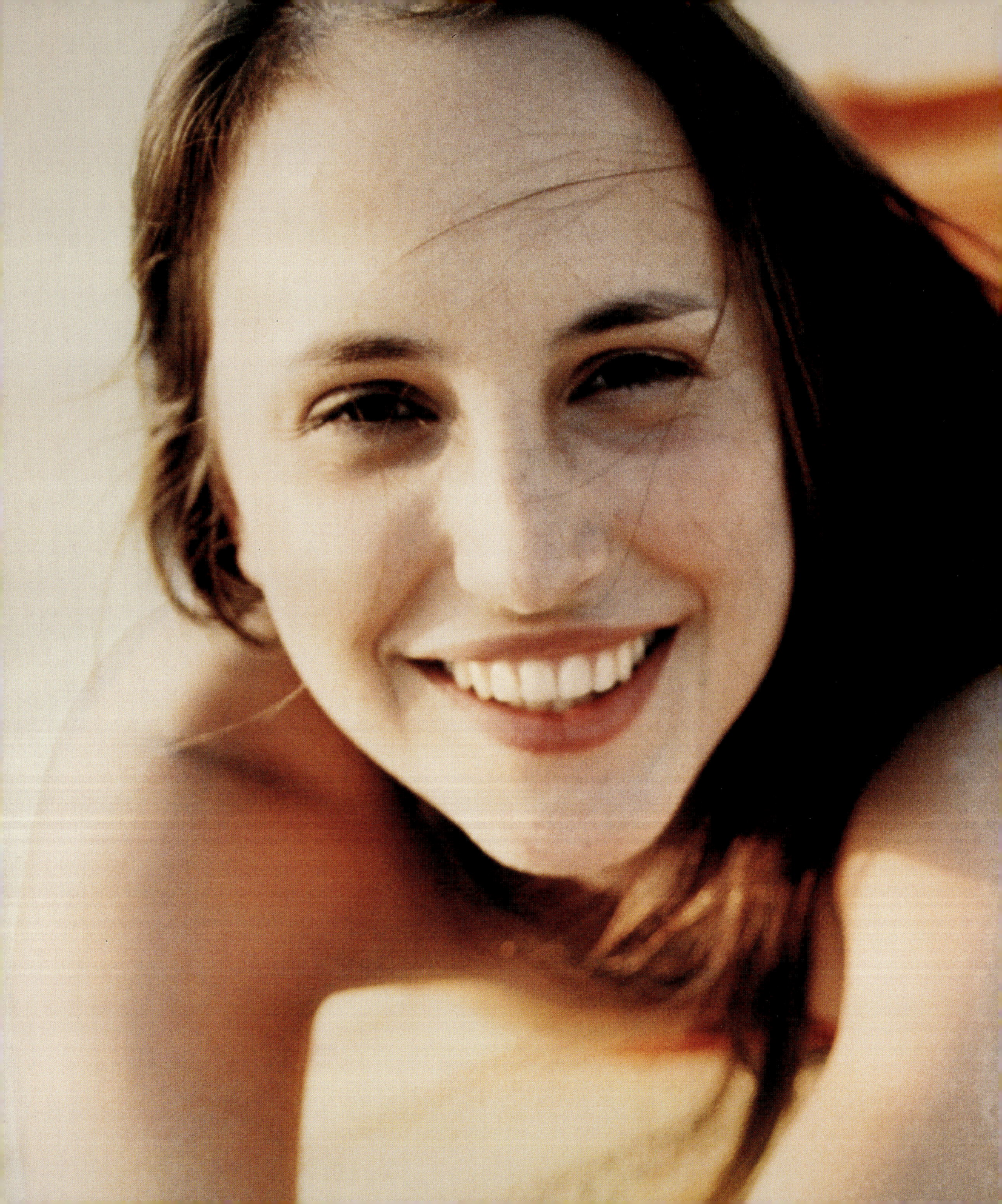

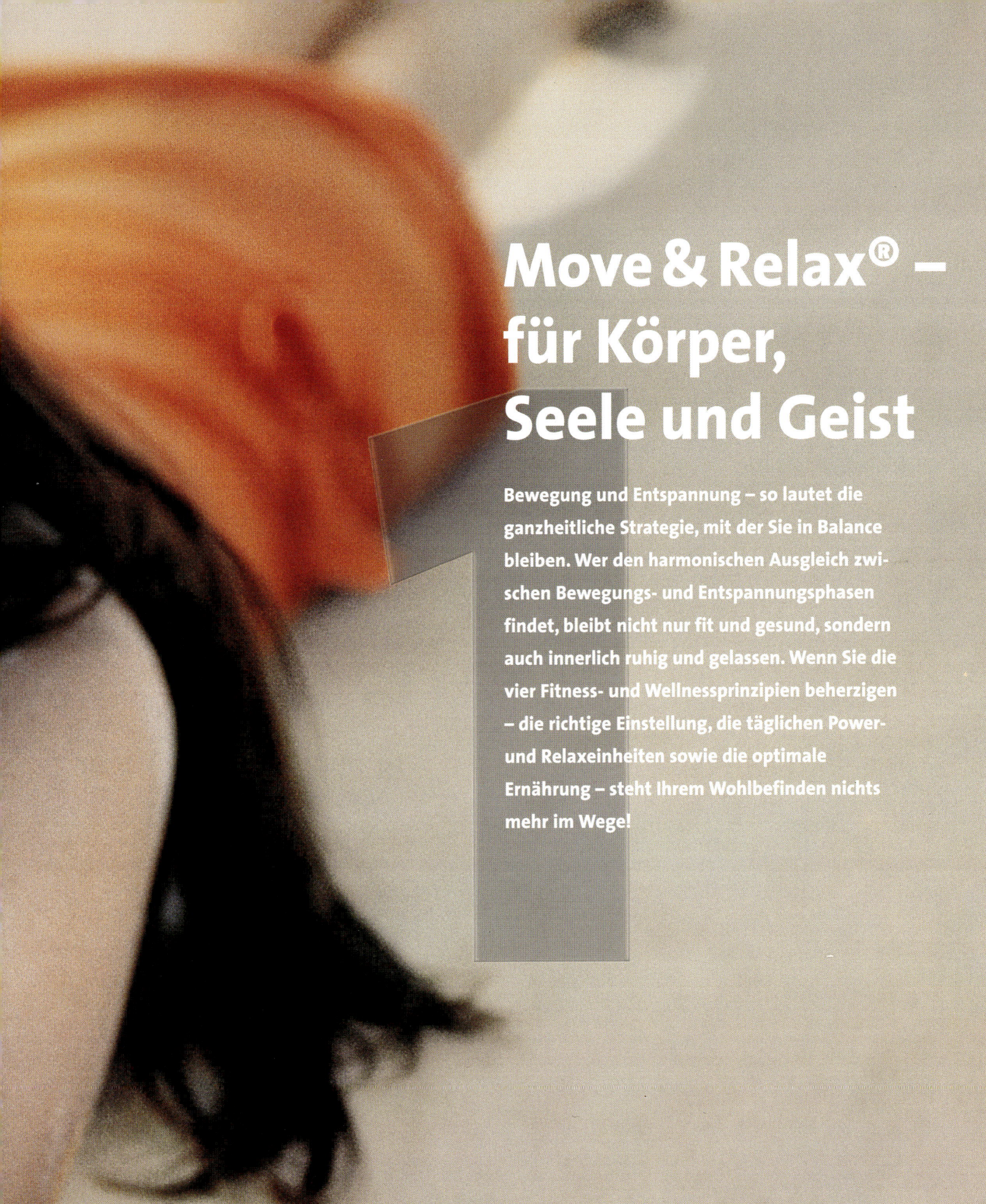

Move & Relax® – für Körper, Seele und Geist

Bewegung und Entspannung – so lautet die ganzheitliche Strategie, mit der Sie in Balance bleiben. Wer den harmonischen Ausgleich zwischen Bewegungs- und Entspannungsphasen findet, bleibt nicht nur fit und gesund, sondern auch innerlich ruhig und gelassen. Wenn Sie die vier Fitness- und Wellnessprinzipien beherzigen – die richtige Einstellung, die täglichen Power- und Relaxeinheiten sowie die optimale Ernährung – steht Ihrem Wohlbefinden nichts mehr im Wege!

Eine ganzheitliche Strategie

»Statt einer Wunderlampe …

Aktuelle Umfragen zeigen, dass heute sehr viele Menschen mit ihrem Aussehen unzufrieden sind. Der Blick in den Spiegel löst bei den wenigsten Begeisterungsstürme aus. Kein Wunder – wer hat schon den perfekten Körper?

Menschen, die sich rundum wohl in ihrer Haut fühlen, Energie und Lebenslust versprühen und dabei ausgeglichen und relaxed sind, gehören zur absoluten Ausnahme. Für die vielen, denen es nicht so geht, wäre Aladins Wunderlampe eine tolle Sache …

Angenommen, Sie hielten die magische Lampe in den Händen, ein freundlicher Geist würde entsteigen und Ihnen drei Wünsche erfüllen – was würden Sie sich wohl wünschen? Natürlich kann ich Ihre geheimen Sehnsüchte nicht erraten. Aber ich weiß, was sich die Menschen wünschen, die mich aufsuchen, um etwas für sich zu tun. Als Personal-Trainer und Gesundheitsberater arbeite ich täglich mit vielen Leuten zusammen. Unter ihnen sind Schauspieler, Sportler und Künstler, Senioren und Yuppies, Mütter und Singles, Geschäftsleute und Handwerker. Auch wenn alle diese Menschen sehr unterschiedlich sind, träumen sie doch von sehr ähnlichen Dingen. Käme Aladins Geist sie besuchen, würden sie sich wünschen:

▶ Gesund und körperlich in Topform zu sein
▶ Seelisch ausgeglichen und frei von Stress zu leben
▶ Einige lästige Pfunde loszuwerden und ihr Idealgewicht zu erreichen
▶ Mehr Energie und Vitalität für ihre Aufgaben und Interessen zu haben
▶ Sich vollkommen wohl in ihrer Haut zu fühlen und mehr Selbstsicherheit zu gewinnen

… eine effektive Strategie!«

Wunderlampen gibt es leider nur im Märchen. Wenn Sie mit Ihrer Figur, Ihrem Gewicht oder Ihrer Kondition unzufrieden sind oder gern mehr Power hätten, gibt es nur eins: Sie müssen etwas unternehmen!

Das Gute dabei ist, dass Sie Ihr Leben jederzeit verändern können. Jeder noch so kleine Schritt kann sehr positive Auswirkungen haben, wenn er in die richtige Richtung führt. Auch ohne Wunderlampe können Sie enorm viel für sich tun. Das lohnt sich, denn dadurch werden Sie sich von Tag zu Tag wohler, leichter und energiegeladener fühlen. Was Sie jedoch brauchen, ist eine effektive Strategie!

Jeder Geschäftsmann, jede Geschäftsfrau weiß, wie wichtig die richtige Verkaufsstrategie ist. Ohne Strategie ist jede Schlacht von vornherein verloren. Umso erstaunlicher ist es, wie viele Menschen so wichtige Dinge wie ihre Fitness, ihre Gesundheit und ihr Wohlbefinden dem Zufall überlassen.

Glauben Sie, dass es Zufall ist, ob Sie voller Energie sind oder sich ständig müde und ausgelaugt fühlen? Denken Sie, dass einzig das Schicksal darüber entscheidet, ob Sie einen schönen, durchtrainierten Körper haben oder unter Übergewicht leiden? Dass es Ihnen vorbestimmt ist,

Ihre Gesundheit, Ihr Aussehen, Ihr Körpergefühl und Ihr Selbstbewusstsein hängen einzig und allein davon ab, wie Sie mit sich selbst umgehen. Alles, was Sie für sich selbst tun, hat eine enorme Wirkung auf Ihr Wohlbefinden und Ihre Fitness.

ob Sie locker eine Stunde durch den Wald laufen können oder schon nach einigen Treppenstufen aus der Puste kommen? Sie irren sich: All das hat überhaupt nichts mit Zufall, Schicksal oder gar Veranlagung zu tun.

Umfassender Ansatz

Die Strategie, um die es in diesem Buch geht, heißt Move & Relax®. Diese Strategie zeigt Ihnen ganz konkret, was Sie alles tun können, um Ihr Aussehen zu verbessern und sich rundum wohler zu fühlen.

Move & Relax® ist ein einfacher Weg zu mehr Fitness, Gesundheit und Wellness. Jeder einzelne Schritt auf diesem Weg hilft Ihnen, Körperfett zu reduzieren, Muskeln aufzubauen und Ihre leeren Tanks mit frischer Energie zu füllen.

Es ist wunderbar, einen gesunden, leistungsfähigen Körper zu haben. Move & Relax® bietet Ihnen daher ein umfassendes Fitnesskonzept mit Power-, Stretch- und Ausdauerprogrammen an. Dies ist wichtig, um beispielsweise Gewicht zu reduzieren, Herz und Kreislauf zu stärken oder Haltungsschäden zu beheben.

Doch Move & Relax® ist nicht nur ein Fitnessprogramm, sondern auch eine ganzheitliche Wellnessmethode, ja mehr noch: eine Lebensphilosophie oder wie es in Amerika heißt: »a way of life«. Die Move & Relax®-Übungen wirken sich auf Körper, Seele und Geist aus. Das bedeutet, dass Sie die Wirkungen nicht nur im Spiegel oder auf der Waage sehen, sondern auch am eigenen Leib zu spüren bekommen werden.

Der ganzheitliche Aufbau der Move & Relax®-Strategie ermöglicht es Ihnen:

▶ Alle Bereiche Ihres Körpers zu trainieren

▶ Bewegung und Entspannung ins Gleichgewicht zu bringen
▶ Gründlich und tief zu relaxen
▶ Dem Stress Lebewohl zu sagen
▶ Ein neues, intensiveres Körpergefühl entwickeln zu können
▶ Ihre Ziele deutlich zu erkennen und schnell zu erreichen

Move & Relax® – einfach und nahe liegend

Move & Relax® baut auf den neuesten Erkenntnissen von Sportmedizinern, Ernährungsexperten und Motivationstrainern auf. Zum Thema »Fitness und Gesundheit« gibt es heute so viele wissenschaftliche Fakten wie nie zuvor. Aktuelle Untersuchungsergebnisse sind für die Orientierung wichtig und sinnvoll. Allerdings brauchen Sie durchaus kein Wissenschaftler zu werden, um Move & Relax® anzuwenden. Schließlich sind die Geheimnisse eines gesunden, vitalen und glücklichen Lebens einfach und altbekannt.

Wer sich wohl fühlt und energiegeladen ist, strahlt beinahe ganz von selbst Vitalität und Schönheit aus. Bringen Sie Schwung in Ihr Leben!

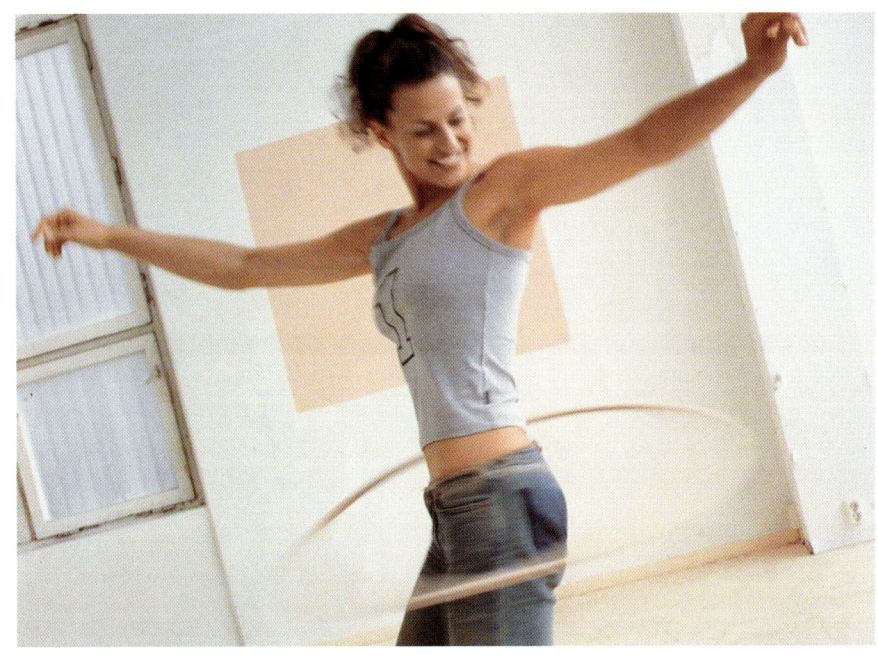

Nur begründet und bewiesen werden müssen diese Geheimnisse anscheinend immer wieder aufs Neue.

Dass Bewegungsmangel, Hektik und Überernährung weder Körper noch Seele gut tun, wusste man schon in der Antike. Seneca (4 v. Chr. – 65 n. Chr.), der römische Philosoph, war nur einer von vielen, die betonten, dass ein gesunder Körper die Voraussetzung für einen gesunden Geist ist. Seneca hielt sich durch Gewichtheben fit. Damit nicht genug; er ging sogar so weit, seinen Sklaven als »Personal-Trainer« für sein Laufprogramm auszubilden.

Vier Wege zum Erfolg

Alles, was Sie brauchen, um fit, gesund und schlank zu werden, ist altbekannt und altbewährt. Die aktuellen Ergebnisse aus der Wissenschaft bestätigen nur, was jeder von uns ohnehin intuitiv weiß. Verrückten Methoden sollten Sie ebenso misstrauen wie komplizierten Theorien, denn wenn es um Wellness und Fitness geht, ist alles sehr einfach und leicht ver-

ständlich. Daher ruht die Move & Relax®-Strategie auf vier stabilen Säulen (siehe Kasten). Die besten und schnellsten Ergebnisse erzielen Sie, wenn Sie alle vier Prinzipien anwenden. Positives, optimistisches Denken (Think pink!) macht es Ihnen leicht, öfter in Bewegung zu kommen und länger in Bewegung zu bleiben (Move more!). Wohldosierte Entspannungseinheiten (Don't stress!) sorgen dafür, dass Sie keine Energie vergeuden und entspannt bleiben. Kalorienreduktion und Tipps zu Fatburnern und richtiger Ernährung (Eat less!) erhöhen den Fitnesserfolg.

Jedes dieser Elemente unterstützt die anderen. Die Folge ist ein Synergieeffekt: Die Wirkungen verstärken sich gegenseitig. Sie können schnell konkrete Veränderungen bewirken, Fett abbauen, Ihre Muskeln formen, neue Energie tanken und nicht zuletzt auch Ihre seelische Stimmung verbessern.

Move & Relax® liefert Ihnen alle wichtigen Tipps und gezielten Exercises für die Praxis und bietet dabei einige besondere Vorteile:

▶ Move & Relax® ist das erste Fitnesskonzept, das nicht nur richtiges Training, sondern zugleich auch richtige Entspannung, optimale Motivation und seelische Ausgeglichenheit fördert und betont.

▶ Move & Relax® kann von jedem unabhängig von Alter und Fitnesszustand ausgeübt werden. Der Einstieg ist auch für »Couch-Potatoes« jederzeit möglich.

▶ Move & Relax® heißt Training ohne Stress und Leistungsdruck.

▶ Move & Relax® bringt innerhalb kürzester Zeit spürbare Ergebnisse, und zwar nicht nur körperliche, sondern auch seelische.

Sie müssen nicht alle vier Säulen der Move & Relax®-Strategie gleichzeitig in Angriff nehmen. Vielleicht spricht ein Prinzip Sie besonders an? Dann sollten Sie damit einsteigen. Hauptsache, Sie kommen in Bewegung!

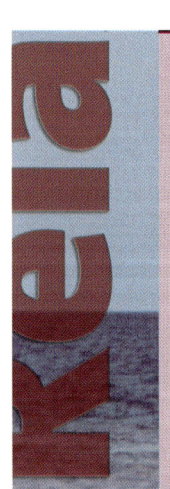

Quite simple

Die Move & Relax®-Strategie ist vollkommen unkompliziert. Sie besteht aus vier Prinzipien; sie alle helfen Ihnen, körperlich und mental in Bestform zu kommen:

Think pink! Programmieren Sie Ihr Unterbewusstsein und Ihr Denken auf Erfolg. Erfahren Sie, wie die richtige Motivation Sie spielend in Bewegung bringt.

Move more! Verabschieden Sie sich vom täglichen Sitzmarathon, und bringen Sie mehr Bewegung in Ihr Leben.

Don't stress! Lernen Sie, abzuschalten und Körper und Seele zu entspannen. Lassen Sie nicht zu, dass Stress und Hektik Ihnen Ihre wertvollen Energien rauben und Sie aus der Balance werfen.

Eat less! Versorgen Sie Ihre Zellen optimal mit Vitalstoffen, und verzichten Sie gleichzeitig auf überflüssige Kalorien, die Ihnen das Leben nur »schwer« machen!

Alle Übungen und Tipps, die Sie in diesem Buch kennen lernen, hängen mit den Move & Relax®-Grundprinzipien zusammen. Sie sind jedoch keine starren Regeln, sondern Empfehlungen. Im Gegensatz zu einseitigen Trainingsmethoden bietet Move & Relax® ein ausgewogenes Gesamtkonzept für Körper und Seele.

In den vier Move & Relax®-Prinzipien sind die effektivsten Methoden zusammengefasst, die ich bei meiner Arbeit als Fitness-Instructor, Ausbildungsleiter von Personal-Trainern, Rückenschulleiter und Wellnessberater tagtäglich umzusetzen gewohnt bin. Seit Jahren bestätigen meine Erfahrungen dabei immer wieder: So einfach die Move & Relax®-Prinzipien sind, so wirkungsvoll sind sie!

Auch Sie können enorme Erfolge erzielen. Es spielt keine Rolle, wie alt Sie sind, wie viel Übergewicht Sie haben oder wie viele Jahre lang Sie Ihren Körper eventuell schon vernachlässigt haben. Sobald Sie damit beginnen, sich auf intelligente Weise um sich selbst zu kümmern, werden Sie schnell merken, zu welch erstaunlichen Verwandlungen Ihr Körper fähig ist.

Die vier Move & Relax®-Prinzipien sind auch im Alltag sehr leicht umzusetzen. Sie werden sehen, dass es deshalb gar nicht schwer ist, fit, gesund und schlank zu werden und gleichzeitig Gelassenheit und eine positive Ausstrahlung zu entwickeln.

Wenn Sie die vier Bausteine der Move & Relax®-Strategie einmal verstanden haben, brauchen Sie im Grunde überhaupt keine festen Regeln mehr. Stattdessen können Sie die vier Prinzipien individuell nutzen und kreativ mit ihnen umgehen, indem Sie sie einfach an Ihre persönlichen Ziele, Bedürfnisse und Möglichkeiten anpassen.

Die vier Wellnessprinzipien

1. Think pink!
Bringen Sie Power in Ihr Denken

Vielleicht ist es ungewöhnlich für Sie, in einem Fitnessbuch etwas über Motivation, positives Denken, Ziel- und Erfolgsstrategien zu lesen. Dennoch ist dies ein sehr wichtiger Fitnessaspekt. Vielleicht sogar der wichtigste. Denn nur wenn Sie konkrete Möglichkeiten kennen, um Ihre Denkmuster positiv zu verändern, können Sie wirklich erfolgreich sein.

Wenn Sie etwas in Ihrem Leben verändern wollen, müssen Sie zunächst Ihr Denken verändern. Ihre Gedanken und Vorstellungen haben Sie in den Zustand geführt, in dem Sie sich heute befinden. Wollen Sie einen neuen, powervolleren Zustand erreichen, so müssen Sie daher zunächst Ihre Gedanken verändern.

Move & Relax® zeigt Ihnen, wie Sie Ihr Unterbewusstsein umprogrammieren können. Einfache Techniken helfen Ihnen, Ihrer Motivation und Ihrer Konzentrationsfähigkeit Flügel zu verleihen. Sie lernen, hemmende und destruktive Denkstrukturen aufzulösen und mentale Power zu entwickeln. Sobald Sie Ihr »Denk-Programm« einmal geändert haben, wird es sehr einfach für Sie werden, Ihre Wellnessziele zu erreichen.

Wie sollen Sie abnehmen, wie einen durchtrainierten Körper oder eine gute Kondition entwickeln, wenn Ihre Vorstellungen von Fitness Ihnen ständig einen Strich durch die Rechnung machen? Solange Sie glauben, dass es unheimlich anstrengend ist, fit zu werden, haben Sie keine Chance.

> Wer sich zu wenig bewegt, schadet nicht nur seinem Körper, er baut auch psychische Spannungen und Stress auf. So wie Pflanzen Wasser brauchen, um überleben zu können, benötigt unser ganzer Organismus Bewegung, um richtig funktionieren zu können.

2. Move more! Bringen Sie mehr Bewegung in Ihr Leben

Sie können niemals fit werden, wenn Sie sich nicht bewegen. Bewegung ist das A und O – auch wenn es um Ihr Wohlbefinden und Ihren Gemütszustand geht. Die meisten von uns bewegen sich viel zu wenig. Bewegungsmangel ist die Ursache für viele Beschwerden, insbesondere für Zivilisationskrankheiten.

»Sich regen bringt Segen!« Stimmt! Denn Bewegung verhilft Ihnen dazu, Ihr Idealgewicht zu erreichen, eine straffe Muskulatur und einen energiegeladenen, beweglichen und schönen Körper zu entwickeln. Mit ein paar Tricks wird es ganz einfach, sich regelmäßig die richtige Dosis Bewegung zu verschaffen.

3. Don't stress! Lernen Sie, sich tief zu entspannen

Entspannung ist ebenso wichtig wie Bewegung. Die Move & Relax®-Strategie legt großen Wert darauf, Aktivität und Erholung ins Gleich-

gewicht zu bringen. Nirgends wurde die Bedeutung der inneren Balance so klar erkannt, wie im Fernen Osten. Yin und Yang – Entspannung und Aktivität – müssen in einem ausgewogenen Verhältnis stehen. Nur wenn diese beiden Pole in Harmonie sind, können Sie sich körperlich und seelisch pudelwohl fühlen.

Entspannungsphasen sind absolut notwendig. Reize, die im Training gesetzt werden, können wir nur in der Entspannungsphase verarbeiten. So wachsen Muskeln beispielsweise nicht während des Trainings, sondern immer in den Trainingspausen. Durch tiefe Entspannung können wir neue Kräfte tanken, abschalten und uns vor Alltagsstress schützen.

Die Relaxtechniken zeigen Ihnen, wie Sie immer wieder einmal alle Viere von sich strecken können. Durch Move & Relax® lernen Sie, dass Faulsein und Nichtstun sehr schöne Möglichkeiten sind, etwas für Körper und Seele zu tun. Einfache Tipps helfen Ihnen, Oasen der Ruhe in den Alltag zu zaubern. Darüber hinaus können Sie gezielte Stretch & Relax-Übungen einsetzen, um Spannungen abzubauen. Wenn Sie unter Strom stehen, können einfache Entspannungs- und Atemtechniken Ihren Stresslevel schnell wieder senken und Ihr inneres Gleichgewicht wiederherstellen.

4. Eat less! Essen Sie weniger und bewusster

Als ganzheitliches Konzept bietet Move & Relax® natürlich auch ein ausgewogenes Ernährungsprogramm an. In erster Linie geht es dabei darum, weniger zu essen. Das Eat-less-Programm wirkt dem Ernährungsfehler Nummer eins ent-

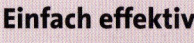

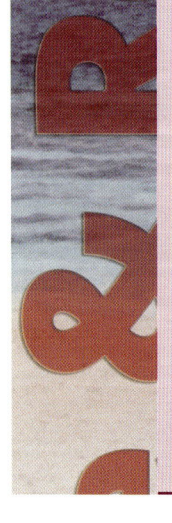

Einfach effektiv

Die Move & Relax®-Strategie beinhaltet effektive Fitnessmethoden wie z. B. die Daily Movements, die Power-Exercises, das Fast-Slow-Fast-Prinzip oder Energy-Walking.

▶ Die Daily Movements sind kleine Bewegungseinheiten, die Sie jederzeit zwischendurch einlegen können. Sie bieten bereits das Minimum an körperlicher Bewegung, das ausreicht, um gesund zu bleiben – ein Muss für alle Fitnessmuffel.

▶ Durch die Power-Exercises können Sie noch wesentlich mehr für sich tun; diese Übungen trainieren gezielt alle Muskeln des Körpers. Dabei werden vor allem die Problemzonen (Bauch, Beine und Po) in Angriff genommen und die Körperhaltung verbessert.

▶ Wenn Sie darüber hinaus Herz und Kreislauf trainieren und Ihre Kondition verbessern wollen, können Sie Energy-Walking einsetzen. Diese einfache und powervolle Walkingmethode unterstützt den Fettabbau und lädt Ihre Energiereserven spielend auf.

gegen – der übermäßigen Aufnahme von Kalorien. Die meisten Menschen essen nicht nur zu viel, sondern auch zu fett! Übergewicht erhöht die Anfälligkeit für Herz- und Kreislaufbeschwerden, Krebserkrankungen, Diabetes mellitus und viele andere Leiden.

Nicht nur für die Gesundheit, sondern auch für das Wohlbefinden und das Aussehen ist es wichtig, weniger zu essen. Genauso wichtig ist es aber auch, das Richtige zu essen. Wenn Sie das Low-Fat-Prinzip anwenden, wird es ganz leicht für Sie sein, jeden Tag Kalorien zu sparen. Durch die Move & Relax®-Diät nähern Sie sich so Schritt für Schritt Ihrem Traumgewicht.

Für alle, die es besonders eilig haben, bietet das Move & Relax®-Ernährungsprogramm zusätzlich einige effektive Cancelling-Tipps an. Dabei lernen Sie, wie einfach es ist, ab und zu auf eine Mahlzeit zu verzichten und so noch schneller abzunehmen.

Zehn Powersätze, die Sie kennen sollten, bevor Sie beginnen

Wie jede Strategie, so baut auch Move & Relax® auf einigen Grundannahmen auf. Grundannahmen werden durch bestimmte Informationen, Erkenntnisse und Erfahrungen gebildet. Sie legen den Kurs einer Strategie fest.

Unsere persönliche Perspektive hängt stark von unseren Grundannahmen ab, von dem, wovon wir ausgehen. Grundannahmen werden auch als Glaubenssätze bezeichnet, da sie widerspiegeln, was wir glauben, was uns leitet, ohne dass wir es hinterfragen. Und besonders wichtig: Grundannahmen wirken sich ganz konkret und sehr intensiv auf unser ganzes Leben aus!

Sätze wie beispielsweise »Das Leben ist ein Kampf« oder »Man muss sich quälen und hart zu sich sein, wenn man etwas erreichen will« sind Grundannahmen, die es einem sehr schwer machen, das Leben zu genießen. »Fitness ist nur etwas für jüngere / gesündere / willensstärkere Menschen« ist hingegen eine Grundannahme, die jeden Erfolg von vornherein völlig unmöglich macht.

Die hier vorgestellte Move & Relax®-Strategie baut auf zehn einfachen und powervollen Grundannahmen auf, die optimale mentale Voraussetzungen für den Erfolg schaffen:

1. Jeder Mensch kann jederzeit positive Veränderungen bewirken.

2. Es gibt vier Werkzeuge, durch die Sie Ihr Leben in kürzester Zeit verändern können: Bewegung, Entspannung, Ernährung und positives Denken.

3. Fit werden, abnehmen und seine Traumfigur erreichen – all das erfordert keine eiserne Willenskraft, sondern nur die richtige Strategie.

4. Fitness muss Spaß machen. Erfolge stellen sich lächelnd viel schneller ein als mit zusammengebissenen Zähnen.

5. Körper, Seele und Geist bilden eine untrennbare Einheit.

6. Alles, was Sie tun, um positiv auf Ihren Körper einzuwirken, wirkt sich auch positiv auf Ihre Seele aus (und umgekehrt).

7. Nur wer sich regelmäßig bewegt, kann lange leben und fit bleiben.

8. Nur wer gelernt hat, sich tief zu entspannen, ist gegen Stress immun und kann sich rundum wohl fühlen.

9. Es reicht nicht, seinen Körper »äußerlich« zu trainieren. Das Aussehen ist nur ein Teil des

Alle Ernährungsprinzipien, die Teil der Move & Relax®-Strategie sind, sind einfach und schnell umsetzbar. Wenn Sie einmal wissen, welche Nahrungsmittel das Schlankwerden unterstützen, und einige Low-Fat-Tipps befolgen, können Sie auf Kalorienzählen und ungesunde Crashdiäten in Zukunft verzichten.

Erfolgs – genauso wichtig ist es, sich in seinem Körper rundum wohl zu fühlen.

10. Alle extremen Maßnahmen sind schädlich, da sie das innere Gleichgewicht stören. Nur wenn Sie die richtige Mitte finden, können Sie sich harmonisch entwickeln und Ihr ganzes Potenzial verwirklichen.

Der einfache Weg zum idealen Body

Die meisten Menschen sind mit ihrem Aussehen unzufrieden. Auf Platz eins der Unzufriedenheitsskala steht Übergewicht. Kein Wunder – lästige Fettpölsterchen an Bauch, Po und Oberschenkeln sehen nun einmal nicht schön aus. Doch auch untrainierte, schlaffe Muskeln bringen unseren Body schnell aus der Form. Eine schlechte Haltung – bei Bewegungsmuffeln besonders verbreitet – trägt noch ihren Teil dazu bei, dass wir eine schlechte Figur machen.

Durch Move & Relax® können Sie Ihren Körper schnell in Topform bringen. Und dazu müssen Sie sich keiner Rosskur unterziehen. Die Move & Relax®-Strategie vermeidet alle extremen

Ein Hund – auch wenn es nicht der »innere Schweinehund« ist – ist ein gutes Mittel, um auf Trab zu kommen. Das ist Bewegung an der frischen Luft, die nicht nur fit hält, sondern auch Spaß macht.

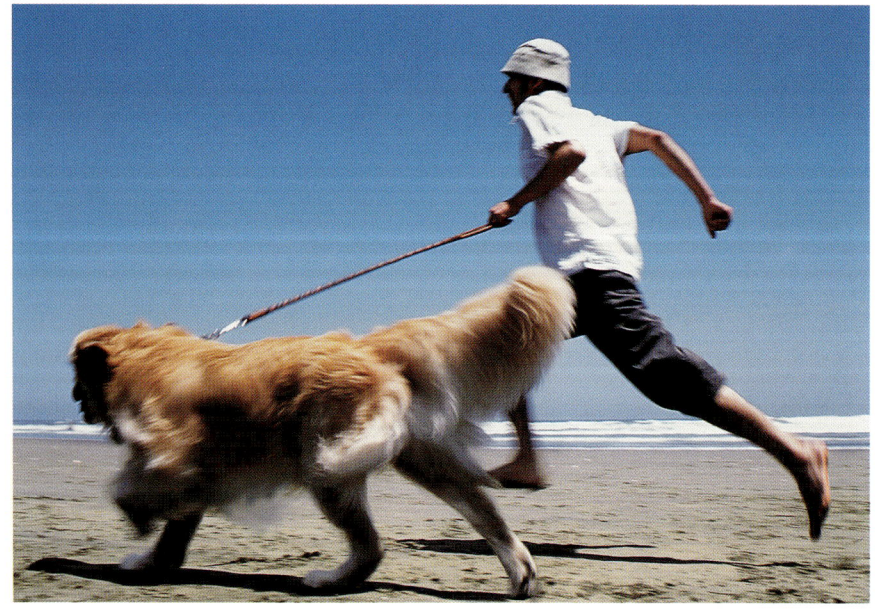

Maßnahmen. Wer sich quält, um in Form zu kommen, wird keinen Spaß dabei haben. Was keinen Spaß macht, wird aber nicht lange durchgehalten, und der Frust lässt dann natürlich nicht lange auf sich warten.

Führen Sie Ihren inneren Schweinehund einfach an der Leine spazieren

Ihr tägliches Leben bietet mehr Stress als genug. Warum sollten Sie sich also auch noch in Ihrer Freizeit abmühen? Um fit zu werden, ist es überhaupt nicht nötig, mit seinem inneren Schweinehund zu kämpfen. Die Move & Relax®-Strategie besteht darin, dass Sie Ihren inneren Schweinehund an die Leine nehmen und einen gemütlichen Spaziergang mit ihm machen ...

Eine weitere Grundannahme von Move & Relax® ist in diesem Zusammenhang wichtig: »Alle extremen Maßnahmen sind schädlich, da sie das innere Gleichgewicht stören. Nur wenn Sie die richtige Mitte finden, können Sie sich harmonisch entwickeln und Ihr ganzes Potenzial verwirklichen.«

Ganz egal, ob Sie Muskeln aufbauen, Ihre Ausdauer verbessern oder Fett loswerden wollen: Kämpfen Sie nicht! Arbeiten Sie nicht gegen Ihren Körper, sondern mit ihm. Bleiben Sie in Ihrer Mitte. Glauben Sie mir – es ist leicht, Gewicht zu reduzieren oder Muskeln zu stylen. Das geht ganz ohne Stress und Verkrampfung. Sie müssen dabei nur auf drei Punkte achten:

1. Entscheiden Sie sich. Sie können nur Erfolg haben, wenn Sie eine echte Entscheidung treffen. Beschließen Sie mit Kopf und Herz, etwas für sich zu tun. Wenn Sie erkannt haben, dass Sie sich nur wohl fühlen können, wenn Sie etwas

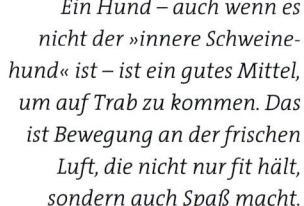

verändern, sollten Sie einen Entschluss fassen. Die Kraft der Entscheidung ist der Anlasser, der den Motor zum Laufen bringt.

2. Wenden Sie die vier Move & Relax®-Prinzipien an. Nutzen Sie die Tipps und Übungen, die Sie in diesem Buch finden, um Ihre Gesundheit, Ihr Aussehen und Ihr Wohlbefinden zu pflegen.

3. Bleiben Sie entspannt. Achten Sie darauf, dass Sie sich bei allen Workouts und Exercises wohl fühlen. Auch wenn Ihr Körper gefordert wird, ist dies kein Grund, innere Widerstände aufzubauen.

Ein Beispiel: Angenommen, Sie möchten Ihre Kondition verbessern und gleichzeitig etwas für Ihre Po- und Beinmuskeln tun. Nun müssen Sie sich entscheiden (Schritt 1). Wollen Sie wirklich etwas verändern? Wenn ja, gibt es nichts, was Sie aufhalten könnte! Sie haben den Motor angelassen, und die Reise kann beginnen. Wenden Sie einige Move & Relax®-Methoden an (Schritt 2). Nehmen wir an, Sie legen den Schwerpunkt auf Energy-Walking, da dieses Training Sie besonders schnell zu Ihrem Ziel führt (Ausdauer verbessern + Bein- und Gesäßmuskulatur straffen). Überlegen Sie, wie viel Zeit Sie für Energy-Walking investieren wollen, und bauen Sie dieses Training dann in Ihren Alltag ein. Wenn Sie dreimal in der Woche zum Energy-Walking gehen, werden Sie gute Erfolge erzielen.

Auch wenn Ihr Körper beim Energy-Walking gefordert wird und Sie ins Schwitzen geraten, sollten Sie innerlich ganz entspannt bleiben (Schritt 3). Genießen Sie die Landschaft, die frische Luft, konzentrieren Sie sich auf Ihren Atemrhythmus und den Rhythmus der Schritte. Versuchen Sie, Ihr Training lächelnd zu absolvieren. Verbannen Sie Verbissenheit aus Ihrem Geist und Sorgenfalten aus Ihrem Gesicht. So wird jedes Body-Workout gleichzeitig zu einem effektiven Antistresstraining. Und Ihr innerer Schweinehund wird dabei ganz brav sein und keine Zicken machen …

Move & Relax® = Fitness + Wellness

Die wichtigsten Ziele der Move & Relax®-Strategie sind Fitness und Wellness. Es gibt nur sehr wenige Menschen, die ihr Fitnesspotenzial wirklich voll nutzen. Kein Wunder also, dass viele gern etwas mehr für ihre Fitness tun würden. Doch was heißt »fit sein« eigentlich?

Das Lexikon definiert Fitness als »die Fähigkeit des menschlichen Körpers, optimal auf die Anforderungen des täglichen Lebens reagieren zu können«. Fitness wird mit einer guten körperlichen Verfassung gleichgesetzt. Diese »gute Verfassung« ist dann gegeben, wenn die Muskelkraft, die Ausdauer, die Leistungsfähigkeit von Herz und Kreislauf sowie die Flexibilität des Körpers gut entwickelt sind.

Der englische Begriff »fit« heißt wörtlich übersetzt passend oder fähig. Fitness versetzt Sie also in einen Zustand, in dem Sie zu etwas fähig sind. Aber wozu? Beispielsweise dazu, Dinge zu tun, die Sie gern machen möchten. Je fitter Sie sind, desto besser. Wenn Sie fit sind, haben Sie Power und sind sozusagen in einem kraftvollen

Unter Fitness ist in erster Linie eine gute körperliche Verfassung zu verstehen. Wer fit ist, ist gesund und fühlt sich wohl. Nicht weniger wichtig ist jedoch die geistige Fitness, die Fähigkeit, umdenken zu können und flexibel zu bleiben. Im engeren, sportlichen Sinn versteht man unter Fitness auch eine gute Ausdauerfähigkeit.

Zustand – und kraftvolle Zustände sind in allen
Lebensbereichen wünschenswert: Wer fit ist, der
ist auch:

▶ Fit for Life: Verrichten Sie Ihre täglichen Aufgaben, ohne mit der Wimper zu zucken. Steigen
Sie mühelos in den 5. Stock, laufen Sie der Stra-
ßenbahn hinterher, ohne aus der Puste zu kommen, oder tragen Sie einige schwere Einkaufs-
tüten durch die Stadt, ohne sich dabei
anstrengen zu müssen.

▶ Fit for Business: Üben Sie Ihren Beruf mit
Energie und Freude aus. Nutzen Sie Ihr kreatives
Potenzial, und verwirklichen Sie Ihre beruflichen
Träume, ohne dem Burnout zum Opfer zu fallen.

▶ Fit for Love: Genießen Sie die Liebe und Zärt-
lichkeit mit Ihrem Partner in vollen Zügen, und
freuen Sie sich darüber, dass Sie auch im Alter
noch ein erfülltes Sexualleben haben können.

▶ Fit for Fun: Genießen Sie es, in Ihrer Freizeit
vor Energie zu sprudeln und mühelos all das tun
zu können, wozu Sie wirklich Lust haben – Tanzen, Wandern, Inlineskaten, Windsurfen oder
Bungeespringen.

Fitness ist nicht genug ...

Natürlich ist es schön, einen Körper zu haben,
der den Anforderungen des Lebens gerecht wird.
Allerdings kann man auch einen Roboter so bau-
en, dass er optimal funktioniert. Als Menschen
wollen wir jedoch nicht nur gut funktionieren,
sondern uns auch wohl in unserer Haut fühlen.

Normalerweise steigert Fitness den Wohlfühlfaktor ganz von selbst. Wenn Sie keine überflüssigen Pfunde mit sich herumschleppen und eine
gut trainierte Muskulatur haben, wird sich das
auch gut anfühlen. Allerdings – zwingend ist
dies nicht: Es gibt durchaus durchtrainierte Menschen, die alles andere als ausgeglichen, zufrieden und entspannt sind. Leistungssportler, die
früh an einem Herzinfarkt sterben, sind auch
keine Seltenheit.

... Sie müssen sich auch wohl fühlen

Move & Relax® legt auch großen Wert auf Wellness. Im Gegensatz zur Fitness geht es bei Wellness weniger um äußere als um innere Faktoren.
Alle Methoden, die im Move & Relax®-Programm
zur Anwendung kommen, steigern nicht nur Ihr
körperliches, sondern auch Ihr seelisches Wohlbefinden.

Wellness lässt sich nur durch ein ganzheitlich
angelegtes Konzept erreichen. Körper, Seele und
Geist müssen dabei auf ihre Kosten kommen:

1. Body: Geben Sie Ihrem Körper die Bewegung,
die er braucht, um sich wohl zu fühlen. Kümmern Sie sich liebevoll um Ihren Körper, und entwickeln Sie ein Körpergefühl, das es Ihnen ermöglicht, einen guten Kontakt zu Ihrem Körper
herzustellen.

2. Soul: Achten Sie auf Ihre seelischen Bedürfnisse. Verwöhnen Sie sich selbst, und nehmen
Sie sich Zeit für Erholung und Muße. Tun Sie immer wieder einmal Dinge, die Sie wirklich mit
Lust und Leidenschaft tun.

Die drei Pfeiler der Fitness

Fit sein hat viele Vorteile, die Sie Tag für Tag genießen können. Allerdings fällt Fitness niemandem in den Schoß. Nur wenn Sie Ihren
Körper ein wenig fordern, kann er sich den An-Forderungen anpassen und fit werden. Diese Anforderungen müssen jedoch ausgewogen sein. Wahre Fitness setzt sich zusammen aus

Kraft + Ausdauer + Beweglichkeit.

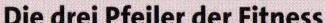

Mit der Move & Relax®-Strategie können Sie sowohl Ihre Kraft
(Power-Exercises) als auch Ihre Ausdauer (Energy-Walking) und Ihre
Flexibilität (Stretch & Relax) trainieren. Allerdings bietet Move &
Relax® Ihnen mehr als nur ein Fitnessprogramm.

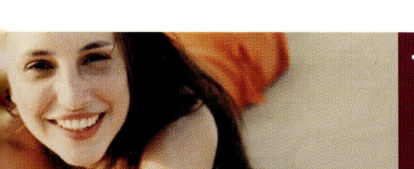

3. Mind: Beziehen Sie auch Ihren Geist in Ihr Wellnessprogramm mit ein. Wenden Sie mentale Strategien an, die negative Gedanken, Sorgen, Ängste und Unzufriedenheit vertreiben. Denken Sie positiv, und machen Sie sich Ihre wahren Ziele bewusst.

Move & Relax® bietet Ihnen Fitness und Wellness in einem. Während Sie Ihren Körper in Bestform bringen, lernen Sie zugleich, auf Ihre innere Stimme zu hören. Sie erkennen, was Ihnen gut tut und was Sie im Moment brauchen. Natürlich ist es schön, eine schlanke Taille zu haben. Aber es ist auch wichtig, dass Sie bei Ihrem Fitnessprogramm locker bleiben. Mit zusammengebissenen Zähnen können Sie auf Dauer nämlich keine Erfolge erzielen.

Bewahren Sie Ihr Gleichgewicht

Die Move & Relax®-Strategie basiert auf der Philosophie des Gleichgewichts. Das sagt ja schon der Name: Move – Bewegung – und Relax – Entspannung. Beides ist wichtig. Aktivität ist das eine Bein, Erholung das andere. Und Sie können nur dann ein stabiles Gleichgewicht wahren, wenn Sie fest auf beiden Beinen stehen.

Das Geheimnis ganzheitlicher Fitness besteht nicht in irgendwelchen sensationellen oder ausgefallenen Techniken. Vielmehr geht es darum, seine natürliche Balance herzustellen und sein inneres Gleichgewicht zu finden. Dies scheint so einfach – doch viele Menschen haben sich weit von ihrer Mitte entfernt. Extreme sind heute weit verbreitet.

Zum einen sind da die »Couch-Potatoes« und Stubenhocker. Am liebsten verbringen sie den ganzen Tag auf dem Sofa, essen Chips oder Schokolade und sitzen stundenlang vor dem Fernseher. Allein der Gedanke an einen Spaziergang treibt ihnen schon Schweißtropfen auf die Stirn. Mit dem Relax-Aspekt haben sie sicher kein Problem. Dafür fehlt es ihnen in hohem Maß an Bewegung und Action.

Das Gleiche gilt für Menschen, die durch ihren Job dazu gezwungen sind, den ganzen Tag vor dem Computer oder am Schreibtisch zu sitzen. Der Move-Aspekt kommt hierbei viel zu kurz. Eine schlechte Kondition, Übergewicht und Rückenschmerzen sind nur einige von vielen unangenehmen Folgen.

Doch auch das andere Extrem lässt sich beobachten: Während die einen in Bewegungslosigkeit verharren, verfallen die anderen in Fitnesshysterie. Auch nach einem noch so harten Arbeitstag quälen sie sich täglich ins Fitnessstudio. Am Wochenende laufen sie Marathon. Berufs- und Freizeitstress gehen nahtlos ineinander über und lassen den Relax-Aspekt vollkommen untergehen. Doch ohne regelmäßige Verschnaufpausen werden die Nerven schnell überreizt. Wie soll man auch heiter und gelassen bleiben, wenn man seinen Motor die ganze Zeit überdreht? Nervosität, Schlafstörungen und Gereiztheit treten auf; und das Risiko, einen Herzinfarkt oder andere Herz-Kreislauf-Erkrankungen zu erleiden, wächst von Tag zu Tag.

Yin und Yang – oder die Kunst, auf dem Seil zu tanzen

Seiltänzer wissen, wie wichtig es ist, die Balance zu halten. Schon ein winziger Schritt nach rechts oder links genügt, um das Gleichgewicht zu verlieren und abzustürzen.

Nur wenn Sie die richtige Mitte zwischen Aktivität und Entspannung finden, können Sie sich körperlich und seelisch wohl fühlen. Move & Relax® zeigt Ihnen, wie Sie Entspannung und Bewegung richtig dosieren und damit die vielen Gefahren einer einseitigen Lebensweise vermeiden können.

Auch im asiatischen Denken ist das Thema »Gleichgewicht« ganz stark. Die chinesische Medizin benutzt die Begriffe Yin und Yang. Das Zusammenspiel dieser polaren Kräfte ist in der Natur leicht zu beobachten. Yin bezeichnet dabei das weibliche und Yang das männliche Prinzip.

Die wichtigsten Gegensatzpaare von Yin und Yang	
Yin	**Yang**
Weiblich	Männlich
Kälte / Winter	Wärme / Sommer
Passiver Pol	Aktiver Pol
Entspannung, Ruhe	Aktivität, Bewegung
Relax	Move

Wer ständig gestresst ist, rund um die Uhr arbeitet oder sich die Nächte um die Ohren schlägt, kommt in einen übermäßigen Yang-Zustand. Wer hingegen den ganzen Tag nicht in Schwung kommt, zu lange schläft und all seine Fähigkeiten brachliegen lässt, erzeugt ein Übermaß an Yin.

Nur durch das richtige Gleichgewicht zwischen Entspannung (Yin) und Aktivität (Yang) kann die körperliche und seelische Gesundheit gewahrt werden. Die Kunst, Yin und Yang in die Balance zu bringen, entspricht der Kunst, auf dem Seil zu tanzen – oder im übertragenen Sinn: in Harmonie mit sich selbst zu leben. Der chinesische Weise Yün Chi sagte: »Wenn die Zeit für Ruhe gekommen ist, so ruhe; wenn die Zeit gekommen ist zu handeln, so handle.«

Move & Relax® folgt dem gleichen Prinzip. Wenn Sie etwas für Ihre Fitness und Ihre Gesundheit tun möchten, so sollten Sie dabei so verfahren, als würden Sie die Saite einer Geige stimmen. Ist die Saite zu lose, kann kein guter Klang entstehen – wird sie jedoch zu straff gespannt, kann es leicht sein, dass sie reißt.

Gehen Sie daher mit Ihrem Körper vorsichtig um: Schenken Sie ihm die Aktivität, die er braucht, um eine gesunde Spannung aufzubauen. Doch übertreiben Sie nichts, sonst kann es zu Verletzungen und Überreizung kommen. Entspannen Sie sich, wenn es Zeit für Sie wird, neue Kräfte zu tanken. Doch auch mit der Entspannung sollten Sie es nicht übertreiben, sonst kommen Sie gar nicht mehr in die Gänge.

Nur wenn Sie lernen, Ihre Balance zu halten, können Sie mühelos über das Seil wandern – entspannt und doch voller Energie.

Holen Sie sich mehr Energie fürs Leben

Jeder von uns weiß, wie schön es sich anfühlt, voller Energie und Lebenslust zu sein. Natürlich gibt es auch Phasen, in denen wir ausgepowert und erschöpft sind. Solange es sich bei diesen Durchhängern um Ausnahmen handelt, ist dies kein Grund zur Sorge.

Doch leider sieht die Wirklichkeit oft anders aus: Viele Menschen leiden heute an chronischer Erschöpfung. Müdigkeit und Lustlosigkeit gehören bei ihnen zum Alltag. Kein Wunder – sind die Energiereserven erst einmal aufgezehrt, kommt es schnell zu lang anhaltenden Leistungs- und Stimmungstiefs.

Move & Relax® bietet Ihnen eine Strategie für mehr Lebensenergie. Grenzenlose Vitalität ist keine Frage der Veranlagung – viele Faktoren bestimmen, wie viel Lebensenergie Ihnen zur Verfügung steht. Und die meisten dieser Faktoren können Sie selbst beeinflussen! Alles, was Sie tun oder denken, ja sogar alles, was Sie essen oder konsumieren, hat Einfluss auf Ihr persönliches Energieniveau.

Die Energiekiller lauern an jeder Ecke. So öffnen Sie ihnen Tür und Tor:

▶ Wenn Sie sich zu wenig bewegen und nichts für Ihre Fitness tun

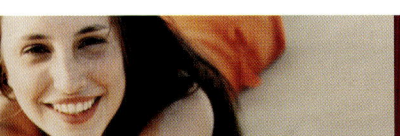

- Wenn Sie zu viel Alkohol trinken oder Drogen konsumieren
- Wenn Sie sich zu viel Arbeit zumuten
- Wenn Sie die Signale Ihres Körpers missachten
- Wenn Sie Nahrung zu sich nehmen, die kaum Vitalstoffe, dafür aber jede Menge Fett und Kalorien enthält
- Wenn Sie es zulassen, dass Sorgen, Ängste und negative Gedanken Ihren Geist beherrschen
- Wenn Sie sich nicht um Ihre seelischen Bedürfnisse kümmern und sich zu selten verwöhnen
- Wenn Sie Ihre wahren Interessen vernachlässigen und Ihr Potenzial nicht verwirklichen

Alle Methoden und Übungen, die innerhalb der Move & Relax®-Strategie zur Anwendung kommen, schenken Ihnen neue Power. Die Move & Relax®-Prinzipien – Bewegung, Entspannung, Motivation und gesunde Ernährung – können für Sie Tag für Tag zu unendlichen Quellen der Energie werden.

Auspowern und Auftanken

Move & Relax® zeigt Ihnen, wie Sie die richtige Mischung aus Aktivität und Erholung finden. Durch Energy-Walking und die Move & Relax®-Power-Exercises können Sie schnell neue Kräften tanken. Die Entspannungstechniken, die im Kapitel »Don't stress!« (siehe Seite 90ff.) besprochen werden, schützen Sie vor Energieverlusten.

Doch auch die richtige Motivation und positives Denken (Think pink!) sind mächtige Werkzeuge. Wenn sich Ihr Denken mit Sorgen, Ängsten, Selbstkritik oder Grübelei herumschlägt, vergeuden Sie eine Menge Kraft. Wenn Sie denken, dass Ihr Leben anstrengend und unbefriedigend ist, wird auch Ihr Körper reagieren – Sie

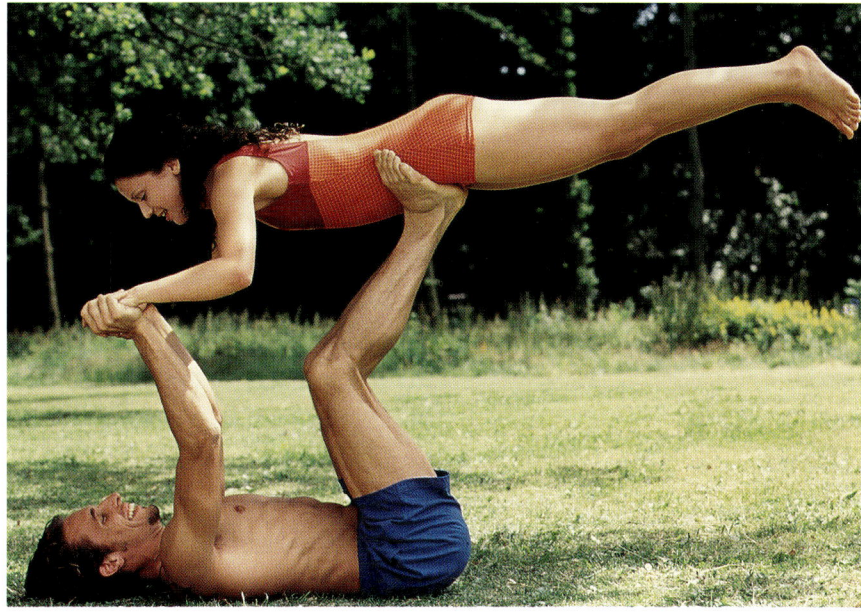

werden den Kopf hängen lassen, flach atmen und sich schnell ausgelaugt fühlen. Umgekehrt können Sie Ihren Geist aber auch auf die schönen Seiten des Lebens »programmieren«: Indem Sie sich Ihre eigenen Stärken bewusst machen, indem Sie herausfinden, was Ihnen wirklich Spaß macht und Ihre Ziele entsprechend setzen, werden powervolle Gedanken entstehen. Diese positiven Gedanken werden Ihre Begeisterung wecken und auch Ihrem Körper neue Energien verleihen.

Move & Relax® ist eine ganzheitliche Methode, die Ihrer Lebensenergie Flügel verleiht. Die Kombination aus vitaminreicher Ernährung, wohldosierter Bewegung, Entspannungsübungen und auf Erfolg ausgerichtetem Denken ist das beste Mittel gegen Erschöpfung und Burnout. Wenn Sie Stress, belastende Ernährung und Bewegungsmangel aus Ihrem Leben verbannen, gehen diese gefährlichen Energiefresser leer aus. Auf diese Weise können Sie Ihre Energietanks schnell wieder auffüllen.

Das Gleichgewicht macht's: Nur wer die Balance hält und die eigene Mitte findet, kann auf Dauer das Leben in vollen Zügen genießen.

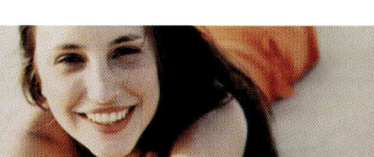

Ewige Jugend – nur ein Traum?

Viele Menschen sehnen sich so sehr nach ewiger Jugend, dass Sie dafür gefährliche Experimente in Kauf nehmen. In den USA ist die unkontrollierte Einnahme von Hormonen und anderen vermeintlichen Jungmachern an der Tagesordnung. Obwohl Ärzte regelmäßig vor den negativen Folgen dieser Mittel warnen, sind Hormoncocktails in Amerika der Hit. Im Sortiment jedes größeren Supermarkts sind sie frei erhältlich.

Träumen Sie nicht auch manchmal davon, ewig jung zu bleiben? Stellen Sie sich nur einmal vor, es gäbe einen Jungbrunnen, aus dem Sie um Jahre verjüngt heraussteigen würden – glauben Sie, Sie würden lange zögern, hineinzuspringen? Ganz bestimmt nicht! Schließlich möchte niemand von uns gern alt und schon gar nicht alt und gebrechlich werden.

Es wäre doch zu schön, wenn wir auch im Alter von 100 Jahren noch in den Bergen wandern, Golf spielen oder auf Reisen gehen könnten. Der Wunsch, nicht nur heute, sondern auch noch in 30 oder 40 Jahren vital und fit zu sein, ist verständlicherweise weit verbreitet. Und wo eine Nachfrage ist, fehlt es natürlich auch nicht an Angeboten: Anti-Aging-Methoden schießen derzeit wie Pilze aus dem Boden. Kaum ein Tag vergeht, an dem nicht von einem neuen Wundermittel gegen das Altern berichtet wird.

Lange leben – erst die schlechte Nachricht …

Wachstums- und Junghormone wie Melatonin, DHEA oder Somatotropin (STH) werden auch bei uns immer häufiger zum Objekt der Begierde. Sind diese »Medikamente« die Lösung für den Kampf gegen die Jahre? Leider nicht! Abgesehen davon, dass diese Mittel den Geldbeutel stark belasten, haben sie mitunter auch unangenehme Nebenwirkungen. Leberkrebs, chronische Müdigkeit oder Bartwuchs bei Frauen sind nur einige davon. Hormontherapien sind daher einzig und allein unter Aufsicht eines entsprechenden Facharztes (Endokrinologen) sinnvoll. Und vor allem: Hormone sollten nur dort verabreicht werden, wo sie auch wirklich fehlen! Für gesunde Menschen sind Hormontherapien äußerst fragwürdig.

Tatsache ist, dass es die Wunderpille für die ewige Jugend bisher nicht gibt. Ebenso sicher ist, dass wir alle älter werden. Ab dem 25., spätestens aber ab dem 30. Lebensjahr beginnt der Körper abzubauen. Genau genommen baut er Muskelmasse ab, während die Fettdepots gleichzeitig an Umfang zunehmen. Im Durchschnitt trägt eine 60-jährige Frau daher etwa doppelt so viel Körperfett mit sich herum wie eine 30-jährige Frau.

Der Alterungsprozess wird wesentlich von den so genannten freien Radikalen beeinflusst. Diese freien Radikale entstehen durch Umweltgifte, UV-Strahlen, Stress, Zigaretten und körperliche Strapazen, aber auch durch Fehlernährung; sie greifen unsere Zellen an und lassen uns schnell alt aussehen, sofern wir ihr radikales Treiben nicht eindämmen.

… und jetzt die gute!

Obwohl der Alterungsprozess durch keine Wunderpille der Welt aufzuhalten ist und freie Radikale uns das Leben schwer machen, steigt unsere durchschnittliche Lebenserwartung stetig an. In den Industrienationen wurden die Menschen noch nie so alt wie heute. Im Schnitt werden Frauen, die in Deutschland leben, derzeit bereits 80, Männer immerhin 73 Jahre alt. Hierbei handelt es sich um Durchschnittswerte; das bedeutet, dass es eine ganze Menge von Menschen gibt, die noch wesentlich älter werden.

Was ist der Grund dafür, dass wir immer älter werden? Leben wir heute gesünder und vernünftiger als unsere Großeltern? Sicher nicht! Der einzige Grund für die höhere Lebenserwartung liegt in den Fortschritten der modernen Medizin. Durch Impfungen und den Einsatz von Antibiotika können heute Krankheiten besiegt werden, die früher Tausenden von Menschen das Leben kosteten. Bessere Medikamente und hochtechnisierte Operationsverfahren retten heute Patienten, für die bis vor kurzem noch jede Rettung zu spät gekommen wäre. Auch die Möglichkeit, schwere Krankheiten schon früh zu erkennen, erhöht den Erfolg der Therapie.

Viele Wissenschaftler glauben daher, dass es nur eine Frage von wenigen Jahren ist, bis 100-Jährige nicht mehr zur Ausnahme, sondern zur Norm zählen werden. Ist das nicht eine gute Nachricht? Nur schade, dass sie einen kleinen Haken hat …

Forever young?
Alt werden – jung bleiben

Sicher wollen Sie gern sehr alt werden – aber wollen Sie sich dabei auch alt fühlen? Wohl kaum. Und hier liegt der Haken an der so ersehnten Langlebigkeit. Die medizinischen Fortschritte reichen zwar aus, um Ihre Lebenserwartung zu steigern – das bedeutet aber leider noch lange nicht, dass Ihr Leben im Alter auch lebenswert sein wird. Es ist ja nicht das Alter an sich, das erstrebenswert ist. Wer möchte schon 120 Jahre alt werden und die letzten 40 Jahre seines Lebens auf der Pflegestation oder im Rollstuhl verbringen? Was haben wir davon, besonders alt zu werden, wenn wir unser Leben dabei nicht mehr genießen können? Vergreisung, Gebrechlichkeit, Hilfsbedürftigkeit und Alterskrankheiten können wohl nicht das Ziel eines langen Lebens sein. Fitness und Lebensfreude kann uns die moderne Medizin nicht bescheren.

Dabei ist es durchaus möglich, sich auch in hohem Alter noch jung und vital zu fühlen. Sie können leicht über 100 Jahre alt werden und sich dabei pudelwohl fühlen. Um jedoch fit und beweglich zu bleiben, genügt es nicht, sich nur auf die medizinischen Fortschritte zu verlassen. Wenn Sie Ihrem Lebensabend unbeschwert entgegensehen wollen, müssen Sie selbst aktiv werden. Und wenn Sie klug mit Ihrer Lebensenergie umgehen, kann Ihr Wellnessfaktor in 30 Jahren sogar höher sein als heute!

Move & Relax® als Anti-Aging-Strategie

In einem sind sich Sportwissenschaftler heute einig: Moderates körperliches Training ist die beste Möglichkeit, altersbedingtem Leistungsabfall von Herz, Kreislauf, Muskulatur, Atmung und Nervensystem entgegenzusteuern.

Das Überlebensprogramm Ihres Körpers ist in der Lage, Ihnen ein langes und gesundes Leben zu schenken. Doch wie können Sie dieses Programm aktivieren? Indem Sie sich an die vier oben genannten Grundprinzipien der Move & Relax®-Strategie halten!

Mehr Bewegung ist nur eines dieser Prinzipien. Das Geheimnis der 100-Jährigen besteht aber nicht nur darin, dass sie körperlich aktiv bleiben. Es fällt ihnen auch leicht, abzuschalten

Bewegung ist der beste Jungbrunnen. Durch Bewegung können Sie Ihre »Jungbleib-Hormone« selbst ankurbeln und alle Ihre Zellen mit neuer Energie auftanken. Auf die riskante Einnahme von Hormonpräparaten können Sie dann getrost verzichten.

und das Leben zu genießen. Sie leben ganz nach dem Motto: »Don't stress« – Kommt Ihnen das bekannt vor?

Es ist wirklich einfach, jung zu bleiben. Alles was Sie tun, um Ihre Lebensenergie zu bewahren und anzuregen, verlangsamt den Alterungsprozess. Gönnen Sie sich einige Male in der Woche Bewegung. Denken Sie positiv, und steigern Sie Ihre Lebensfreude, indem Sie Ihren Interessen nachgehen. Auch die richtige Ernährung ist eine Anti-Aging-Strategie.

So drehen Sie Ihre biologische Uhr zurück

Wenn Sie ewig jung bleiben oder sich wieder einige Jahre jünger fühlen möchten, sollten Sie sich unbedingt vor Energievampiren schützen. Die gefährlichsten heißen Bewegungsmangel, Stress, Fehlernährung und Unzufriedenheit. Lassen Sie nicht zu, dass sie Ihnen Ihre kostbare Lebensenergie rauben. Drehen Sie stattdessen an den Zeigern Ihrer biologischen Uhr. Indem Sie die Move & Relax®-Strategien anwenden, können Sie die Zeit auf Ihrer Lebensuhr ein ordentliches Stück zurückdrehen:

Das Schreckensbild nicht nur vieler Frauen: Die biologische Uhr läuft und tickt, und ständig werden neue Mittel und Wege gesucht, um sie aufzuhalten, wenn nicht gar zurückzudrehen. Mit Bewegung, Entspannung, einer gesunden Ernährung und der richtigen Lebenseinstellung kann Ihnen dies gelingen.

Move more! Wer sich bewegt, lebt länger. Bewegungsmangel führt zu Zivilisationskrankheiten, die unsere Lebenserwartung senken. Reihenuntersuchungen belegen, dass gemäßigte Aktivität die Sterblichkeit um nahezu 50 Prozent senken kann. Wer mäßig, aber regelmäßig Sport treibt, verlängert seine Lebensspanne um Jahre, da Bewegung den Blutdruck senkt, das Immunsystem stärkt, Herz und Kreislauf gesund und Muskeln und Gelenke jung hält.

Don't stress! Innere Ruhe und Ausgeglichenheit bauen Stress ab. Stress fördert die Bildung der so genannten freien Radikale, die unsere Zellen schädigen und das Altern beschleunigen. Relax! Eine der effektivsten Möglichkeiten, ein hohes Alter zu erreichen, besteht darin, Ruhe zu bewahren. Manager, die ihr Leben lang unter Hochspannung stehen, werden nicht alt. Wer hingegen innere Ruhe und Gelassenheit bewahrt und sich genug Ruhepausen gönnt, kann nicht nur besonders alt werden – er wird sich auch mit über 100 Jahren noch ausgeglichen und wohl fühlen.

Eat less! Essen Sie weniger, leben Sie länger! Biologen haben kürzlich ein Gen entdeckt, das den Verfall von Körperzellen bei Kalorienentzug verlangsamt. Wenn Sie zu viele Kalorien zu sich nehmen, droht also nicht nur Übergewicht – Sie werden auch schneller alt. Auch die Qualität der Nahrung spielt natürlich eine große Rolle. Wenn Sie mehrmals täglich Obst und Gemüse essen, werden alle Zellen mit lebenswichtigen Nährstoffen versorgt. Powerstoffe wie Vitamine und Spurenelemente hindern freie Radikale daran, an Ihren Zellen und somit an Ihrer Vitalität zu knabbern.

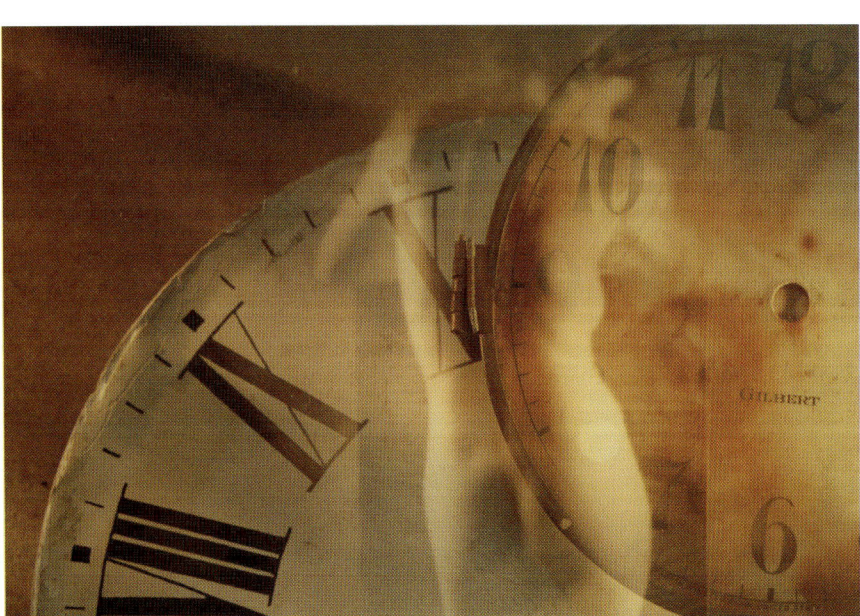

Think pink! Optimisten leben nicht nur glücklicher, sondern auch länger. Wenn Sie Ihre Tage lächelnd verbringen, haben Stresshormone bei Ihnen nicht die geringste Chance. Während Sorgenfalten Sie alt aussehen lassen, verleihen Lachfältchen Ihnen den Charme der Weisheit. Das Geheimnis der 100-Jährigen besteht darin, dass sie sich ihre Lebensfreude bewahrt haben. Wer seine Interessen pflegt, geistig aktiv bleibt und sich immer wieder für Neues öffnet, wird nicht alt. Erinnern Sie sich? Bewegung ist die beste Forever-Young-Medizin. Und das gilt nicht nur für körperliche, sondern auch für geistige Bewegung. Auch mit 120 Jahren kann man noch neue Erfahrungen sammeln, neue Sprachen lernen und interessante Bücher lesen. Indem Sie Ihr Gehirn trainieren und Ihre grauen Zellen auf Trab halten, schützen Sie sich vor Altersdepressionen und der Alzheimerkrankheit. So bleiben Sie auch geistig jung.

Wie Move & Relax® Ihr Leben verändert

Move & Relax® ist eine Fitnessstrategie für Körper, Seele und Geist. Dementsprechend vielfältig sind die Wirkungen dieser ganzheitlichen Methode. Wenn Sie damit beginnen, die Move & Relax®-Prinzipien in die Tat umzusetzen, werden Sie viele angenehme Veränderungen an sich bemerken.

Sie wissen ja bereits, dass die richtige Mischung von Bewegung und Entspannung Ihnen mehr Energie, Jugendlichkeit, Balance und Fitness schenkt. Doch die positiven Auswirkungen gehen noch viel weiter; einige sind sehr schnell spürbar, andere brauchen etwas mehr Zeit.

Indem Sie Ihr Unterbewusstsein auf Erfolg programmieren, sich bewusst ernähren, regelmäßig für körperliche Action sorgen und öfter einmal die Seele baumeln lassen, schaffen Sie ideale Voraussetzungen für mehr Lebensqualität, Gesundheit und Power. Die häufigsten Wirkungen der Move & Relax®-Strategie sind:

▶ Die Ausdauer verbessert sich
▶ Herz und Kreislauf werden gestärkt
▶ Problemzonen wie Bauch, Oberschenkel und Po werden gestrafft
▶ Überflüssige Pfunde schmelzen weg
▶ Die Beweglichkeit erhöht sich
▶ Die Muskulatur wird gestärkt, die Haltung verbessert sich und Rückenbeschwerden verschwinden
▶ Die Zellen werden viel besser mit Sauerstoff versorgt
▶ Die Immunabwehr wird angekurbelt
▶ Das Aussehen verbessert sich
▶ Ihr Selbstbewusstsein wird gestärkt
▶ Negative Denkmuster lösen sich auf
▶ Stimmungsschwankungen und Depressionen wird entgegengewirkt
▶ Sie haben mehr Power für die Aufgaben des Alltags
▶ Sie haben ein erfüllteres Sexualleben
▶ Die Gesundheit stabilisiert sich, die Anfälligkeit für viele Erkrankungen sinkt
▶ Sie fühlen sich um Jahre jünger
▶ Sie können Ihr Leben intensiver genießen

Bewegung, Entspannung, Ernährung und positives Denken – diese vier Zutaten ergeben einen Zaubertrank, der Ihren gesamten Organismus verjüngt. Je öfter Sie ihn einnehmen, desto jünger werden Sie sich fühlen. Wie hoch Ihr tatsächliches Alter ist, ist dabei Nebensache.

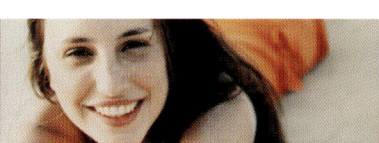

Einer der wichtigsten Vorteile von Move & Relax® ist, dass diese Strategie sehr individuell eingesetzt werden kann. Die genannten Wirkungen treten auf, wenn Sie sich gleichermaßen auf alle vier Säulen der Move & Relax®-Strategie stützen. Erfahrungsgemäß konzentrieren sich die meisten Menschen, die mit dem Move & Relax®-Programm beginnen, jedoch zunächst auf ein oder zwei Prinzipien. Je nachdem, wie Ihre Ziele aussehen, kann dies auch recht sinnvoll sein.

Weg mit dem Fett!

Sie möchten vor allem abnehmen und dauerhaft Pfunde verlieren? Dann lautet Ihr Ziel »Gewichtsreduktion«, und die besten Strategien für Sie heißen:

Eat less! Reduzieren Sie Ihre tägliche Kalorienration. Achten Sie auf sichtbare und versteckte Fette in der Ernährung. Ersetzen Sie Dickmacher durch Fatburner.

Move more! Bewegung ist logischerweise der zweite heiße Tipp für Sie, wenn Sie abnehmen wollen. Vor allem Energy-Walking lässt Ihre Pfunde purzeln.

Her mit den Muskeln!

Es geht Ihnen in erster Linie um eine straffere Figur und wohlgeformte Muskeln? Ihr Ziel lautet »Bodystyling«. Die Methode, die am schnellsten zum Erfolg führt, heißt:

Move more! Besonders die Power-Exercises helfen Ihnen, Ihre Muskeln zu formen und Problemzonen in den Griff zu bekommen. Sie sollten sie jedoch unbedingt mit Energy-Walking kombinieren, da Sie Bein- und Pomuskeln dadurch zusätzlich trainieren können. Auch das Stretch & Relax-Programm trägt zu einer strafferen Figur bei, da Dehnübungen die Form des Muskels verbessern.

Schluss mit der Trägheit!

Der Geist ist willig, aber das Fleisch ist schwach? Obwohl Sie eigentlich gern mehr für sich tun würden, kommen Sie einfach nicht vom Sofa hoch? Wenn Ihnen Ihre eigenen Denk- und Verhaltensmuster im Weg stehen, lautet Ihr Ziel »Motivation«. Die besten Strategien:

Think pink! Führen Sie die mentalen Move & Relax®-Exercises durch. Diese Techniken ändern Ihre Einstellung und machen den Weg frei. Wenn die Blockaden im Unterbewusstsein erst gelöst sind, wird es leicht durchzustarten.

Move more! Sobald Ihre mentale Motivation aufgebaut ist, sollten Sie sich vor allem auch körperlich bewegen. Motivation hat sehr viel mit Bewegung zu tun. Den Geist in die richtige Richtung zu bewegen – das fällt viel leichter, wenn Sie auch Ihrem Körper regelmäßig Bewegung gönnen.

Endlich einmal durchatmen!

Sie stehen unter Hochspannung, und der tägliche Stress wächst Ihnen über den Kopf? Wenn Sie vor lauter Terminen kaum noch zum Atmen kommen, ist »Entspannung« ein intelligentes Ziel. Die beste Strategie lautet:

Don't stress! Wenden Sie jene Move & Relax®-Techniken an, die Sie in wenigen Minuten wieder »auf den Boden bringen«. Lernen Sie, sich tief zu entspannen, und nehmen Sie sich das Recht, die Seele baumeln zu lassen. Die Stretch & Relax-Übungen verbessern Ihr Körperbewusstsein. Allein dadurch, dass Sie sich Ihres Körpers bewusster werden und sich in ihm »zentrieren«, entstehen innere Ruhe und Gelassenheit.

Move more! Auch wenn es im ersten Augenblick seltsam erscheint – Bewegung baut Stress ab. Wichtig ist allerdings, dass Sie Ihren Kopf abschalten, während Sie Ihren Körper bewegen. Wenn Sie sich beim Training auf die Bewegung und den Atem konzentrieren, können Sie Ihre Gedanken zur Ruhe kommen lassen und sich gründlich erholen.

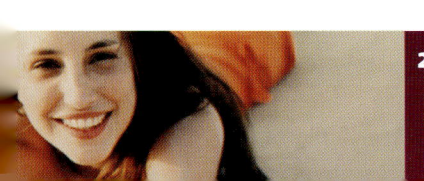

Wie Sie sehen, können Sie die vier Grundelemente der Move & Relax®-Strategie ganz einfach an Ihre Bedürfnisse anpassen. Anfangs kann dies sehr hilfreich sein: Konzentrieren Sie sich auf Ihr Ziel und die Mittel, die Sie am schnellsten dorthin bringen. Doch vergessen Sie dabei nicht – die besten Wirkungen erfahren Sie langfristig nur, wenn Sie alle vier Prinzipien miteinander verbinden. In den folgenden Kapiteln werden Sie erfahren, wie Sie positive Veränderungen hervorrufen. Bedenken Sie dabei: Ein Gramm Praxis wiegt mehr als eine Tonne Theorie …

Sind Sie reif für Move & Relax®?

Wollen Sie wissen, ob es höchste Zeit für Sie wird, etwas für Ihr Wohlbefinden, Ihr Aussehen und Ihre Gesundheit zu tun? Die folgenden Fragen helfen Ihnen, dies ganz schnell herauszufinden. Beantworten Sie sie ganz spontan. Die Auswertung ist sehr einfach – je mehr Fragen Sie mit Ja beantworten, desto wichtiger ist es für Sie, die Move & Relax®-Strategie in die Praxis umzusetzen.

1. Arbeiten Sie viel im Sitzen? .... ☐
2. Ernähren Sie sich ungesund? .... ☐
3. Verbringen Sie einen Großteil Ihrer Freizeit auf dem Sofa? .... ☐
4. Geht Ihnen leicht die Puste aus? .... ☐
5. Fühlen Sie sich älter als Sie sind? .... ☐
6. Trinken Sie reichlich Alkohol? .... ☐
7. Schleppen Sie zu viel überflüssiges Gewicht mit sich herum? .... ☐
8. Fühlen Sie sich oft erschöpft und ausgepowert? .... ☐
9. Lassen Sie Ihr Potenzial und Ihre Fähigkeiten brachliegen? .... ☐
10. Fehlt es Ihnen an Begeisterung und Lebensfreude? .... ☐
11. Würden Sie gern selbstsicherer auftreten? .... ☐
12. Fühlen Sie sich oft unwohl in Ihrer Haut? .... ☐
13. Hätten Sie gern eine sportlichere Figur? .... ☐
14. Rücken Ihre Ziele immer weiter in die Ferne? .... ☐
15. Glauben Sie, dass Sie mehr für Ihre Gesundheit tun sollten? .... ☐

Wenn Sie auch nur eine der 15 Fragen mit Ja beantwortet haben, kann das Move & Relax®-Programm Ihnen bereits eine wertvolle Hilfe sein. Doch wenn Sie öfter als dreimal mit Ja antworten mussten, wird es höchste Zeit für Sie, etwas in Ihrem Leben zu verändern!

Natürlich dürfen Sie nach einem anstrengenden Arbeitstag auch einmal auf dem heimischen Sofa lümmeln. Doch aktive Entspannung ist viel mehr als bloßes Herumsitzen und sich vom Fernseher berieseln zu lassen. Der Entspannungseffekt setzt nur dann ein, wenn die Entspannung bewusst wahrgenommen wird.

Think pink!

»Think pink!« – das ist die Kunst, stärkende Gedanken zu entwickeln, seinen Geist auf das Positive auszurichten und sein gesamtes Motivationspotenzial zu wecken. Positives Denken hilft Ihnen, Ihr Leben in die eigenen Hände zu nehmen und all das zu verändern, was Sie stört. Indem Sie lernen, mit Ihrem Unterbewusstsein zu kommunizieren, werden Sie Ihre wahren Ziele erkennen. Und um diese besonders schnell zu erreichen, können Sie gute Abkürzungen nehmen.

Mehr Erfolg durch mentale Power

Move & Relax® ist eine Strategie der Veränderung. In unserem Leben gibt es nur eine gesicherte Tatsache, und die lautet: »Alles verändert sich!« Leben ist Bewegung – und wo Bewegung ist, gibt es nun einmal Veränderungen. Die Frage ist nur, ob Sie sich von den Umständen verändern lassen oder selbst aktiv an der Veränderung teilnehmen wollen …

Sie haben es in der Hand: Wollen Sie alles beim Alten belassen, oder gibt es etwas, was Sie in Ihrem Leben gern verbessern würden? Es gibt sehr viele Dinge, die Sie ändern können, wenn Sie unzufrieden sind: Sie können öfter eine kleine Pause einlegen und sich mehr Zeit für sich selbst nehmen. Sie können ein gutes Buch lesen und sich inspirieren lassen. Sie können etwas ganz Neues lernen. Sie können sogar Ihren Wohnort wechseln, sich einen neuen Partner suchen oder sich beruflich umorientieren.

Und natürlich können Sie auch Ihren Körper verwandeln! Sie können ohne weiteres Gewicht abbauen, Ihre Muskeln straffen und Ihre Traumfigur erreichen. Sie können um Jahre jünger aussehen und sich vor allem um Jahre jünger fühlen – vorausgesetzt, dass Sie das wirklich wollen.

Alle Veränderungen beginnen im Geist. Nur wenn Sie Ihren Gedanken eine positive Richtung geben, können Sie erfolgreich sein. Alle Hindernisse werden sich in Luft auflösen, wenn Sie beginnen, Ihre Ansichten, die Sie über sich selbst haben, zu optimieren. Nichts kann Sie mehr aufhalten, wenn Sie lernen, Ihr Unterbewusstsein auf Ihre wahren Ziele zu programmieren.

Sie können viel mehr verändern, als Sie glauben. Um ein wahrer Verwandlungskünstler zu werden und sich alle Ihre Träume zu erfüllen, müssen Sie allerdings eines tun: Sie müssen Ihren Geist verändern!

Stehen Sie sich selbst im Weg?

Es gibt nur eines, was Ihren Erfolg vereiteln kann – und das sind Sie selbst! Oder genauer gesagt: Ihr Unterbewusstsein. Oder noch genauer: diejenigen Einstellungen, Vorurteile und Verhaltensmuster, die früher in Ihrem Leben einmal sinnvoll gewesen sein mögen, es heute aber nicht mehr sind.

Ihre eigenen Ansichten können Ihnen viele Fallen stellen. Wenn Ihre Lebenseinstellung Sie am Erfolg hindert, dann verändern Sie sie doch einfach!

▶ Glauben Sie, dass Sie zu alt sind? Gerade in hohem Alter sind Trainingserfolge besonders beeindruckend. Move & Relax® ist eine so sanfte Methode, dass selbst 80-Jährige sie erfolgreich durchführen können.

▶ Glauben Sie, dass Sie keine Zeit haben? Dann bedenken Sie, dass die wichtigste Regel des Move & Relax®-Trainings »kurz und intensiv« heißt. In der Kürze liegt die Würze. Die Move & Relax®-Strategie lässt sich auch mit sehr wenig Zeitaufwand umsetzen. Gleichzeitig gewinnen Sie dadurch sehr viel Zeit. Allein durch die Energie, die Sie durch Move & Relax® hinzugewinnen, können Sie Ihre Aufgaben viel konzentrierter, effektiver und schneller erledigen. Jede Minute, die Sie für Move & Relax® aufwenden, bekommen Sie doppelt und dreifach zurück!

▶ Sie meinen, dass Sie zu wenig Geld für Fitnessgeräte haben? Kein Problem – alles was Sie brauchen, um die Move & Relax®-Exercises durchzuführen, ist bequeme Kleidung, ein paar gute

Sportschuhe und etwas Platz in Ihrem Wohnzimmer. Sie schließen den Fitnessvertrag nur mit sich selbst ab – das kostet Sie keinen Cent!

▶ Glauben Sie, dass Sie zu dick sind? Haben Sie 40 Kilogramm Übergewicht? Umso besser. Die Erfolge des Trainings und der neuen Ernährungsstrategien werden umso deutlicher sein, und Ihre Freunde werden Sie schon in wenigen Wochen beglückwünschen.

Ihr Unterbewusstsein wird vielleicht noch andere Hinderungsgründe aus dem Hut zaubern. Aber was es auch sein mag: Es ist nur eine Frage der Perspektive – und die können Sie jederzeit ändern!

Ganzheitlich erfolgreich sein

Was ist Erfolg? Diese Frage ist nicht so leicht zu beantworten, denn jeder von uns definiert Erfolg auf seine eigene Weise. Doch erfolgreich sein heißt immer, dass Sie ein Ziel erreichen, das Sie sich gesetzt haben. Wenn das Erreichen eines Ziels Ihnen ein befriedigendes Gefühl schenkt und Ihre persönliche Entwicklung fördert, haben Sie ganzheitlichen Erfolg. Doch um ganzheitlich erfolgreich sein zu können, sollten Sie die folgenden Dinge beachten:

▶ Sie sollten wissen, wohin Sie wollen.

▶ Sie sollten das, was Sie machen, mit Leib und Seele machen.

▶ Sie sollten Ihren Blick immer auf das Positive lenken.

▶ Körper, Verstand und Gefühl sollten harmonisch zusammenarbeiten.

Auf den folgenden Seiten werden Sie erfahren, wie Sie wirkliche Veränderungen in Ihrem Leben bewirken können, wie Sie negative Gedanken-muster überlisten und wie Sie Ihre Ziele mit Freude, Energie, Zielbewusstsein, Motivation und Spaß erreichen. Dabei ist »Think pink« der erste Schritt – und damit der wichtigste, denn: Auch eine Reise von 1000 Meilen beginnt mit dem ersten Schritt …

Die Gedankenfalle

Wenn wir uns etwas vornehmen, kommt uns oft unser scheinbar vernünftiges Denken dazwischen. Sicherlich kennen Sie das: Sie nehmen sich vor, etwas zu tun, etwas an Ihren alten Gewohnheiten zu ändern. Beispielsweise mit Move & Relax® zu beginnen. Sie spüren, dass es Ihnen gut tun wird, wahrscheinlich sogar Spaß macht und Sie weiter bringt. Vielleicht freuen Sie sich sogar richtiggehend darauf.

Und schon meldet sich der Verstand: »Ach, wer weiß, ob das wirklich was bringt?«, »Das kann ich ja mal irgendwann machen, aber jetzt muss ich unbedingt noch Weihnachtsgeschenke besorgen.« »Das klingt ja ganz gut, aber schauen wir erst mal , was es da sonst noch so für Methoden gibt.«

Der Verstand kann nichts dafür, dass er Sie von positiven Veränderungen abhalten will; er spiegelt nur die Inhalte Ihres Unterbewusstseins wider. Und Ihr Unterbewusstsein, ja, jedes Unterbewusstsein, ist von Natur aus konservativ. Es will, dass alles so bleibt, wie es ist. Es hat ja in gewisser Weise funktioniert: Bisher haben Sie schließlich überlebt, und das ist alles, was für Ihr Unterbewusstsein zählt.

Doch vermutlich wollen Sie mehr als nur überleben. Sicher wollen Sie auch glücklich, zufrieden, selbstbestimmt und kraftvoll leben. Und

Der Verstand verfügt über ein paar sehr wirksame Tricks. Er wird kluge Argumente vorbringen – doch Achtung! Ihr Verstand versucht, Sie auszutricksen. Wenn Sie genauer hinsehen, werden Sie merken, dass er im Grunde nur sagt: »Nein! Lass das! Wenn du das tust, könnte sich etwas verändern!« Doch vor Veränderungen, an denen Sie aktiv mitarbeiten, brauchen Sie keine Angst zu haben.

dazu sind eben meist Veränderungen nötig. Wenn Sie mit Elan und Freude etwas Neues beginnen wollen, müssen Sie Ihr Unterbewusstsein daher austricksen.

Ihr Erfolg schwarz auf weiß

Um Ihre Fortschritte und Erfolge genießen zu können, müssen Sie erkennen, ob Sie erfolgreich gewesen sind. Das ist nicht ganz so selbstverständlich, wie es auf den ersten Blick scheint. Wir neigen nämlich dazu, Fortschritte und Erfolge als selbstverständlich hinzunehmen und zu vergessen.

Denken Sie einmal daran, dass Sie heute mindestens eine Sprache perfekt sprechen können, ohne sich über Vokabeln oder Grammatik Gedanken machen zu müssen: Ihre Muttersprache. Können Sie sich an die gewaltigen Fortschritte erinnern, die Sie gemacht haben, als Sie sie lernten? Wohl kaum.

Erfolge vergessen wir viel leichter als Fehler. Damit Sie die Fortschritte, die Sie in den nächsten Wochen und Monaten machen werden, nicht so schnell vergessen, möchte ich Ihnen das Move & Relax®-Erfolgstagebuch ans Herz legen.

Das Erfolgstagebuch hilft Ihnen dabei, Ihre Fortschritte besser kontrollieren und ein gesundes Selbstbewusstsein entwickeln zu können. Gönnen Sie sich von Zeit zu Zeit den Blick zurück – voller Stolz, was Sie bereits alles geschafft haben.

Dieses Tagebuch hilft Ihnen, Ihre Erfolge objektiv zu beobachten, sie zu genießen und sich selbst auch einmal bewundernd auf die Schulter zu klopfen. All das trägt wiederum dazu bei, Ihre Motivation anzuspornen.

Das Move & Relax®-Erfolgstagebuch

Besorgen Sie sich ein Notizbuch, das Sie als Move & Relax®-Erfolgstagebuch verwenden können. Am besten ist ein fest gebundenes Notizbuch (damit Sie nicht in die Versuchung geraten, Seiten herauszureißen), das nicht zu edel sein sollte, damit Sie keine Hemmungen haben, nach Belieben darin herumzuschmieren.

In Ihrem Move & Relax®-Erfolgstagebuch notieren Sie einfach alles, was Sie in den Übungen lernen und erfahren, Ihre Ziele und Ihre Schwierigkeiten. Sie können auch Zeichnungen, Fotos, Zitate und Gedanken dort festhalten – eben alles, was mit Ihrem Weg zu mehr Fitness, Wohlbefinden und Zufriedenheit zusammenhängt. Wenn Sie dann nach ein paar Wochen mit Move & Relax® zurückblättern, werden Sie Ihre Fortschritte nachlesen. Und Sie werden staunen!

Natürlich werden Sie das Move & Relax®-Erfolgstagebuch nicht Ihr ganzes Leben lang brauchen. Drei Monate genügen. Dies ist nämlich die Höchstdauer für die Umstellungsphase zu einem aktiven, selbst bestimmten Leben. Danach haben Sie die neuen Gewohnheiten fest in Ihrem Unterbewusstsein verankert. Sie brauchen das Move & Relax®-Erfolgstagebuch dann nicht mehr. Aber es ist sehr gut möglich, dass Sie es von sich aus weiterführen wollen: Nichts ist so motivierend, wie seine eigenen Fortschritte schwarz auf weiß nachlesen zu können!

Sobald Sie sich Ihr Move & Relax®-Erfolgstagebuch besorgt haben, können Sie gleich mit der ersten Übung loslegen.

Think-pink-Exercise
✎ Was erwarte ich?

Schlagen Sie Ihr Tagebuch auf, und schreiben Sie alles auf, was Sie sich von Move & Relax® erhoffen. Seien Sie nicht schüchtern. Halten Sie sich nicht zurück, und verschwenden Sie keinen Gedanken daran, ob Ihre Erwartungen realistisch sind. Schreiben Sie – ohne groß nachzudenken – alles auf, was Ihnen einfällt.

Verpflichten Sie sich!

Es ist leicht zu sagen: »Ich will jetzt etwas verändern und regelmäßig etwas für meine Fitness, mein Aussehen und mein Wohlbefinden tun.« Zu einfach. Zu einfach, weil zu allgemein und zu wenig verbindlich. Und es ist ebenso einfach, seine Vorsätze wieder zu vergessen. Vielleicht kennen Sie das ja vom alljährlichen Silvesterritual: Man nimmt sich alles Mögliche für das kommende Jahr vor, aber die Vorsätze, die den Neujahrskater überleben, sind selten. Und Vorsätze, die wirklich eingehalten werden, sind geradezu Raritäten. Man kann es auch so formulieren: Ein guter Vorsatz ist nur ein Ziel, das nicht erreicht wird!

Auch wenn Sie normalerweise ein ordentlicher und pflichtbewusster Mensch sind, werden Sie die Vorsätze, die Sie für das neue Jahr gefasst haben, vielleicht brechen – aber es könnte durchaus sein, dass Sie schriftliche Verträge schon eher einhalten. Schließlich haben Sie etwas schwarz auf weiß, das Sie an Ihr Vorhaben erinnert.

Was liegt also näher, als einfach einen Vertrag mit sich selbst abzuschließen? Und dazu brauchen Sie weder einen Notar noch einen Rechtsanwalt …

Think-pink-Exercise
✎ Verpflichtungserklärung

Schreiben Sie die folgende Verpflichtungserklärung (wenn Sie wollen, in Ihren eigenen Worten) in Ihr persönliches Move & Relax®-Erfolgstagebuch:
»Ich, (Ihr Name), verpflichte mich hiermit, ab morgen jeden Tag XX Minuten (schreiben Sie hier eine Zahl, die Sie wirklich einhalten können!) für die Move & Relax®-Exercises aufzubringen. Ich verpflichte mich weiterhin, zweimal in der Woche zum Energy-Walking zu gehen und dies mindestens vier Wochen lang durchzuführen, bevor ich mir ein Urteil erlaube.
Ich will und werde mein Leben positiv nach meinen wirklichen Wünschen gestalten und dafür die Verantwortung übernehmen.
(Datum, Unterschrift)«

Schreiben Sie die Erklärung noch einmal auf ein gesondertes Blatt Papier. Hängen Sie dieses dann irgendwo auf, wo Sie es oft sehen: an die Kühlschranktür, an den Spiegel im Badezimmer, neben den Computermonitor …

Move & Relax® lädt Sie dazu ein, Ihr eigenes Leben zu leben. Trägheit, Ängste, Mangel an Selbstbewusstsein und negative Denkgewohnheiten hindern Sie daran, Ihre Ziele zu verwirklichen und alle Ihre Möglichkeiten zu entfalten.

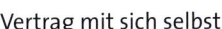

Wohin wollen Sie?

Um Ihr Ziel zu erreichen, müssen Sie erst einmal genau wissen, was Ihre Ziele eigentlich sind. So selbstverständlich das auch klingt: Viele Menschen machen sich ihre Ziele niemals wirklich klar. Natürlich gibt es zahlreiche Wünsche: Sie möchten reich, schön, glücklich, gesund, fit, vielleicht auch noch beliebt sein, eine harmonische Partnerschaft leben und bewundert werden. Ein Wunsch hat aber gewisse Tücken, denn ein Wunsch ist noch lange kein Ziel!

Ein Wunsch ist etwas, das in weiter Ferne liegt, etwas von dem man träumt und das mit der Wirklichkeit meist nicht allzu viel zu tun hat. Ein Wunsch führt öfter zur Unzufriedenheit als zum Handeln. Im Gegensatz dazu ist ein Ziel etwas, das real, machbar und erreichbar ist.

Bevor Sie sich jedoch daran machen, Ihre Ziele festzulegen, sollten Sie sich darüber klar sein, was Ihnen wirklich wichtig ist. Allein darauf kommt es nämlich letztlich an.

Ziele definieren und verwirklichen

Allen Ihren Zielen liegen bestimmte Werte zugrunde. Es ist wichtig, dass Sie sich klar machen, welche Werte Sie bewegen, denn Ihre Werte sind die Wegweiser zu Ihrem Erfolg! Wenn Ihnen Ihre Werte nicht vollkommen klar sind, kann es Ihnen leicht passieren, dass Sie unnötig Energie verschwenden und unbefriedigenden Zielen hinterherlaufen.

Die Werbung arbeitet meist mit Werten. Oberflächlich gesehen soll beispielsweise nur ein Auto verkauft werden. Aber ein Werbespot für ein Auto wird versuchen, Ihre Werte anzusprechen, und suggerieren, dass der Kauf dieses bestimmten Autos Freiheit, Freundschaft oder Ansehen mit sich bringt. Diese Werte spielen für viele Menschen eine wichtige Rolle. Aber der Haken an der Sache ist: Ein Auto wird Ihnen weder Freiheit noch Freundschaft noch Ansehen verschaffen – oder wenn, dann zumindest nur in einem völlig unzureichenden und letztlich unbefriedigenden Maß.

Um sich seine Freiheit zu bewahren, um Freundschaften aufzubauen, um Ansehen zu gewinnen, ist der Kauf eines Autos eine ziemlich schlechte Methode. Wenn Sie sich also ein Ziel setzen, sollten Sie immer überprüfen, ob Ihr Ziel auch einen oder besser noch mehrere Ihrer Werte verwirklicht. Nur wenn das der Fall ist, haben Sie ein Ziel, das Sie wirklich und dauerhaft motivieren kann.

> Zunächst einmal müssen Sie lernen, zwischen Zielen und Wünschen zu unterscheiden. Ein Wunsch ist etwas, zu dessen Erfüllung Sie wenig oder nichts beitragen können. Am Erreichen eines Ziels können Sie aktiv mitwirken!

Think-pink-Exercise
∽ Checken Sie Ihre Werte

In der folgenden Liste finden Sie eine Reihe von Werten. Welche Werte sind für Sie von überragender Bedeutung? Sie können das am deutlichsten feststellen, wenn Sie an Situationen denken, in denen der betreffende Wert missachtet oder verwirklicht wurde. Ein Wert, bei dem Sie starke negative Gefühle haben, wenn er missachtet wird, und starke positive Gefühle, wenn er verwirklicht wird, spielt eine wichtige Rolle in Ihrem Leben.

Aktivität	Freiheit	Lehren
Spaß	Ausdauer	Freude
Leistung	Spiritualität	Aussehen
Freundschaft	Lernen	Toleranz
Begeisterung	Frieden	Liebe
Veränderung	Bewegung	Gemeinschaft
Macht	Verantwortung	Dienen
Gesundheit	Mut	Wahrheit
Ehrlichkeit	Glück	Ordnung
Weisheit	Einfachheit	Harmonie
Religion	Wellness	Erfüllung
Ruhm	Würde	Erholung
Humor	Schönheit	Erkenntnis
Fähigkeit	Kreativität	Sicherheit
Fitness	Kraft	
Individualität	Selbstständigkeit	
Selbstbewusstsein		

Vielleicht finden Sie noch andere Werte. Diese können Sie am Ende der Liste eintragen. Wenn Sie die Liste mit den Werten durchgegangen sind, nehmen Sie Ihr Move & Relax®-Erfolgstagebuch zur Hand, schlagen eine neue Seite auf und schreiben erst einmal dick »Meine Werte« darüber. Darunter schreiben Sie dann die fünf Werte, die Ihnen am wichtigsten sind:

1. _____

2. _____

3. _____

4. _____

5. _____

Wahre Ziele

Werte sind sehr wichtig für Ziele. Ihre Werte geben Ihrem Leben eine Richtung und einen Sinn. Allerdings sind Werte noch keine Ziele. Während Ihre Werte den großen Rahmen für Ihr Leben bilden, führen Ziele direkt zum Handeln. Mögliche Ziele wären beispielsweise:

▶ Ich möchte fünf Kilogramm Übergewicht loswerden.

▶ Ich möchte etwas gegen meine Zellulite unternehmen.

▶ Ich möchte Bauch und Beine straffen.

▶ Ich möchte 30 Minuten joggen können, ohne aus der Puste zu kommen.

▶ Meine Bewegungen sollen geschmeidiger und mein Körper flexibler werden.

▶ Ich möchte meine Ausstrahlung verbessern.

▶ Ich möchte in mir ruhen und auch mitten im Chaos gelassen bleiben.

▶ Ich möchte meine Ziele ohne Stress erreichen.

Klären Sie Ihre Ziele

In dieser Übung lernen Sie, Ihre Ziele so zu bestimmen, dass Sie sie auch erreichen. Halten Sie alle Antworten in Ihrem Move & Relax®-Erfolgstagebuch fest. Der wichtigste Unterschied zwischen Wünschen und Zielen besteht darin, dass ein Ziel immer durch eigene Kompetenz erreich-

Die nebenstehende Liste kann für Sie äußerst wertvoll sein. Wenn Sie in Zukunft Ihr Handeln immer mit Ihrer Werteliste gegenchecken, wird Sie allein dieser Schritt schon ein ganzes Stück weiterbringen. Vor allem wird es Ihnen viel leichter fallen, Unnötiges und Unwichtiges zu erkennen – und das kann Ihnen eine Menge Zeit, Geld und Energie sparen!

Was ist mein Ziel?

Ein gutes Ziel hat immer folgende Eigenschaften:

▶ Es kann durch eigene Kompetenz erreicht werden.

▶ Es ist konkret.

▶ Es ist positiv formuliert und enthält keine Vergleiche.

▶ Es hat einen festen Zeitrahmen.

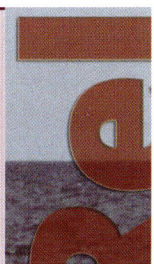

bar ist. »Ich will im Lotto gewinnen« ist ein Wunsch. Sie können nichts dazu tun, dass das geschieht. Dagegen könnte »Ich will einen tollen Körper haben« durchaus ein Ziel sein. Sie haben es ja in der Hand, etwas an Ihrem Körper zu verändern. Aber was?

Ein Ziel muss schon konkreter sein. Beispielsweise: »Ich will nicht mehr so dick sein.« Das ist schon etwas genauer. Aber ein gut definiertes Ziel ist dies noch lange nicht. Dazu gehört unbedingt auch, dass Sie Ihr Ziel positiv formulieren. Wenn Sie sagen: »Ich will nicht mehr so dick sein«, machen Sie es sich selbst sehr schwer, Ihr Ziel zu erreichen. Sie behalten dabei nämlich genau das im Kopf, was Sie eben dort nicht mehr haben wollen – das »Dicksein«!

Besser ist deshalb: »Ich will schlanker sein.« Noch besser wäre: »Ich werde schlanker sein.« Sie wollen ja nicht nur den Wunsch haben, schlanker zu sein, sondern wollen es tatsächlich werden! Obwohl diese Formulierung schon recht brauchbar ist, können Sie noch viel mehr Effektivität erreichen.

Ein gutes Ziel beinhaltet keine Vergleiche. Was heißt »schlanker«? Wahrscheinlich ist gemeint »schlanker als ich es jetzt bin«. Das ist aus mehreren Gründen nicht günstig: Zum einen müssen Sie dabei das Dicksein im Kopf behalten, damit Sie den Vergleich ziehen können, und zum anderen stellen sich weitere Fragen: Um wie viel schlanker? Um ein Gramm? Und in welchem Zeitraum? In zwei Jahren?

Also: Machen Sie sich selbst und Ihrem Unterbewusstsein ganz klar, was gemeint ist: »Ich werde 65 Kilogramm wiegen.« Fast perfekt! Nun fehlt nur noch ein wichtiger Punkt für die gute Zieldefinition: der Zeitrahmen.

Ein Ziel ohne einen Zeitrahmen, der besagt, wann Sie Ihr Ziel erreicht haben, lässt Ihrem Unterbewusstsein ein gefährliches Schlupfloch. Sie können ja immer auf dem Weg zu Ihrem Ziel sein, ohne dort jemals anzukommen! Wenn Sie sich als Ziel setzen: »Ich werde 65 Kilogramm wiegen«, haben Sie ja keinen Fehler gemacht, wenn Sie in zehn Jahren immer noch 85 Kilogramm wiegen.

Die perfekte Definition Ihres Ziels könnte also beispielsweise lauten: »Ich werde am … [Datum] 65 Kilogramm wiegen.« Nun gibt es an Ihrem Ziel überhaupt nichts mehr auszusetzen. Es ist durch Ihr eigenes Zutun erreichbar, es ist konkret und positiv, und es hat einen Zeitrahmen.

Ziel erreicht?

Dass die klare Bestimmung Ihres Ziels ein sehr wichtiger Schritt ist, ist Ihnen sicher klar. Die Frage in der Überschrift kommt Ihnen dagegen womöglich sehr albern vor. Wie stellen Sie fest, dass Sie Ihr Ziel erreicht haben? Mit der Waage

Visualisieren Sie Ihr Ziel, stellen Sie sich vor, wie es sein wird, wenn Sie das erste Mal auf die Waage steigen und Ihr Traumgewicht erreicht haben. Eine solche Visualisierung hilft Ihnen dabei, Ihr Ziel genauer zu definieren und dadurch letztlich leichter zu erreichen.

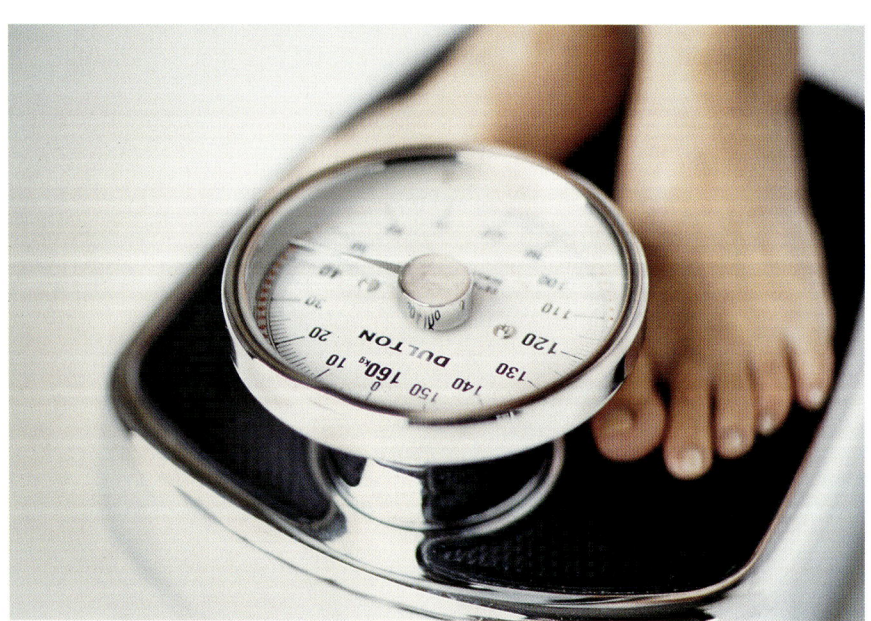

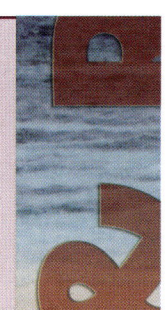
vielleicht? Klar, die Antwort ist völlig richtig. Aber wir wollen es noch genauer wissen: Wie fühlen Sie sich, wenn Sie Ihr Ziel erreicht haben? Was denken Sie?

Um dieser Frage nachzuspüren, sollten Sie sich den »Zielzustand« möglichst genau vorstellen. Auch wenn Sie natürlich nicht genau wissen können, wie es sein wird, wenn Sie Ihr Ziel erst einmal erreicht haben – tun Sie so, als würden Sie einen Kurzfilm darüber drehen. Achten Sie auf Einzelheiten: Was können Sie sehen, hören, riechen, schmecken und fühlen? Ändern Sie Ihren »inneren Film« bzw. das Drehbuch für Ihren inneren Film so lange, bis Sie sich vollkommen wohl damit fühlen. Dann lassen Sie ihn ein paar Mal vor Ihrem inneren Auge ablaufen.

▶ Beispiel: »Ich gehe morgens in das Badezimmer. Schon beim ersten Blick in den Spiegel kann ich sehen, dass mein Körper schlank und wohlgeformt ist. Ich freue mich darauf, auf die Waage zu steigen, denn heute könnte ich mein Ziel erreicht haben. Tatsächlich: Die Anzeige der Waage bleibt bei 64,7 Kilogramm stehen. Geschafft! Ich freue mich unglaublich. Ich habe mein Ziel erreicht. Ein Wohlgefühl durchströmt meinen Körper. Wenn ich das geschafft habe, kann ich auch alles andere schaffen, was ich mir vorgenommen habe oder vornehmen werde, denke ich und weiß, dass es so ist.«

Leben verändert?

Stellen Sie sich vor, Sie haben Ihr Ziel erreicht. Das ist aber auch schon alles. In Ihrem Leben hat sich dadurch überhaupt nichts verändert. Ist es so ein Ziel wirklich wert, sich darum zu bemühen? Viele Menschen setzen sich solche Ziele und sind dann – natürlich! – frustriert, wenn sie ihre Ziele erreicht haben.

Machen Sie sich daher klar, was sich in Ihrem Leben verändert haben wird, wenn Sie Ihr Ziel erreicht haben. Vielleicht stellen Sie jetzt fest, wenn Sie sich diese Frage stellen, dass sich überhaupt nichts verändern wird – insbesondere Ziele, die sich um Konsum drehen, sind meist nur so lange interessant, bis sie erreicht sind. Durch den Kauf eines neuen Autos oder Computers wird sich kaum wirklich etwas in Ihrem Leben verändern.

Was wird Ihr Ziel in Ihrem Leben verändern? Stellen Sie sich dabei vor, dass Ihnen ein Freund von seinem Ziel erzählt – dann können Sie objektiver bleiben und sich vor Selbsttäuschung schützen.

Natürlich sollten Sie sich mit Ihrer Zielsetzung nicht unter Druck setzen. Die wichtigste Eigenschaft Ihrer Ziele ist: Sie müssen realistisch sein!

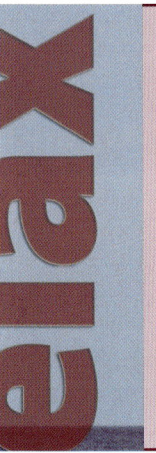

Ihr Ziel und die Auswirkungen

Wenn Sie Ihr Ziel absolut positiv und motivierend in Ihrem Bewusstsein und Unterbewusstsein verankern wollen, sollten Sie sich folgendes klar machen:

▶ Welche negativen Konsequenzen hat es, wenn Sie dieses Ziel anstreben?

▶ Was verlieren Sie vielleicht, wenn Sie Ihr Ziel erreichen?

▶ Unter welchen Umständen wäre es besser, das Ziel nicht erreicht zu haben?

▶ Wie wollen Sie mit eventuellen negativen Konsequenzen umgehen?

▶ Beispiel: »Mit meinem neuen Gewicht werde ich mich besser und leichter fühlen. Das wird meiner Gesundheit und meinem Selbstbewusstsein zugute kommen. Ich werde leichter Kontakt zu anderen Menschen finden, die mich nicht gleich aufgrund meines Übergewichts ablehnen. Ich kann mir jetzt Kleidung kaufen, die mir wirklich gefällt.«

Hat Ihr Ziel negative Konsequenzen?

Jedes Ding hat zwei Seiten. Das bedeutet jedoch nicht, dass eine der beiden Seiten besser oder schlechter sein muss. Schlecht ist es nur, wenn Sie nur die eine Seite kennen und darauf Ihre Entscheidungen gründen. »Think pink« heißt, positiv und zielorientiert zu denken – aber es heißt nicht, alles Negative einfach zu verdrängen. Das funktioniert nicht.

Wenn Sie nun schon so richtig begeistert von Ihrem Ziel sind, wird es Ihnen vielleicht schwer fallen, diesen Teil der Übung zu machen. Das ist schon in Ordnung. Machen Sie sich wieder einen kleinen Trick zunutze, und stellen Sie sich vor,

Sie beurteilten ein Ziel, das sich ein Freund gesetzt hat, kritisch. Tatsächlich kann ja wirklich alles, was man tut, negative Konsequenzen haben. Sie sollten daher mindestens drei Einwände gegen Ihr Ziel finden. Wenn Ihr Ziel stark genug ist, werden Sie sofort Ideen haben, wie Sie den negativen Konsequenzen begegnen können. Aber zunächst sollten Sie sich die Schattenseite Ihres Ziels ansehen.

▶ Beispiel: »Ich kann mich nicht mehr mit Essen beruhigen und werde vielleicht etwas gereizt sein. Der Gaumenkitzel wird mir fehlen. Ich habe keine Ausrede mehr, wenn Freunde mich zum Sport mitnehmen wollen. Wenn ich nervös werde, dann ist das ein guter Ansporn, Entspannungstechniken zu lernen. Ich kann sogar noch besser genießen als vorher; nur etwas seltener, aber dann ist es dafür auch etwas Besonderes. Und wenn ich keine Ausrede mehr habe, mich vor dem Sport zu drücken, ist das doch bestens!«

Mentale Hilfe

Um ein Ziel zu erreichen, benötigt man bestimmte Fähigkeiten und Kräfte. Machen Sie sich jetzt klar, welche inneren Quellen Sie brauchen, um effektiv an Ihr Ziel zu gelangen.

Das Gute ist: Sie haben bereits alle Fähigkeiten, die notwendig sind, um Sie an Ihr Ziel zu bringen! Sie glauben das nicht? Sie müssen es auch nicht glauben, Sie können es leicht selbst feststellen.

Schreiben Sie zunächst einmal alle Fähigkeiten auf, die Sie für Ihr Ziel als wichtig erachten. Wenn Sie das getan haben, gehen Sie zu der ersten, und suchen Sie nach »positiven Referenzerfahrungen«. Referenzerfahrungen sind auf eine beliebige Fähigkeit bezogene Erfahrungen, die Sie irgendwann in Ihrem Leben einmal gemacht haben, und die Sie bei Bedarf wieder abrufen können.

Vielleicht ist eine dieser Fähigkeiten, die Sie ausbauen wollen, Geduld. Sie halten sich aber für einen sehr ungeduldigen Menschen und vermuten möglicherweise, dass Sie diese Tugend nicht besitzen. Wenn Sie nun Ihre Vergangenheit durchgehen, werden Sie mit Sicherheit auf irgendeine Erfahrung stoßen, in der Sie die Fähigkeit Geduld doch bewiesen haben! Wahrscheinlich wird sich sofort eine innere Stimme melden: »Ach, das zählt doch nicht. Das war doch ganz unbedeutend ...« Ignorieren Sie solche inneren Kommentare. Sammeln Sie einfach ein paar solcher Referenzerlebnisse, und schreiben Sie sie neben die jeweilige Fähigkeit.

Wenn Sie für alle Eigenschaften Referenzerfahrungen gesammelt haben, gehen Sie die Liste noch einmal durch. Vergegenwärtigen Sie sich die positive Erfahrung. Versuchen Sie, die Situation, in der Sie die gewünschte Eigenschaft gezeigt haben, ganz deutlich vor Ihrem inneren Auge so lebendig wie möglich zu sehen. Wenn Sie ganz in dieser Situation sind, ballen Sie eine Hand zur Faust, reißen Sie sie über den Kopf, und rufen Sie: »Ja!«

Dasselbe machen Sie mit allen Ihren Referenzerfahrungen. Wenn Sie mit der Übung fertig sind, probieren Sie einmal aus, was geschieht, wenn Sie jetzt nur die »Ja!«-Bewegung machen. Sie werden feststellen, dass Sie nun damit ein Gefühl von Selbstsicherheit und Zuversicht wecken, was Ihr Ziel angeht.

▶ Beispiel: »Ich brauche etwas Geduld; ich muss in der Lage sein, etwas anderes als Essen zu genießen; ich muss auch mal Nein zu einer Schokoladentorte sagen können.«

Jetzt oder später

Mit dieser abschließende Frage klären Sie, ob Sie wirklich bereit für Ihr Ziel sind. Möglicherweise spüren Sie den Drang, sofort, mit voller Kraft loszulegen. Es kann aber auch sein, dass Sie bei der Frage einen inneren Widerstand spüren: Das zeigt, dass Sie noch unterbewusste Einwände gegen Ihr Ziel haben. Gehen Sie dann die Übung nochmals durch (insbesondere Frage 4) und verschaffen Sie sich Klarheit über die Ursache des inneren Widerstands.

Wenn Sie auch bei einem zweiten Durchgang die letzte Frage nicht mit einem klaren, eindeutigen »Ja! Natürlich! Also los!« beantworten können, ist das kein Grund zur Panik. Machen Sie einfach mit den anderen Übungen im Thinkpink-Kapitel weiter. Wenn Sie neue Techniken gelernt und neue Erkenntnisse gewonnen haben, können Sie später nochmals zur Zielbestimmung zurückkehren.

Die Zielbestimmung ist das A und O. Aber dazwischen liegt noch viel mehr. Sie werden im Folgenden noch lernen:
▶ Wie Sie Ihre Willenskraft steigern können
▶ Wie Sie die Kraft innerer Bilder nutzen, um Ihr Unterbewusstsein auf Erfolg zu programmieren
▶ Wie Sie negative Gedanken in positive Kraftimpulse umwandeln
▶ Wie Sie die »inneren Helfer« Ihres Unterbewusstseins nutzen können
Was sollte Ihnen dann noch unmöglich sein?

Sie haben nun Ihr Ziel so formuliert, dass Sie viel mehr darüber wissen, dass es greifbarer geworden ist und dass Sie es mit deutlich mehr Motivation angehen können. Und mit einer berechtigten positiven Einstellung werden Sie Ihr Ziel erreichen!

Du schaffst es!

Kennen Sie das? Sie wollen etwas tun, aber irgendwie reicht die Willenskraft nicht aus. Sie nehmen sich beispielsweise vor, jeden Morgen eine Runde Energy-Walking zu drehen – doch wenn dann um sieben Uhr der Wecker klingelt, scheint sich die Schwerkraft über Nacht verdoppelt zu haben und das Bett gerade besonders warm zu sein. Der Gedanke daran, jetzt aus dem Bett zu springen und sich auf die Beine zu machen ist fast schon verrückt!

Die meisten Menschen glauben, dass die Willenskraft von größter Bedeutung ist. Mit einer starken Willenskraft ist doch alles zu schaffen, oder nicht? Nun, mit dem Willen allein kann man schon vorankommen – aber welche Anstrengung bedeutet dies!

Wie aber lautet die Erfolgsformel, wenn es nicht die Willenskraft ist? Ganz einfach: »Motivation!« Motivation ist der einzig passende Schlüssel zum Erfolg. Motivation ist das, was Sie bewegt – beispielsweise dazu, etwas in Ihrem Leben zu verändern.

Es gibt zwei grundlegende Arten von Motivation: Sie können motiviert sein, von etwas wegzukommen. Etwa von Übergewicht, einer schlechten Kondition oder Unzufriedenheit. Das ist die »Weg-von-Motivation«.

Um einen Anfang zu machen, ist diese Motivation oft besonders gut. Wenn Sie fühlen: »Ich will nicht mehr so leben wie bisher!« hilft das, sich in Bewegung zu versetzen. Allerdings ist diese Motivation nicht sehr zielgerichtet. Sie können einer negativen Situation entkommen und sich in einer noch schlechteren Lage wiederfinden. Sie hören z.B. mit dem Rauchen auf – und nehmen anschließend zehn Kilogramm zu.

Wenn Sie motiviert sind, etwas zu erreichen, ist das auf Dauer gesehen besser. Das ist die zweite Art der Motivation: Die »Hin-zu-Motivation«. Etwas, das Sie wirklich erreichen wollen, etwas, was Sie wirklich begeistert, wird Sie auf jeden Fall in Bewegung versetzen!

Am besten ist es natürlich, wenn Sie sowohl die »Weg-von-Motivation« als auch die »Hin-zu-Motivation« einsetzen. Wenn Sie sich verändern wollen und ein wirklich motivierendes Ziel vor Augen haben, können Sie gar nicht anders, als es auch zu tun. So leicht ist das. Wo liegt dann die Schwierigkeit?

Blockaden beseitigen

Nun – das Wollen ist nur eine Seite. Auf der anderen Seite stehen negative Gedanken und Gefühle. Und die versuchen ständig, Sie davon zu überzeugen, dass Sie etwas nicht schaffen, dass Ihr Ziel sich nicht lohnt, dass es zu anstrengend sein wird usw.

Vielleicht sind das nur vage Gefühle, vielleicht aber auch deutlich vernehmbare innere Stimmen, die Sie mit negativen Sätzen bombardieren: »Das ist viel zu anstrengend!«, »Wozu die Mühe? Das schaffst du sowieso nicht!«, »Bisher hast du ja nie durchgehalten – diesmal bestimmt auch nicht!« Selbst wenn Ihr Wille, etwas zu tun, zunächst groß ist, wird er durch solche negativen Vorstellungen klein gemacht.

Die Willenskraft ist wie der Zündschlüssel bei einem Auto: Ohne den Zündschlüssel können Sie den Wagen nicht starten. Darin liegt seine Bedeutung – aber eben auch nicht mehr. Wenn Sie nur mit Ihrer Willenskraft arbeiten, ist das, als würden Sie Ihr Auto bewegen, indem Sie immer wieder den Zündschlüssel drehen: Der Wagen macht einen kleinen Satz vorwärts. Aber es wird nicht lange dauern, bis die Batterie leer und der Motor beschädigt ist.

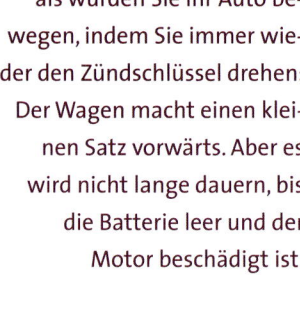

Und umgekehrt: Wenn diese negativen Vorstellungen nicht da sind, wird Ihre Willenskraft ein ganzes Stück wachsen. Sie können negative Gedanken, die Ihre Willenskraft behindern, ganz leicht austricksen! Mit der folgenden Übung werden Sie das erfahren – und als angenehme Zugabe gibt es noch ein befreiendes Lachen – denn diese Übung ist nicht nur äußerst wirkungsvoll, sondern auch ziemlich lustig. Sie werden von den Wirkungen überrascht sein!

Think-pink-Exercise
∽ Negative Gedanken lösen

Finden Sie einen negativen Satz, der Ihre Willenskraft behindert. Stellen Sie sich beispielsweise vor, Sie wollten jetzt etwas sehr Anstrengendes oder Unangenehmes tun – und hören Sie dann in sich hinein, welche Widersprüche auftauchen. Schreiben Sie diese Widersprüche in Ihr Move & Relax®-Tagebuch, und suchen Sie den negativen Satz, der am stärksten auf Sie wirkt.

Haben Sie einen solchen Satz gefunden, formulieren Sie ihn so, dass er die deutlichsten (negativen) Gefühle in Ihnen auslöst. Wichtig dabei ist, dass sich der Satz auf Sie selbst bezieht (also beispielsweise »Mir ist es unmöglich, morgens aus dem Bett zu kommen.« und nicht: »Es ist unmöglich, morgens aus dem Bett zu kommen.«).

Denken Sie an eine Situation in Ihrem Leben, in der Sie sich absolut gut und kraftgeladen gefühlt haben. Machen Sie sich ein inneres Bild von dieser Situation, und stellen Sie sich diese Situation so intensiv wie möglich vor. Wenn Sie die positiven

Gefühle dieser Situation spüren, ballen Sie die Faust, strecken Sie sie hoch, und rufen Sie »Ja!«. Wiederholen Sie das einige Male.

Jetzt geht die Übung richtig los: Sie werden die Sprechweise Ihres negativen Satzes verändern. Wenn Sie dabei lachen – kein Problem!

1. Sprechen Sie den Satz ganz normal laut aus, und zwar 5-mal hintereinander. Unmittelbar danach setzen Sie Ihren vorher geübten Kraftimpuls: Sie ballen die Faust, strecken sie hoch und rufen dabei »Ja!«.

2. Sprechen Sie den Satz jetzt etwas schneller, aber mit tieferer Stimme (5-mal). Setzen Sie dann wieder Ihren Kraftimpuls: »Ja!«

3. Sprechen Sie den Satz langsamer als normal, aber mit höherer Stimme (5-mal). Setzen Sie Ihren Kraftimpuls: »Ja!«

4. Sprechen Sie den Satz so langsam und mit so tiefer Stimme wie möglich (5-mal). Setzen Sie Ihren Kraftimpuls: »Ja!«

5. Sprechen Sie den Satz mit »Micky-Maus-Stimme«, so hoch und so schnell wie möglich. Setzen Sie Ihren Kraftimpuls: »Ja!« Wiederholen Sie das Ganze 5-mal.

Nun wie war das? Doch ziemlich albern, oder? Aber machen Sie doch einfach einmal einen Versuch: Sprechen Sie den Satz nochmals ganz normal aus, so wie zu Beginn der Übung. Welche Gefühle löst das nun aus? Sie werden feststellen, dass Sie diesen Satz nicht mehr wirklich ernst nehmen und keine Beziehung zwischen dem Satz und sich selbst herstellen können – und damit hat dieser negative Gedanke seine Macht verloren. Er wird Ihre Willenskraft nicht mehr behindern können!

Mit einigen der hier vorgestellten Übungen können Sie gewissermaßen Ihr Unterbewusstsein austricksen. Man kann es aber auch anders herum sehen – denn schließlich hat Ihr Unterbewusstsein zuerst versucht, Sie auszutricksen und Sie von Ihrem Ziel abzubringen!

Schöner geht's leichter

Wenn Sie sich etwas vornehmen, scheint das manchmal mit so vielen Unannehmlichkeiten verbunden zu sein, dass Sie einfach nicht die Kraft aufbringen, es wirklich zu tun. Ich beginne den Tag immer mit einem Lauf durch den Park. Natürlich ist das nicht immer gleich einfach. An einem wunderschönen Sommermorgen ist es überhaupt kein Problem. Aber an einem regnerischen, kalten Novembermorgen? Ich müsste lügen, wenn ich sagen würde, dass ich dann mit derselben Munterkeit aus dem Bett käme.

Wann immer ich auf eine Situation stoße, in der mir etwas besonders unangenehm zu sein scheint, verwende ich einen kleinen Trick. Ich verändere meine Vorstellung von dieser Situation so, dass sie motivierender wirkt. Dazu gibt es eine Reihe von Möglichkeiten, die dabei helfen können, scheinbar Mühsames in Angenehmes zu verwandeln …

Think-pink-Exercise
∾ Musikalischer Muntermacher

1. Machen Sie sich einen inneren Film von der unangenehmen oder anstrengenden Situation, die Ihnen bevorsteht. Der innere Film sollte so detailgetreu wie möglich sein. Achten Sie darauf, was Sie sehen, was Sie hören und was Sie fühlen.

2. Wenn der Film fertig ist, kommt die Filmmusik dazu. Wählen Sie eine Musik, die Ihren negativen Gefühlen vollkommen entgegengesetzt ist, z. B. Zirkusmusik, Trickfilmmusik oder Tanzmusik. Jetzt betrachten Sie Ihren inneren Film noch einmal von vorn und lassen dazu die gewählte Musik (in Ihrer Vorstellung) laufen. Wiederholen Sie das 5-mal.

3. Nun sehen Sie sich Ihren inneren Film noch einmal ohne Musik an. Merken Sie, wie sich Ihre Gefühle verändert haben? Die negativen Vorstellungen haben sich durch die Musik verändert: Jetzt können Sie viel leichter in die Gänge kommen!

Programmieren Sie Ihren Geist auf Erfolg

Unsere Willenskraft vermag erstaunlich wenig. Aber wir besitzen eine andere Fähigkeit, die immer stärker als unser Wille ist: die Vorstellungskraft. Wenn unser Wille nicht ausreicht, um etwas in Bewegung zu setzen, so liegt das stets daran, dass unsere Vorstellungskraft in eine andere Richtung als unser Wille wirkt.

Im Grunde ist das ja nicht besonders überraschend, wenn wir ein wenig darüber nachdenken. Wir wollen ja etwas, weil wir es uns auf eine bestimmte Art und Weise vorstellen. Ist die Vorstellung motivierend, werden wir uns auf ein Ziel zubewegen. Wenn uns unsere Vorstellungskraft dagegen negativ beladene Bilder präsentiert, wird uns das davon abhalten zu handeln. Ein Ziel, von dem wir negative Vorstellungen haben, werden wir gar nicht erst anstreben.

Ein Problem tritt dann auf, wenn Sie etwas wollen, Ihre Vorstellungskraft jedoch keine positiven Bilder davon liefert. Auch dann wird stets die Vorstellungskraft gewinnen – und die negativen Bilder verwirklichen.

Bilder sind stärker als Logik

Nehmen wir einmal an, Sie wollen mit dem Rauchen aufhören. Die meisten Menschen, die rauchen, wollen das ja durchaus. Doch den meisten Rauchern fehlt es dazu an Willenskraft. Oder? Nein! Eben das ist ein Missverständnis. Es liegt immer an der Vorstellungskraft.

Jemand, der weiß, dass Rauchen der Gesundheit schadet, dass die Kondition darunter leidet, die Haut in Mitleidenschaft gezogen wird und dass die Sucht auch noch Geld kostet, hätte ja allen Grund, das Rauchen sofort aufzugeben.

Und das dürfte heute wohl jeder wissen. Aber dieses Wissen hilft eben nichts. Denn die Vorstellungskraft wirkt in eine ganz andere Richtung: Das Rauchen beschwört Bilder von gemütlichem Beisammensein, Entspannung und – siehe Werbung – sogar Freiheit herauf. Was sollen Wille und Logik dagegen schon ausrichten?

Bilder sind immer stärker als die Vernunft. Was also liegt näher, als uns zu entspannen, unseren Willen nicht zu bemühen, wenn wir etwas erreichen wollen, und stattdessen innere Bilder aufzubauen?

Mit inneren Bildern können Sie beide Formen der Motivation verstärken: Negative Bilder des augenblicklichen Zustands verstärken die »Weg-von-Motivation«, positive Bilder des Ziels verstärken die »Hin-zu-Motivation«.

Think-pink-Exercise

∾ Ihr Motivationsfilm

Wann immer Ihnen etwas schwer fällt, sollten Sie sich eine kleine Auszeit gönnen und Ihr Unterbewusstsein mit angenehmen, motivierenden, positiven Bildern des Ziels aufladen. Gleichzeitig sollten Sie den Wunsch, etwas zu verändern, mit deutlichen Bildern verstärken, die die negativen Seiten der jetzigen Situation zeigen.

Je angenehmer die Bilder sind, die Sie Ihrem Unterbewusstsein präsentieren, desto mehr wird es versuchen, diese Bilder zu verwirklichen. Je unangenehmer die Bilder sind, desto eher wird Ihr Unterbewusstsein versuchen, von ihnen wegzukommen. Nutzen Sie beides!

Nehmen Sie Ihr Move & Relax®-Tagebuch zur Hand, und ziehen Sie drei senkrechte Linien:

▸ *In die erste Spalte schreiben Sie die Dinge, die vom Verstand her für Ihr Ziel sprechen. Beispiel: »Ich spare Geld; es ist gesünder; ich habe einen frischeren Atem.«*

▸ *In die zweite Spalte schreiben Sie dieselben Dinge, aber in ihrer negativen Form. Beispiel: »Ich muss viel Geld dafür ausgeben; meine Lunge wird beschädigt; ich stinke immer nach Rauch.«*

▸ *In die dritte Spalte schreiben Sie nun Bilder, die die negativen Seiten drastisch zeigen. Übertreiben Sie! »Immer wenn ich eine Treppe steige, bekomme ich kaum noch Luft. Mein Raucherhusten wird immer schlimmer, und meine Haut sieht immer schlaffer aus.«*

▸ *In die vierte Spalte schreiben Sie Bilder, die die positiven Seiten Ihres Ziels besonders deutlich machen. Übertreiben Sie! »Ich laufe an einem Strand und spüre, dass ich nun doppelt so viel Luft habe wie früher. Ich fühle mich sicher und selbstbewusst, da ich weiß, dass ich es geschafft habe, mich vom Rauchen zu befreien.«*

Jetzt haben Sie ein Hilfsmittel für ein Drehbuch Ihres inneren Motivationsfilms. Die »Handlung« Ihres Films beginnt mit den Bildern der dritten Spalte und entwickelt sich zu den Bildern der vierten Spalte. Ihr Film hat in jeder Hinsicht ein Happy End!

Entspannen Sie sich, schließen Sie die Augen, und lassen Sie diesen Film vor Ihrem inneren Auge ablaufen. Verändern Sie den Film, bis er so motivierend ist, dass Sie spüren: Ich will etwas ändern! Da will ich hin!

Ihr Geist kontrolliert Ihren Körper! Sie können Ihren Körper mit Ihrer Vorstellungskraft verändern. Sie können schneller Muskeln auf- und schneller Fett abbauen, Verletzungen schneller heilen, Bluthochdruck senken …
Diese Möglichkeit, mit Ihrer Vorstellungskraft Ihren Körper und Ihre Gesundheit optimal zu fördern, sollten Sie auch für Ihr Move & Relax®-Training nutzen.

Die Macht der inneren Bilder

Wir haben schon gesehen, dass innere Bilder eine Menge bewirken können. Doch innere Bilder, so genannte Visualisierungen, können noch mehr. Manche Dinge sind geradezu unglaublich! Durch innere Bilder können wir nämlich sogar körperliche Veränderungen hervorrufen, die mit dem Willen nicht nur viel schwieriger, sondern tatsächlich unmöglich sind.

Fällt es Ihnen schwer, das zu glauben? Nun, dann machen Sie doch jetzt sofort ein kleines Experiment. Ideal wäre es, wenn Sie ein Pulsmessgerät haben, aber eine Uhr mit Sekundenzeiger tut es auch.

Setzen Sie sich bequem hin, entspannen Sie sich, und stellen Sie sich vor, dass Sie an einem Strand oder auf einer Waldlichtung liegen und sich vollkommen wohl fühlen. Begeben Sie sich innerlich ganz in diese Situation hinein. Dann messen Sie Ihren Puls.

Verändern Sie nun Ihre Vorstellung: Stellen Sie sich vor, wie Sie einen Streit mit Ihrem Chef haben, oder dass Sie nachts eine dunkle Straße entlang gehen und plötzlich ein paar betrunkene, unangenehm aussehende Kerle auf Sie zukommen. Und jetzt messen Sie Ihren Puls noch einmal. Wenn Sie nicht absolut abgebrüht oder Karatemeister sind, wird Ihr Puls mit Sicherheit gestiegen sein. Und das, obwohl Sie körperlich überhaupt nichts getan haben. Allein mit Hilfe Ihrer Vorstellungskraft haben Sie Ihren Herzschlag beschleunigt.

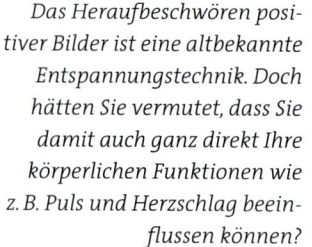

Think-pink-Exercise
∾ Move & Relax®-Visualisierung

Bei allen körperbezogenen Visualisierungen kommt es nur darauf an, dass das ausgewählte Bild für Sie persönlich wirkt. Lassen Sie Ihrer Fantasie freien Lauf. Jeder Mensch spricht auf andere Bilder an. Sie können sich »kleine Männchen« vorstellen, die in Ihrem Organismus positive Veränderungen bewirken, Sie können sich Energien vorstellen, die durch Ihren Körper strömen, Sie können strahlendes Licht visualisieren … Finden Sie heraus, was für Sie am besten funktioniert.

1. Vor dem Training: Schließen Sie die Augen, und gehen Sie in Ihrer Vorstellung durch Ihren Körper. Stellen Sie sich vor, wie alle Ihre Zellen sich auf die folgenden Übungen vorbereiten, wie sie Energie zur Verfügung stellen und Verspannungen lösen.

2. Beim Training: Visualisieren Sie, wie Ihre Lunge mehr Sauerstoff und Energie aufnimmt, wie sich Fett in Energie verwandelt und wie Ihre Muskeln durchblutet werden.

3. In der Relaxphase: Stellen Sie sich vor, wie »Reparaturmannschaften« Ihren Körper auf Vordermann bringen, wie Schadstoffe abtransportiert und Nährstoffe, die Ihre Muskeln wachsen lassen, angeliefert werden.

Das Heraufbeschwören positiver Bilder ist eine altbekannte Entspannungstechnik. Doch hätten Sie vermutet, dass Sie damit auch ganz direkt Ihre körperlichen Funktionen wie z. B. Puls und Herzschlag beeinflussen können?

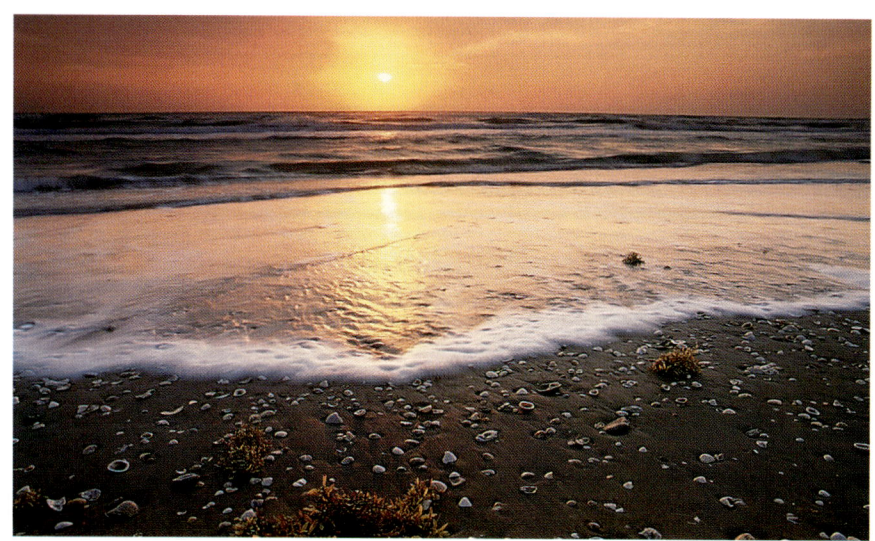

Jede Visualisierung trägt dazu bei, Ihren Trainingserfolg zu steigern und Sie Ihren Move & Relax®-Zielen näher zu bringen. Sie werden überrascht sein, wie stark sich diese Visualisierungen auf Ihre Fortschritte auswirken!

Wasser in Wein – schädliche in nützliche Gedankenmuster verwandeln

Sie sind nun schon ein ganzes Stück weiter gekommen: Sie haben gelernt, Ihre Ziele zu klären, Blockaden aufzulösen und Ihre Motivation zu verstärken. Im Folgenden werden Sie nun noch einige zusätzliche Techniken lernen, mit denen Sie Ihrer Erfolgsorientierung noch mehr Energie geben können.

Wir haben schon festgestellt, dass wir uns mit alten Gedanken- und Verhaltensmustern oft selbst im Weg stehen. Eine Methode, mit der wir unsere hinderlichen Einstellungen aufrecht erhalten und Tag für Tag weiter festigen, ist die Art und Weise, wie wir unsere Sprache gebrauchen.

Tatsächlich können wir jede Situation ganz unterschiedlich beschreiben; so, dass wir uns behindern, oder so, dass wir uns motivieren. Sicher ist Ihnen das Standardbeispiel bekannt: Ein Glas kann halb voll oder halb leer sein – eine ganz unterschiedliche Sichtweise für genau denselben Sachverhalt. Indem wir unsere Sprache so verwenden, dass wir immer die positiven, motivierenden Aspekte einer Situation beschreiben, heben wir unsere Stimmung, verbessern unsere Motivation und handeln zielgerichteter.

Think-pink-Exercise
∾ Die Sprache der Veränderung

Beginnen Sie noch heute damit, Ihren Wortschatz zu verändern. Alle hinderlichen Formulierungen, die sich noch in Ihrem Wortschatz befinden, können Sie nach und nach durch positive und die positiven dann durch Powerformeln ersetzen. Im Kasten unten auf der Seite sehen Sie ein paar Beispiele angeführt.

Der Rahmen macht das Bild

Die inneren Bilder, die uns bewegen oder stillstehen lassen, stehen immer in einem Rahmen. Dieser Rahmen ist der Kontext. Womit verbinden wir ein Bild? Wenn es regnet, ist das für die meisten Menschen hierzulande eher deprimierend. Wenn es regnet, ist es trist, grau, kalt und ungemütlich. Ein Mensch, der in einer Gegend lebt, die von Dürre geplagt ist, wird Regen ganz

Nehmen Sie Ihr Move & Relax®-Erfolgstagebuch, und schreiben Sie sich Ihr persönliches Wörterbuch. Kehren Sie immer wieder einmal zu der unten stehenden Liste zurück, und ergänzen Sie sie von Zeit zu Zeit.

Powerformeln – so motivieren Sie sich

Hinderliche Formeln	Positive Formeln	Powerformeln
Gefordert	Motiviert	Beflügelt
Problem	Aufgabe	Spannende Herausforderung
Deprimiert	Nicht völlig glücklich	Auf dem Weg nach oben
Nervös	Aktiv	Energiegeladen
…	…	…

anders sehen. Für ihn ist der Regen Leben spendend und erfrischend – kurz: ein Anlass zum Feiern.

Nun haben Sie es aber in der Hand, welchen Rahmen Sie einem Bild geben. Wenn Sie Move & Relax® üben, können Sie sich sehr gut demotivieren, wenn Sie sich immer wieder sagen: »Bewegung ist anstrengend. Entspannen ist langweilig. Wenig Essen macht mich schwach und nervös. Positiv zu denken heißt nur, sich etwas vorzulügen …« Sie müssen aber nicht diesen negativen Rahmen verwenden. Wenn Sie vorhaben, tatsächlich etwas zu verändern, sollten Sie das sogar unbedingt bleiben lassen und statt dessen für alles, was Sie tun, einen positiven, motivierenden Rahmen finden. Machen Sie es sich zur Gewohnheit, immer dann, wenn ein negativer Gedanke oder ein negatives Gefühl auftaucht, sofort »Stopp!« zu sagen und einen neuen Rahmen zu suchen: Einige Beispiele sind im Kasten auf dieser Seite aufgeführt.

Innere Helfer

Manchmal ist es so, als lebten verschiedene Persönlichkeiten in uns. Eine sagt uns beispielsweise: »Jetzt wird es Zeit, etwas zu tun. So kann es nicht weitergehen. Ich muss ein paar Kilogramm abnehmen und meine Kondition verbessern. Und ich sollte endlich lernen, mich einmal richtig zu entspannen!« Aber dann taucht eine andere Stimme auf, die meint: »Ach, das ist doch alles zu mühsam. Außerdem habe ich gar keine Zeit dafür, sportlich groß einzusteigen. Und was die Ausrüstung kostet! Und entspannen kann ich auch nachts, wenn ich schlafe.«

Tun wir doch einmal so, als gäbe es wirklich verschiedene Personen in unserem Unterbewusstsein. Stellen Sie sich das wie eine große Firma vor. Sie, die Person, zu der Sie »ich« sagen, sind der Eigentümer und Chef der Firma. Ein paar Mitarbeiter kennen Sie gut. Andere weniger. Und viele der Angestellten Ihrer großen Firma haben Sie noch nie gesehen.

Dem Bild einen neuen Rahmen geben

Negative Sichtweise		Positive Sichtweise
»Furchtbar, wie faul ich heute bin. Dabei wäre noch so viel Arbeit zu erledigen.«		»Heute ist mein Relaxtag, und ich arbeite, indem ich mir ein paar Relaxeinheiten gönne und mich gründlich erhole – damit tanke ich Energie!«
»Warum muss ausgerechnet ich so oft Rückenschmerzen haben?«	NEUER RAHMEN	»Mein Körper sendet mir wertvolle Signale: Ich werde mich mehr bewegen und etwas für meine Haltung tun!«
»Weniger essen ist eine Quälerei. Ich kann mein Leben dann nicht mehr richtig genießen.«		»Wenn ich nur esse, was mein Körper wirklich braucht, werde ich mich leichter und voller Energie fühlen. Genuss hat nichts mit der Menge zu tun; ich esse, was mir schmeckt.«
»Körperliches Training ist furchtbar anstrengend. Ich muss mich dabei schinden.«		»Körperliches Training gibt mir Energie und Kraft. Wenn man es richtig macht, fühlt es sich sehr schön an.«

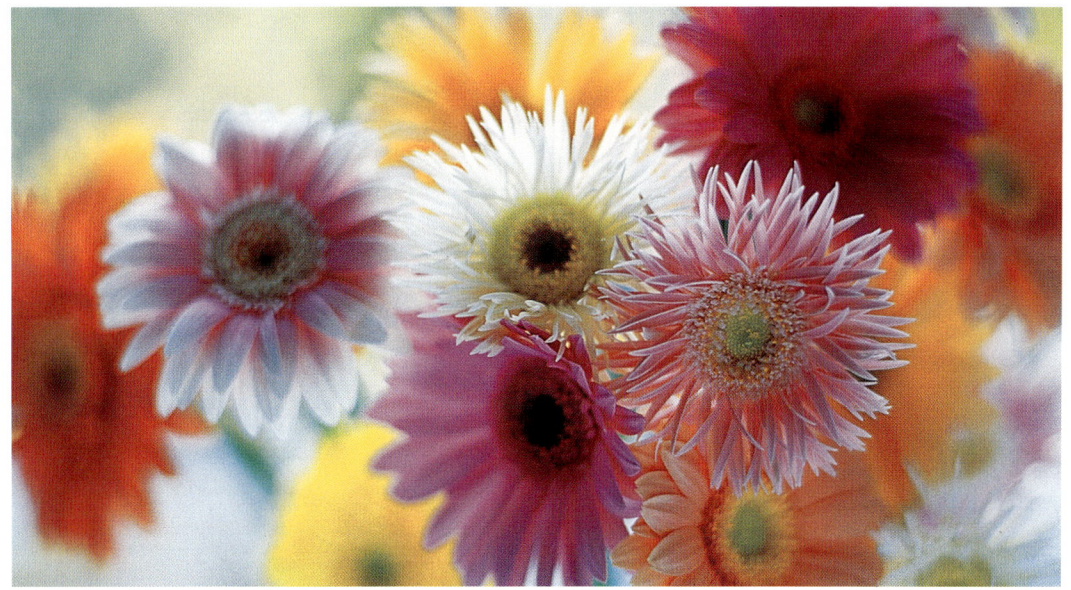

Think pink – manchmal hilft auch ein farbenprächtiger Blumenstrauß, den Sie sich in die Wohnung stellen, um Sie an diese Devise zu erinnern.

Wann funktioniert eine Firma gut? Nun, dann wenn alle das gleiche Ziel anstreben, wenn sie gut zusammenarbeiten und wenn die Kommunikation effektiv ist. Und genau so ist es bei der Firma »Unterbewusstsein«. Aber Sie haben einen gewaltigen Vorteil in Ihrer Firma: Sie wissen mit absoluter Sicherheit, dass jeder Mitarbeiter das Beste für die Firma will. Denn die »Unterpersönlichkeiten« sind ja nichts anderes als Teile Ihres Selbst.

Machen Sie sich das wirklich vollkommen klar: Jede Ihrer »Unterpersönlichkeiten« (also jedes Ihrer Ziele, Ihrer Motive und jede Ihrer Bestrebungen, aber auch jede Ihrer Ängste und Befürchtungen) hat eine positive Absicht. Das ist ungeheuer wichtig. Denn wenn ein Teil von Ihnen gegen Ihre Ziele arbeitet und Ihnen Energie und Motivation raubt, so ist das nicht deshalb so, weil dieser Teil Ihres Unterbewusstseins schlecht, negativ oder böse wäre. Dieser Teil verfolgt nur eine bestimmte Absicht. Und die ist immer positiv. Die Frage ist nur, ob die Mittel, die

dieser Teil Ihres Unterbewusstseins einsetzt, effektiv und nützlich sind. Bei Problemen innerhalb der »Firma« gibt es Fehler bei der Kommunikation zwischen den »Unterpersönlichkeiten«. Es liegt niemals am fehlenden Willen, etwas Positives beizutragen.

Think-pink-Exercise
∽ Positive Absichten

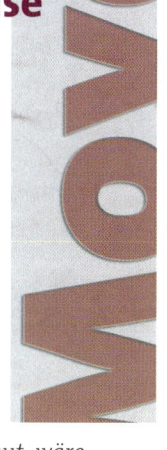

Suchen Sie etwas, das Sie einerseits gern tun würden, bei dem andererseits jedoch ein Widerstand auftaucht, der Sie davon abhält. Das könnte beispielsweise das Abnehmen oder das Aufgeben des Rauchens sein. Geben Sie dieser Energie, die gegen Ihren bewussten Wunsch gerichtet ist, einen Namen, so als wäre sie eine Person. Dieser Name sollte nicht abwertend sein. Nicht so gut wäre »Fettsack«, »Vielfraß«, »Süchtige« – mit diesen Namen fixieren Sie lediglich die negative Sicht-

weise und bauen nur weiteren Widerstand auf. Suchen Sie einen Namen, der einen positiven Aspekt dieser »Person« ausdrückt: z. B. »Genießer« oder »Langeweile-Killer«.

Machen Sie nun eine Art Interview mit dieser »Unterpersönlichkeit«. Wichtig ist, dass Sie selbst dabei eine neutrale, offene Haltung einnehmen. Befragen Sie die innere Person so, als ob Sie ein unbeteiligter, aber durchaus wohlgesonnener Freund wären.
Fragen Sie: »Warum willst du nicht, dass ich abnehme (das Rauchen aufgebe)?«, »Was stört dich?« und schließlich ganz direkt »Was ist deine positive Absicht?«
Wahrscheinlich wird Ihnen das, wenn Sie es hier lesen, sehr seltsam vorkommen. Doch wenn Sie es tatsächlich tun, werden Sie sich wundern, was dabei herauskommt! Halten Sie Ihre Einsichten in Ihrem Move & Relax®-Tagebuch fest.
Positive Absichten stecken in allem! Denken Sie, Sie sind faul? Es gibt also eine »Unterpersönlichkeit«, die Sie davon abhält, aktiv zu werden. Aber: Die Absicht Ihrer faulen Unterpersönlichkeit ist in Wirklichkeit eine positive: Sie möchte Ihnen Entspannung verschaffen und Ihnen unangenehme Anstrengungen ersparen. Wenn Sie das wissen, können Sie dieser Unterpersönlichkeit Folgendes klar machen:

▶ Sie kennen ihre positive Absicht.
▶ Sie berücksichtigen ihre positive Absicht.
▶ Diese Absicht kommt auf eine andere Art aber besser zur Geltung: »Entspannung ist angenehm und wichtig – aber wenn ich meine Move & Relax®-Übungen gemacht habe, kann ich noch viel besser entspannen!«

Die positive Absicht herauszufinden, ist ganz entscheidend, wenn Sie Veränderungen bewirken wollen. Ganz gleich, wobei Sie innere Widerstände spüren – die positive Absicht des Widerstands zu kennen, wird Ihnen weiterhelfen. Denn wenn Sie die positive Absicht kennen, können Sie Strategien entwickeln, den Widerstand aufzuheben: Einfach, indem Sie eine andere Möglichkeit suchen, die positive Absicht zu erfüllen! Sobald sich die positive Absicht Ihrer »inneren Persönlichkeit« ausdrücken kann, wird sie keinen Grund mehr haben, Ihren Zielen im Weg zu stehen. Sie erkennen das sofort daran, dass Sie keinen inneren Widerstand mehr spüren.

Die Methode des inneren Dialogs können Sie weiter ausbauen. Bei jedem Problem, das Sie haben, bei jedem inneren Konflikt, immer wenn es Ihnen an Motivation und innerer Stärke fehlt, können Sie sich die Energie Ihrer inneren Helfer zunutze machen.

Befreien Sie sich von Unnötigem

Nun verfügen Sie über die »mentalen Muskeln«, um Ihr Leben noch positiver, noch glücklicher, noch gesünder und erfolgreicher zu gestalten. Mit den Think-pink-Übungen, die Sie kennen gelernt haben, können Sie nun auch die »anstrengenden« Move & Relax®-Exercises in Angriff nehmen. Was immer Sie sich vorgenommen haben – eine gute Kondition aufzubauen, mehr Fitness, Kraft und Energie zu gewinnen oder endlich Ihr Idealgewicht zu erreichen – Sie wissen nun, dass Sie dies wirklich ganz einfach schaffen können. Und zwar ganz entspannt, nur durch mentale Power!

Machen Sie sich klar, dass Sie ja immer, wenn Sie denken, in gewisser Weise mit sich selbst sprechen. Diese innere Kommunikation ist ein wichtiger Teil Ihres Lebens. Innere Kommunikation ist gleichzeitig immer auch eine Kommunikation mit Ihrem Unterbewusstsein.

Zum Abschluss dieses Kapitels müssen wir nur noch über ein Thema sprechen: ein kleines »Geheimnis«, das Ihnen jedoch eine Menge Energie bringen kann. Ich habe bisher darüber gesprochen, was Sie alles tun können, um mehr Motivation und mehr Energie für Ihre Ziele aufzubringen.

Aber nicht nur das, was Sie tun, wirkt sich auf Ihr Leben aus, sondern auch das, was Sie nicht tun! Verzichten Sie auf alles, was wenig Wert für Sie hat. Move & Relax® hilft Ihnen dabei, Ballast abzuwerfen und Leichtigkeit in Körper und Seele zu erzeugen – aber den ersten Schritt müssen Sie bewusst machen.

Think-pink-Exercise

∞ »Ausmisten«

Nehmen Sie Ihr Move & Relax®-Erfolgstagebuch zur Hand, und schreiben Sie eine Liste mit allem, worauf Sie gut und gerne verzichten können. Schreiben Sie zunächst einmal drei Überschriften:
▶ *Dinge, die ich nicht (mehr) brauche*
▶ *Tätigkeiten, die überflüssig sind*
▶ *Menschen, die mich negativ beeinflussen*
Darunter listen Sie dann alles auf, was Ihnen dazu einfällt. Sie werden sich wundern, wie viel da zusammenkommt. Wenn Sie sich erst einmal klar gemacht haben, was Sie alles an Unnötigem mit sich herumschleppen, wird es Ihnen schon viel leichter fallen, sich wenigstens von einigem zu trennen. Und dann werden Sie die Wahrheit des Sprichworts »Weniger ist mehr« ganz direkt erfahren!

Think pink – die Top Ten

1. Legen Sie ein Erfolgstagebuch an. So können Sie Ihre Fortschritte objektiv feststellen und sich motivieren.

2. Der Wille ist nur die »Zündung« – wenn Sie wirklich motiviert sind, etwas zu tun, benötigen Sie keine Willenskraft.

3. Die Vorstellungskraft ist immer stärker als die Willenskraft. Nutzen Sie die Kraft Ihrer inneren Bilder.

4. Nutzen Sie positive Absichten für Ihre Ziele. Alle negativen Verhaltensweisen, Gedanken und Gefühle haben eine positive Absicht.

5. Klären Sie Ihre Ziele. Ein klares Ziel ist leichter zu erreichen als ein diffuser Wunsch. Zu einem klaren Ziel gehört, dass es konkret und sinnlich ist, durch eigene Bemühung erreicht werden kann, und dass Sie sich einen Zeitrahmen setzen.

6. Nutzen Sie die Verbindung von Körper und Seele. Denken Sie immer daran, dass Sie Ihre Stimmung durch Ihren Körper und Ihren Körper durch Ihre Einstellungen positiv verändern können.

7. Begeisterung ist der stärkste Antrieb. Lieben Sie das, was Sie tun – oder lassen Sie die Finger davon.

8. Lassen Sie sich von Ihren »inneren Helfern« unterstützen. Indem Sie Ihre unterschiedlichen Motivationen als innere Persönlichkeiten visualisieren, können Sie alle Ihre inneren Kräfte für Ihre Ziele mobilisieren.

9. Befreien Sie sich von Unnötigem. Indem Sie sich von unnötigem Ballast befreien, gewinnen Sie Energie für die Dinge, die Sie wirklich wollen.

10. Legen Sie JETZT los!

Auch wenn Sie es vielleicht noch nicht wissen: Den ersten – und vielleicht schwierigsten – Schritt zu mehr Bewegung und Entspannung haben Sie bereits erfolgreich absolviert. Sie haben sich motiviert – und sind damit schon mitten drin in der Bewegung!

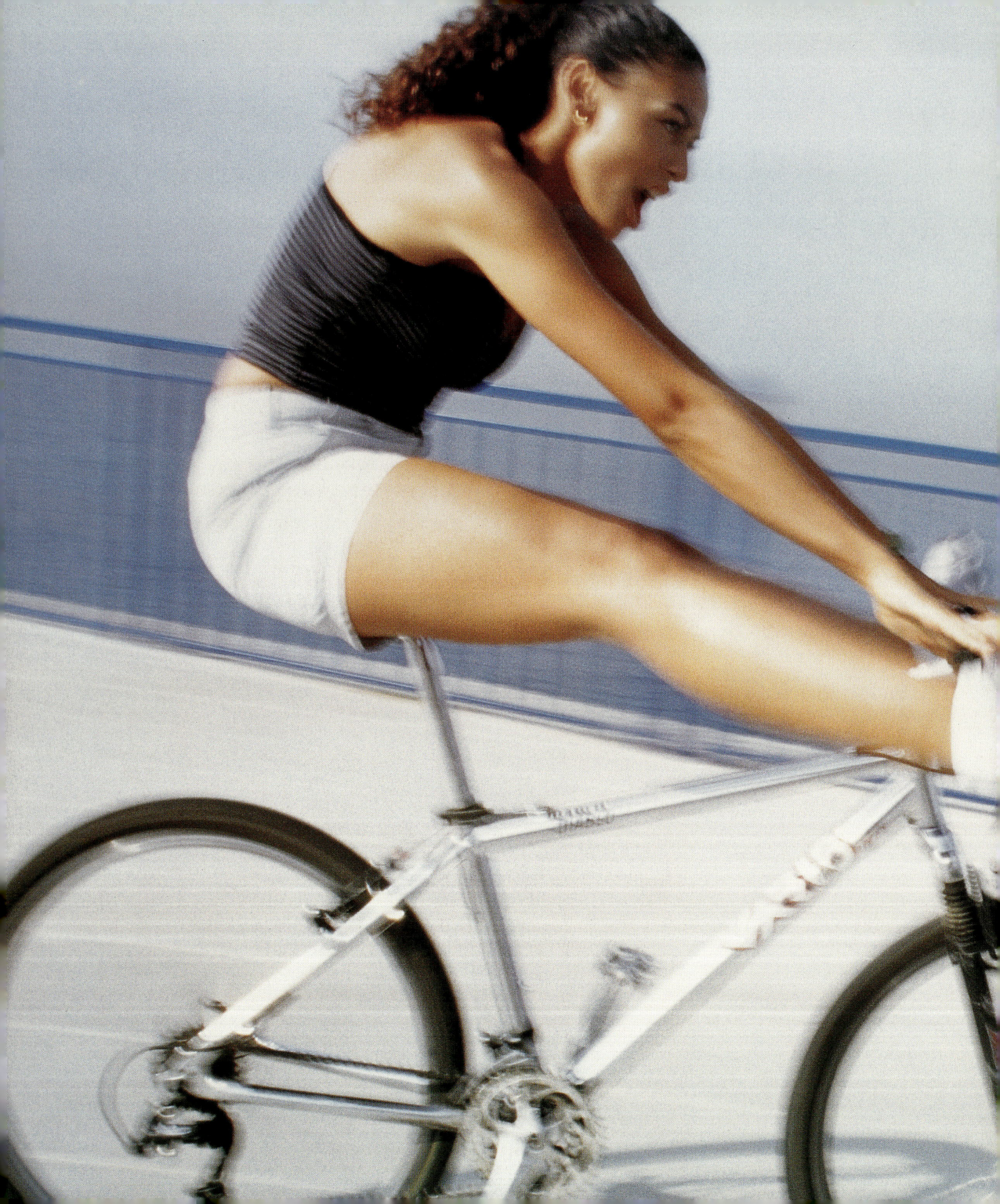

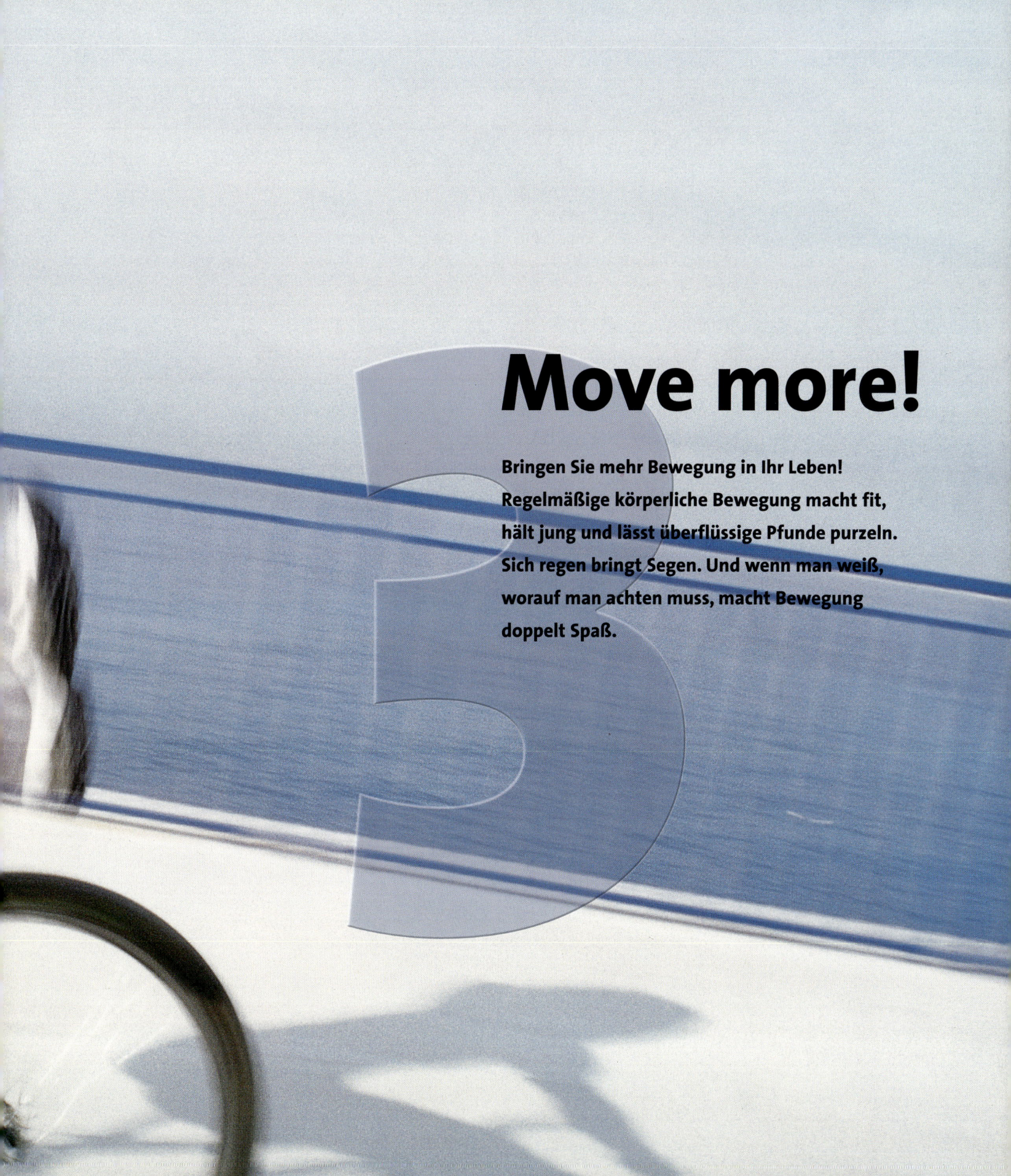

Move more!

**Bringen Sie mehr Bewegung in Ihr Leben!
Regelmäßige körperliche Bewegung macht fit,
hält jung und lässt überflüssige Pfunde purzeln.
Sich regen bringt Segen. Und wenn man weiß,
worauf man achten muss, macht Bewegung
doppelt Spaß.**

Move your Body!

Es gibt unglaublich viele gute Gründe, warum der Mensch ein »Bewegungstier« ist. Und ebenso gibt es jede Menge Möglichkeiten, sich täglich etwas Bewegung zu gönnen.

Mäßige, aber regelmäßige körperliche Bewegung ist der beste Tipp für gute Fitness. Ohne Bewegung können Sie nie ein »Rundum-Wohlgefühl« entwickeln. Darum legt die Move & Relax®-Strategie auch so großen Wert darauf.

Bewegung – das A und O

Haben Sie schon einmal darüber nachgedacht, warum Millionen von Menschen täglich Ihre Joggingschuhe anziehen und loslaufen? Bei Wind und Wetter sieht man sie durch Parks, auf Straßen oder über Waldwege joggen. Warum machen sie das? Warum verbringen wahre Massen von Menschen ihre Freizeit in Fitnessstudios, Sportvereinen oder auf Tennisplätzen?

Die Antwort ist ganz einfach: Bewegung tut gut und macht Spaß! Freizeitsportler spüren, wie sehr sie die Bewegung brauchen und wie wohl sie sich fühlen, wenn sie regelmäßig etwas Schwung in ihr Leben bringen.

Für alle, die noch nie positive Erfahrungen mit Bewegung gesammelt haben, ist der Gedanke an Sport und Schweiß allerdings die reinste Qual. Die Erinnerung an grausige Schulsportstunden genügt, um einem die Lust an der Bewegung ein für alle Mal zu verderben.

Ein weiterer Frustfaktor sind plötzliche Fitnessanfälle in einem ansonsten sehr geruhsamen Leben: Wer »mal schnell« etwas für sein Aussehen tun will und seinen Body ohne Strategie trainiert, wird sicher negative Erfahrungen sammeln. Und eine Verletzung oder ein halber Herzinfarkt reichen für Viele aus, um zur überzeugten Couch-Potato zu werden.

Eine jahrmillionenalte Überlebensstrategie

Ohne Bewegung ist Leben undenkbar. Alles was lebt, ist in ständiger Bewegung, und dies gilt natürlich auch für den Menschen. Seit Jahrmillionen ist unser Überlebensprogramm auf Bewegung ausgerichtet. Unsere urzeitlichen Vorfahren waren oft tagelang auf den Beinen, um Beeren und Nüsse zu sammeln oder Mammuts zu jagen. Bewegung ermöglichte es dem Menschen, Behausungen zu bauen, Ackerbau zu treiben und sich fortzupflanzen.

Auch wenn sich seit der Steinzeit so einiges getan hat – unser Überlebensprogramm ist noch immer auf Bewegung angewiesen. So sehr sich unsere Umwelt verändert hat, so wenig gilt dies für den menschlichen Organismus. Noch immer haben wir Organe, die mit Sauerstoff versorgt

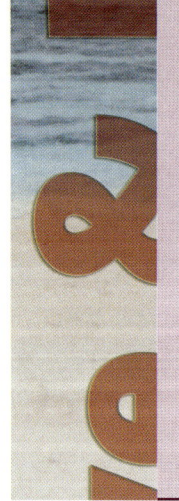

Vermeiden Sie Extreme!

Wenn Sie die Macht der Bewegung nutzen wollen, um langfristig etwas für Fitness und Wohlbefinden zu tun, sollten Sie sich an die Move & Relax®-Strategie halten. Die besagt, dass Bewegung sehr wohltuend und gesund ist, sofern Sie dabei Folgendes beachten:

1. Hören Sie auf Ihren Körper.
2. Übertreiben Sie es nicht.
3. Gehen Sie Schritt für Schritt vor.
4. Gönnen Sie sich Bewegung und Entspannung.

Diese Taktik lohnt sich, denn sie schenkt Ihnen langfristig mehr Power und Lebendigkeit. Und wer erst einmal in Bewegung gekommen ist, will nicht mehr so schnell darauf verzichten! Das werden auch Sie erfahren ...

werden müssen, noch immer müssen Muskeln und Gelenke in Bewegung bleiben, um funktionieren zu können, noch immer müssen Gifte ausgeschieden und der Kreislauf in Schwung gehalten werden – und all das geht nur, wenn wir uns bewegen.

Auch wenn es nicht immer so scheint – im Grunde bewegt sich der Mensch sehr gern. Ein gesunder Bewegungsdrang ist in unseren Instinkten verankert. Werdende Mütter bekommen das zu spüren, wenn sie das Strampeln ihres Kindes im Bauch spüren.

Tatsächlich beginnen wir unser Leben mit viel Bewegung. Das geht schon in der Wiege los. Und kaum dass wir krabbeln können, gibt es ohnehin kein Halten mehr – dann ist es nur noch eine Frage der Zeit, bis wir gehen, laufen, rennen, toben, auf Bäume klettern, schaukeln und Dreirad fahren werden.

Doch wer rastet …

Im Normalfall sind kleine Kinder topfit. Sie sind den ganzen Tag in Bewegung und tollen herum – mit etwas Glück sogar an der frischen Luft. Doch irgendwann schnappt die Schul-, Computer- und TV-Falle zu. Und das bedeutet sitzen, sitzen und nochmals sitzen!

Die Folgen sind fatal: Jedes dritte Kind ist heute leicht übergewichtig, jedes fünfte sogar adipös, d. h. in gesundheitlich bedenklichem Maß übergewichtig. Haltungsschäden sind schon in der Grundschule weit verbreitet. Ein Volk von Kranken wächst heran. Diabetes mellitus, Herzerkrankungen und andere Zivilisationskrankheiten verbreiten sich epidemieartig. Schon bei 30-Jährigen sind Rückenschmerzen und Band-

scheibenprobleme an der Tagesordnung. Und auch Schlafstörungen und chronische Erschöpfung sind häufige Folgen eines allzu bequemen Lebenswandels. »Wer rastet, der rostet« – das gilt eben leider auch für die Psyche. Da Körper und Seele eine Einheit bilden, wirkt sich Bewegungsmangel auch im seelischen und mentalen Bereich aus. Konzentrations- und Aufnahmefähigkeit lassen nach, Stimmungsschwankungen und Depressionen treten häufiger auf.

Faultiere auf breiter Front

In einem 1996 veröffentlichten Bericht hat die WHO (World Health Organization – Weltgesundheitsorganisation) darauf aufmerksam gemacht, dass rund 60 Prozent der Erwachsenen in Industrienationen inzwischen ausgesprochene Bewegungsmuffel sind.

Kein Wunder – Maschinen und Computer nehmen uns heute überall die Arbeit ab. Wo wir nur können, fahren wir mit dem Auto. Statt Treppen zu steigen, benutzen wir den Aufzug oder die Rolltreppe. Statt zum Briefkasten zu gehen, schicken wir E-Mails ab, und bevor wir einen Spaziergang zum Buchladen machen, bestellen wir doch lieber gleich übers Internet – das ist schließlich viel bequemer …

Die meisten von uns reduzieren ihr Bewegungspensum auf das Allernötigste. Den Großteil des Tages verbringen wir sitzend:
- ▶ Im Auto
- ▶ Am Computer
- ▶ Beim Essen
- ▶ Im Zug
- ▶ Im Büro
- ▶ Im Kino usw.

Unsere Lebensweise hat sich stark gewandelt. Wir müssen nicht die Steinzeit bemühen, um dies zu erkennen. Es genügt, unser Leben mit dem unserer Groß- oder Urgroßeltern zu vergleichen. Im Gegensatz zu uns mussten sie oft lange Strecken zu Fuß bewältigen. Autos waren die absolute Ausnahme.

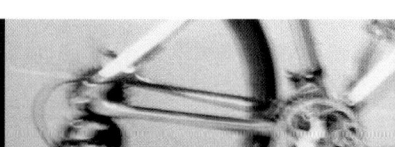

Eine gute Körperhaltung erspart uns nicht nur Rückenschmerzen und beschert uns ein größeres Selbstbewusstsein. Meist macht ein gerader Rücken im wahrsten Sinne des Wortes auch eine gute Figur: Wir nehmen die Schultern zurück und strecken die Brust heraus – dadurch wirkt der Bauch automatisch flacher.

Oder aber wir hängen wie eine Couch-Potato auf dem Sofa herum, bis wir schließlich kaum noch hochkommen. Dass das nicht gerade die beste Möglichkeit ist, um fit zu werden und seinem Traumbody näher zu kommen, dürfte einigermaßen einleuchtend sein.

Wenn schon sitzen, dann richtig

Es stimmt schon: Wir bewegen uns zu selten und sitzen viel zu oft. Allerdings wäre das Sitzen gar nicht so schädlich, wenn wir wenigstens richtig sitzen würden. Bei den meisten von uns ist das aber leider nicht der Fall; wir sitzen in uns zusammengesackt, krumm und mit übereinandergeschlagenen Beinen.

Diese oder andere Fehlhaltungen führen zu »muskulären Dysbalancen«. Das klingt kompliziert, bedeutet im Klartext aber nur: Unser Körper gerät aus dem Gleichgewicht, die Muskeln verkürzen sich, Verspannungen treten auf, und wir bekommen immer öfter Rückenschmerzen.

Dabei muss das gar nicht sein. Zen-Mönche sitzen mindestens genau so lange wie Büroangestellte – und das praktisch regungslos. Trotzdem bekommen sie durch ihre Meditation überhaupt keine Haltungsprobleme. Das liegt einfach daran, dass sie richtig – das bedeutet aufrecht und im richtigen Schwerpunkt – sitzen. Abgesehen davon stehen sie zwischendurch immer wieder einmal auf, um einige Schritte zu gehen oder den Hof zu kehren.

Die Korrektur der eigenen Haltung ist eine der effektivsten Wellnessübungen. Das liegt einfach daran, dass Ihre innere und äußere Haltung eng miteinander verknüpft sind. Wenn Sie sich schlapp und etwas deprimiert fühlen, lassen Sie auch den Kopf und die Schultern hängen – Sie igeln sich richtiggehend ein. Wer hingegen selbstbewusst und voller Energie durchs Leben schreitet, dem sieht man das auch äußerlich an – er trägt den Kopf hoch.

Ein einfacher Trick, um sich schnell wohl und kraftgeladen zu fühlen, besteht darin, eine kraftvolle Haltung einzunehmen. Probieren Sie es aus: Wenn Sie Ihre Körperhaltung verbessern, wird Ihre Laune schnell mitziehen!

Move-more-Exercise
∽ Die Powerhaltung

Eine einfache Move & Relax®-Übung besteht darin, die Powerhaltung einzunehmen. Die Power, um die es bei Move & Relax® geht, ist jedoch nicht die einer Betonsäule, sondern die einer Birke. Es ist eine lebendige, flexible Power. Die Birke streckt sich hoch in den Himmel hinein, doch sie ist dabei biegsam genug, um vom Sturm nicht zerbrochen zu werden.

Erinnern Sie sich noch an das Kapitel über Yin und Yang (siehe Seite 15f.)? Es kommt immer auf das richtige Gleichgewicht an. Die Move & Relax®-Haltung ist zwar voller Kraft, aber zugleich flexibel. Sie ist stark, aber eben nicht starr!

Sie können die Powerhaltung sitzend oder auch stehend einnehmen. Ihre Körperhaltung sollte dabei jedoch folgendermaßen beschaffen sein:

▶ *Stabil*
▶ *Aufrecht*
▶ *Entspannt*
▶ *Im richtigen Schwerpunkt*

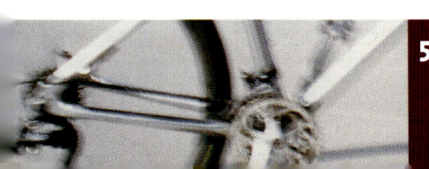

Um Ihre Haltung im Sitzen und Stehen regelmäßig kontrollieren zu können, brauchen Sie einige »Kontrollpunkte« oder Check-Points.

Acht Check-Points für die optimale Powerhaltung

1. Berühren meine Füße den Boden mit der gesamten Fußsohle? Spüren Sie den Boden ganz bewusst mit Zehen, Fußballen und Fersen.

2. Sind meine Füße schulterbreit auseinander, und zeigen die Zehen nach vorn? Ihre Füße sollten parallel stehen und nicht nach außen oder innen weisen.

3. Ist meine Wirbelsäule aufrecht? Stellen Sie sich einfach vor, Sie wollten ein Stückchen größer werden. Dehnen Sie den ganzen Rücken sanft nach oben.

4. Ist mein Nacken leicht gedehnt? Indem Sie das Kinn leicht zur Brust ziehen und ein Doppelkinn machen, dehnen Sie die Halswirbelsäule. Dadurch vermeiden Sie Verspannungen. Indem Sie den Nacken etwas dehnen, richtet sich die ganze Wirbelsäule automatisch auf.

5. Ist mein Brustkorb sanft geweitet? Lassen Sie Ihre Brust nicht in sich zusammensinken. Stellen Sie sich vor, eine kleine Sonne strahle in Ihrer Brust. Achten Sie dabei darauf, dass diese Sonne nicht nach unten scheint, sondern nach vorn und oben strahlt.

6. Sind meine Schultern entspannt? Das Hochziehen der Schultern ist einer der häufigsten Gründe für eine schlechte Haltung und Verspannungen. Ihre Schultern sollten immer locker und weich sein.

7. Ist mein Gesicht entspannt? Vermeiden Sie zusammengebissene Zähne und Sorgenfalten.

Ein sanftes Lächeln gehört auch zur richtigen inneren und äußeren Haltung.

8. Liegt mein Schwerpunkt im Becken? Stellen Sie sich vor, Sie wären ein Berg oder eine Pyramide. Die Kraft Ihres Körpers sollte nicht oben in den Schultern festgehalten werden, sondern unten in Bauch und Becken ruhen. Hier liegen Ihre Wurzeln, aus denen Sie Ihre Energie beziehen sollten.

Zehn gute Gründe

Move more! Es gibt viele gute Gründe, die dafür sprechen, diesen heißen Move & Relax®-Tipp zu befolgen. Bewegung trainiert nicht nur den Bewegungsapparat, Bewegung ist besser als jede Glückspille, denn durch sie können Sie:

▶ Hormone aktivieren, die Ihnen Glücksgefühle bescheren

▶ Ihren ganzen Organismus ordentlich in Schwung bringen

▶ Stress abbauen

▶ Verkrampfte Muskeln lockern

▶ Ihre Lebensfreude steigern

▶ Ihre Abwehrkräfte aktivieren

▶ Die grauen Zellen gleich noch mittrainieren

▶ Schnell Energie tanken

▶ Fettpölsterchen schmelzen lassen

▶ Eine gute und lange Freundschaft mit Ihrem Körper pflegen

Use it or lose it

Maschinen verschleißen, wenn man sie zu oft benutzt. Für unseren Körper gilt jedoch das Gegenteil – er leidet umso mehr, je weniger er gebraucht wird. Wir sind eben keine Roboter, sondern lebendige Wesen.

Auch Yogaübungen sind ein ausgezeichnetes Mittel, um zu einer guten Körperhaltung zu gelangen. Wenn Sie regelmäßig Yoga machen, werden Ihnen auch im Alltag Fehlhaltungen schneller auffallen, die Sie dann leichter korrigieren können.

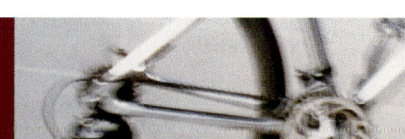

Die wohltuenden Wirkungen körperlicher Betätigung waren schon in der Antike bekannt. Der griechische Arzt Galen (129 – 199 n. Chr.) sah in gymnastischen Übungen einen ausgezeichneten Jungbrunnen. Einige Jahrhunderte später schrieb der Leibarzt des berühmten Sultans Saladin: »Es gibt nichts, was besser ist als die Schulung des Körpers. Ohne Bewegung hingegen erstickt der Stoffwechsel, und mannigfaltige Gifte stauen sich an.«

»Use it or lose it« – diese Redewendung ist bei amerikanischen Ärzten sehr beliebt. Sehr frei übersetzt heißt das: »Was Sie nicht benutzen, können Sie irgendwann vergessen.« Wenn Sie Ihr Gedächtnis nicht benutzen, wird es mit der Zeit immer schlechter. Und auch Ihre Muskeln verkümmern, wenn sie nicht gefordert werden. Das weiß jeder, der einmal einige Zeit einen Gips tragen musste.

Bei uns sagt man daher: »Sich regen bringt Segen!« Das hört sich banal an? Mag sein. Aber wie in vielen Volksweisheiten steckt auch in dieser viel Wahres: Nur durch Bewegung können Sie Ihre Ausdauer trainieren, genug Sauerstoff aufnehmen und Herz und Kreislauf auf Trab bringen.

Wer in Bewegung bleibt, kann fließen. Und nur wenn wir »im Fluss« sind, kann unser Blut optimal durch unseren Körper strömen, die Lymphe Gifte ausscheiden und der Bewegungsapparat fit gehalten werden.

Gesund durch Bewegung

Natürlich ahnen wir alle, dass wir von Natur aus eigentlich nicht als Stubenhocker konzipiert worden sind. Doch inzwischen haben wir das auch schwarz auf weiß! Wissenschaftler haben eine Fülle von Beweisen dafür erbracht, dass Bewegung und (mäßiger!) Sport vielen Krankheiten vorbeugen.

Vor allem den gefährlichsten Leiden der Industriegesellschaften – Krebserkrankungen und Herz-Kreislauf-Störungen – könnte durch regelmäßige Bewegung ein Riegel vorgeschoben werden. Da Bewegung den Stoffwechsel harmonisiert und die Selbstheilungskräfte aktiviert, wird sie von Ärzten immer öfter als Zusatztherapie beispielsweise in der Behandlung von Tumorerkrankungen eingesetzt.

1960 konnte der Epidemiologe Ralph Paffenbarger in einer Studie mit rund 19 000 Harvard-Studenten nachweisen, dass das Risiko, einen Herzinfarkt zu erleiden, durch regelmäßige Bewegung deutlich gesenkt wird. Jahre später belegte eine weitere Auswertung der Fragebögen, dass selbst jene Absolventen, die lange Zeit als Stubenhocker verbracht hatten, ihr Krankheitsrisiko erheblich senken konnten, sobald sie wieder begannen, mäßig Sport zu treiben. Es ist also nie zu spät, etwas für sich zu tun.

Auch das renommierte »New England Journal of Medicine« veröffentlichte Anfang der 1990er Jahre eine Studie zum Thema »Bewegung«. Daraus geht klar hervor, dass moderate sportliche Aktivitäten das Immunsystem stärken, die Gesundheit schützen und darüber hinaus die Lebenserwartung steigern.

Heute gehen viele Forscher davon aus, dass Bewegungsmangel noch mehr Unheil anrichtet als Rauchen, Fehlernährung oder Bluthochdruck! Die gesundheitlichen Wirkungen von «Move more!» sind wirklich beachtlich:

▶ Wer sich regelmäßig bewegt, braucht im Winter keine Angst vor Grippeepidemien und Erkältungen mehr zu haben, da die Abwehrkräfte des Körpers optimal funktionieren.

▶ Mit jeder Trainingseinheit trainieren Sie auch Ihr Immunsystem: Während Sie sich bewegen, strömen aus Milz und Lymphknoten vermehrt Lymphozyten in das Blut; zu dieser Familie weißer Blutkörperchen gehören auch die Killerzellen, die sich bei körperlicher Aktivität besonders stark vermehren. Diese Killerzellen wehren nicht nur Viren, sondern auch Krebszellen ab. Moderater Ausdauersport ist daher ein gutes Mittel zur Krebsvorbeugung!

▸ Bewegung verhindert, dass Gefäße verkalken. Sportlerblut fließt besser als das von Schreibtischarbeitern. Es ist dünner und geschmeidiger, die Zahl der roten Blutkörperchen ist höher, und so kann mehr Sauerstoff aufgenommen werden.

▸ Bewegung hält den Stoffwechsel in Schwung. Sportler verbrauchen selbst dann relativ viele Kalorien, wenn sie in der Badewanne liegen, da ihr Grundumsatz an Energie höher ist als der von Nichtsportlern. Nicht zuletzt unterstützt Bewegung also auch die Gewichtsabnahme. Dies ist nicht nur für das Aussehen, sondern auch für die Gesundheit wichtig, denn Übergewicht erhöht das Risiko für viele Erkrankungen.

Fett oder fit?

Wofür würden Sie sich entscheiden? Die Antwort wird Ihnen sicher nicht schwer fallen. »Move more« ist ein gutes Rezept gegen Übergewicht, und zwar ganz einfach deshalb, weil Sie umso mehr Kalorien verbrauchen, je mehr Sie sich bewegen.

Beim Energy-Walking schmelzen Fettpölsterchen viel schneller dahin, als beim Sitzen vor dem Computer. Das ist logisch und hängt mit dem Leistungsumsatz zusammen – mit der Energie, die Ihr Körper während einer Leistung umsetzt. Der Leistungsumsatz ist bei einem Waldarbeiter knapp zehnmal so hoch wie bei einem Büroangestellten. Während Letzterer an einem Arbeitstag etwa 500 Kilokalorien verbraucht, sind es beim Waldarbeiter oft über 4000.

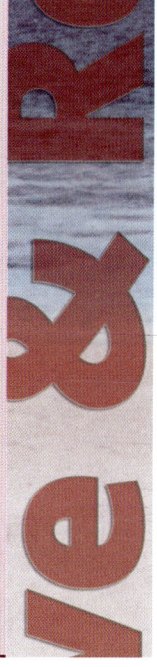

Bewegung ist die beste Medizin

Regelmäßige Move-Einheiten beugen vielen Krankheiten vor und sind ein Heilmittel gegen häufige Beschwerden. »Doctor Move« ist oft der beste Arzt. Er hilft Ihnen nämlich dabei:

▸ Übergewicht zu vermeiden oder zu bekämpfen
▸ Den Cholesterinspiegel zu senken
▸ Arteriosklerose vorzubeugen
▸ Sie vor einem Herzinfarkt zu schützen
▸ Depressiven Verstimmungen entgegenzuwirken
▸ Rückenschmerzen loszuwerden
▸ Haltungsschäden zu beheben
▸ Besser und tiefer zu schlafen
▸ Alterskrankheiten vorzubeugen
▸ Den Blutdruck zu harmonisieren
▸ Sie vor Erkältungen und anderen Infektionen zu schützen
▸ Die Organe zu entgiften
▸ Krebserkrankungen vorzubeugen

Es gibt aber noch einen Faktor, der Bewegung zum reinsten Schlankmacher werden lässt: Regelmäßige Bewegung erhöht Ihren Grundumsatz. Das bedeutet, dass selbst in Ruhe ständig Energie verbraucht wird. Schließlich muss Ihre Körpertemperatur konstant gehalten werden, Verdauung, Atmung, Herz und Kreislauf müssen funktionieren, damit Sie überleben können. All das bedeutet Arbeit für Ihren Körper und damit Energieverbrauch. Der Grundumsatz ist der Grundverbrauch, der nötig ist, um alle Lebensfunktionen in Gang zu halten. Und das Interessante: Dieser Grundumsatz wird durch Sport erhöht. Bewegung verbraucht damit nicht nur direkt (beim Joggen), sondern auch indirekt (nach dem Training) Kalorien. Konkret heißt das, dass Sie selbst im Schlaf abnehmen werden, sobald Sie sich regelmäßig in Schwung bringen.

Doch nun zu einer wichtigen Frage: Wie können Sie abnehmen? Wie schaffen Sie es, Ihr Idealgewicht erreichen?

Um zu Ihrem Traumbody zu gelangen, gibt es drei gute und – konsequent angewandt – sehr wirkungsvolle Möglichkeiten:

1. Erhöhen Sie Ihren Kalorienverbrauch. Verbrennen Sie mehr Kalorien als bisher. Move more – bewegen Sie sich öfter.

2. Führen Sie Ihrem Organismus weniger Kalorien zu als bisher. Eat less – essen Sie weniger, vor allem weniger Fett.

3. Die dritte und effektivste Möglichkeit schließlich ist, beide Methoden miteinander zu kombinieren. Dann kann Sie nichts mehr aufhalten auf dem Weg zur Traumfigur!

Move more + Eat less

Nutzen Sie die Macht der Bewegung, um Fett zu verbrennen. Gerade Ausdauersportarten wie Energy-Walking sind dazu besonders gut geeignet. Ernähren Sie sich zugleich kalorien- und fettarm, bevorzugen Sie leichte Kost, die aber reich an Vitaminen und anderen Powerstoffen sein sollte.

Sport und Diät sind ein starkes Team. Wenn Sie diese beiden Möglichkeiten nutzen, werden Sie staunen, wie schnell die Pfunde purzeln werden – und wie sich Ihr Wohlbefinden und Ihr Gesundheitszustand verbessert.

Nicht Sport, sondern Bewegung verlängert das Leben. Move & Relax® verlangt von Ihnen daher gar nicht, dass Sie zum fanatischen Sportler werden. Wenn Sie nicht gern in den Sportverein gehen, dann machen Sie doch einfach schöne Spaziergänge am Meer oder im Park. Oder besuchen Sie einen Tangokurs.

So werden Sie locker fit

Move & Relax® lädt Sie dazu ein, öfter mal kleine Bewegungseinheiten in Ihren Alltag einzubauen. Wenn Sie Ihre Gesundheit schützen und sich rundum wohler fühlen wollen, ist es nicht nötig, Leistungssport zu betreiben. Schließlich sind Sie ja nicht auf der Jagd nach einer Medaille, oder?

Schon mit sehr wenig Bewegung können Sie locker fit werden und viel für Herz und Kreislauf tun. Das zeigt auch ein interessanter Fall aus Großbritannien. 1953 stießen englische Statistiker auf ein aufschlussreiches Phänomen: Sie stellten fest, dass Fahrkartenkontrolleure wesentlich seltener einen Herzinfarkt erlitten als Busfahrer. Die Erklärung war schnell gefunden: Während die Fahrer der beliebten englischen Doppeldeckerbusse den ganzen Tag sitzend verbrachten, mussten die Kontrolleure mehrmals täglich Stufen steigen. Dies allein reichte aus, um ihr Herz zu schützen.

Move & Relax® bringt auch Sportmuffel in Form

Einen Nachteil hat die Move & Relax®-Strategie: Sie bietet keinen Ansatzpunkt für Ausreden. Jeder, der nicht an einer wirklich schweren Krankheit leidet, kann Move & Relax®-Exercises durchführen. Und das dürften wohl die meisten von uns sein. Die Move & Relax®-Tipps sind außerdem so einfach zu befolgen, dass auch Sie genug Möglichkeiten finden werden, sie in die Tat umzusetzen. Dabei sind die Übungen so sanft und so leicht durchzuführen, dass Ihre derzeitige Fitness oder Ihr Gewicht dabei keinerlei Hinderungsgrund darstellen.

Und das Alter erst recht nicht! Wie wenig Bewegung nötig ist, um sich etwas Gutes zu tun, zeigte unlängst ein medizinischer Test: Dabei wurde die Lungenfunktion von Senioren geprüft. Das Ergebnis: Die Lunge eines 80-Jährigen, der sich kaum noch aus seinem Zimmer bewegt, kann dem Körper nur noch knapp einen Liter Sauerstoff in der Minute zuführen. Im Gegensatz dazu versorgt die Lunge eines gleichaltrigen Menschen, der regelmäßig einen kurzen Spaziergang macht, die Zellen bereits mit doppelt so viel Sauerstoff!

Wenn Sie fit werden wollen, dürfen Sie dabei aber auch den Funfaktor nicht vernachlässigen. Nur was Spaß macht, bringt auch etwas! Wenn Sie gern Rad fahren, sich aber überhaupt nicht mit Jogging anfreunden können, dann sollten Sie sich Ihre Bewegungseinheiten eben auf dem Fahrrad holen. So einfach ist das!

Apropos einfach: Auch die WHO (Weltgesundheitsorganisation) hat einen einfachen Tipp für Sie: Steigen Sie Treppen, statt mit dem Aufzug zu fahren, und gehen Sie öfter kleine Strecken zu Fuß. Oder versuchen Sie es doch einmal mit den »Daily Movements« …

Move-more-Exercise
∾ Daily Movements

Die Daily Movements sind kleine Bewegungseinheiten, die Sie sich täglich bewusst gönnen sollten. Jede noch so unscheinbare körperliche Betätigung regt den Kreislauf an und verbraucht Kalorien. Fünf Minuten Treppensteigen reichen schon aus, um 50 Kilokalorien zu verbrennen. Wenn Sie eine halbe Stunde putzen, sind es bereits 150 Kilokalorien. Um die gleiche Menge an Kalorien bei der Schreibtischarbeit zu verbrauchen, müssen Sie hingegen schon zwei Stunden einplanen.

Denken Sie daran – je öfter Sie sich bewegen, desto besser ist es für Sie. Ihrem Körper ist es egal, ob Sie dabei einen Fitnessdress anziehen oder zivil herumlaufen – Hauptsache Sie laufen überhaupt herum. Hier die wichtigsten Varianten für Ihre Daily Movements:

Sitz-Blockade: *Boykottieren Sie Marathonsitzungen. Sitzen Sie nie zu lange. Stehen Sie zwischendurch immer wieder einmal vom Schreibtisch auf, um ein paar Schritte im Zimmer herumzugehen. Auch beim Telefonieren sollte nichts Sie auf Ihrem Platz halten. Mit schnurlosen Geräten können Sie auf- und abgehen; und falls Sie kurz angebunden sind, können Sie zumindest im Stehen telefonieren.*

Bleiben Sie mobil: *Gehen Sie zu Fuß zum Einkaufen und zur Arbeit. Oder benutzen Sie das Rad. Je öfter Sie das Auto stehen lassen, umso besser – nicht nur für die Umwelt, sondern auch für Ihre Gesundheit!*

Locker drauf: *Je weniger Sie sich bewegen, desto eher neigen Ihre Muskeln zu Verspannungen. Lockern Sie deshalb Ihren Körper immer wieder einmal, indem Sie entspannt ein paar Mal auf den Zehenspitzen auf- und abwippen.*

Home-Workouts: *Warum nutzen Sie die anstehenden Hausarbeiten nicht einfach, um Ihren Körper zu trainieren? Ob Sie Staub saugen, Geschirr abspülen, den Kleiderschrank ausmisten oder das Bad putzen – bewegen Sie sich dabei bewusst, atmen Sie tief – und betrachten Sie das Ganze als kleine Fitnesseinheiten. Wenn Ihnen warm wird, ist das ein gutes Zeichen: Ihr Kreislauf wird aktiv, und Sie verbrennen Kalorien.*

Es gibt viele Tricks, die Alltagsaufgaben zu einem kleinen Workout umzufunktionieren. Künftig müssen Sie sich nicht mehr ärgern, in der Schlange beim Supermarkt zu stehen – Sie können diese Zeit nutzen, um z. B. mit einer Sprudelflasche ein paar Bizepscurls zu machen …

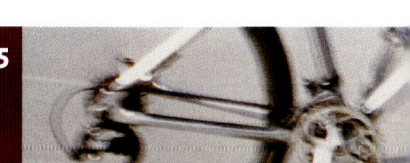

Einmal täglich Flitzen: *Gehen Sie täglich mindestens einmal eine kurze Strecke in sehr flottem Tempo. Dabei genügen schon 100 bis 200 Meter. Stellen Sie sich dabei vor, Sie müssten den Bus erwischen und hätten es eilig.*

Stretch! *Strecken, räkeln und dehnen Sie sich öfter einmal gründlich durch. Strecken Sie die Arme über den Körper. Lassen Sie den Oberkörper im Stehen nach unten hängen. Stellen Sie sich auf die Zehenspitzen, und strecken Sie Ihren ganzen Körper weit nach oben, als wollten Sie einen Apfel von einem hohen Ast pflücken. Dehnen und Strecken belebt Körper und Geist. Falls Ihnen Ideen fehlen, noch ein Tipp: Schauen Sie es den Katzen ab!*

Step-Training: *Benutzen Sie grundsätzlich die Treppe, und zeigen Sie Rolltreppen und Aufzügen in Zukunft die kalte Schulter.*

Shake it! *Stehen Sie nach einer längeren Computer- oder TV-Session kurz auf, um Ihre Arme und Beine kräftig auszuschütteln.*

Und hier noch einige Daily-Movement-Specials:
- *Spielen Sie mit Ihren Kindern Verstecken.*
- *Schwimmen Sie im Sommer nach der Arbeit eine Runde durch den See.*
- *Besuchen Sie einen Tanzkurs.*
- *Schnappen Sie sich eine Frisbeescheibe.*
- *Spielen Sie vor dem Essen eine Runde Federball.*
- *Gehen Sie mit Ihrem Hund im Wald spazieren.*

Sie sehen schon: Sie können jede Form von Bewegung nutzen, die Ihnen Spaß macht! Für Ihre alltäglichen Bewegungseinheiten brauchen Sie keine besondere Ausrüstung. Sie können die Daily Movements überall, ohne Vorplanung und zu jeder Zeit durchführen.

Das »Daily-Movements-Trainingsprogramm« ist sehr einfach: Bewegen Sie sich im Alltag so oft wie irgend möglich! Sicher fallen Ihnen dazu noch viele andere Möglichkeiten ein. Und denken Sie daran: Ihr Körper ist dabei nicht wählerisch – er freut sich über jede Art von Bewegung.

Fitness-Check – wie hoch ist Ihr Fitnesslevel?

Beantworten Sie die folgenden Fragen ganz spontan. Zählen Sie am Ende die Punktzahl zusammen, und ermitteln Sie so Ihren persönlichen Fitnesslevel:

1. Wie haben Sie Ihre Kindheit verbracht?
▸ Mit Lesen, Fernsehen und Schokokuchen. (0)
▸ Manchmal bin ich auf Bäume geklettert oder habe die Gegend mit dem Fahrrad unsicher gemacht. Genauso gern habe ich aber auch mit Büchern auf dem Sofa gelegen. (1)
▸ Ich war den ganzen Tag auf dem Abenteuerspielplatz. Mit meinen Eltern bin ich zum Wandern und mit meinen Freunden in den Sportverein gegangen. (2)

2. Würden Sie sich als sportlich bezeichnen?
▸ Durchaus! Ich widme meinem Lieblingssport nahezu täglich mehr als 1 Stunde Zeit. (2)
▸ Keinesfalls. Ein Spaziergang ist schon das höchste der Gefühle. (0)
▸ Es geht so. Immerhin verbringe ich jede Woche insgesamt rund 3 Stunden mit sportlichen Aktivitäten. (1)

3. Haben Sie gute Bauchmuskeln?
Legen Sie sich in Rückenlage auf den Boden. Legen Sie die Unterschenkel auf einem Stuhl ab, und verschränken Sie die Hände hinter dem Kopf. Die Ellbogen bleiben während der gesamten Bewegung auf Schulterhöhe. Wie weit kommen Sie mit dem Oberkörper nach oben, ohne dass Sie sich zu sehr mit den Handflächen hochziehen?

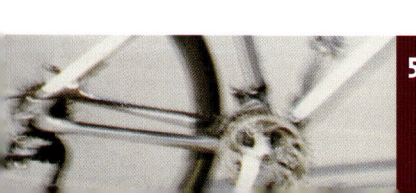

▶ Ich kann eigentlich nur den Kopf und den oberen Teil der Schultern etwas abheben. (0)

▶ Ich komme mit Schultern und oberem Rücken ein ganzes Stück vom Boden weg. (1)

▶ Ich kann den Oberkörper so weit abheben, dass mein Kinn die Knie berührt. (2)

4. Wird Ihnen schwindelig, wenn Sie in flottem Tempo gehen?

▶ Ja, das kann leicht passieren. (0)

▶ Nein, ich kann so weit und schnell gehen, wie ich will. Das bereitet mir keinerlei Probleme. (2)

▶ Schwindelig wird mir nicht, aber ich komme leicht aus der Puste, wenn ich zu schnell gehe. (1)

5. Rauchen Sie?

▶ Nein, niemals. (2)

▶ Selten / nur zu besonderen Gelegenheiten. (1)

▶ Ja, täglich sind es mehrere Zigaretten. (0)

6. Testen Sie Ihr Gleichgewicht!

Stellen Sie sich aufrecht hin. Strecken Sie die Arme waagrecht zur Seite, verlagern Sie Ihr Gewicht auf den rechten Fuß, und heben Sie den

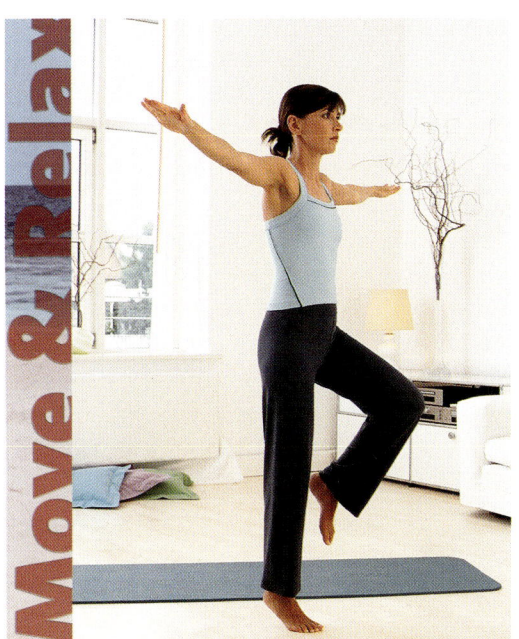

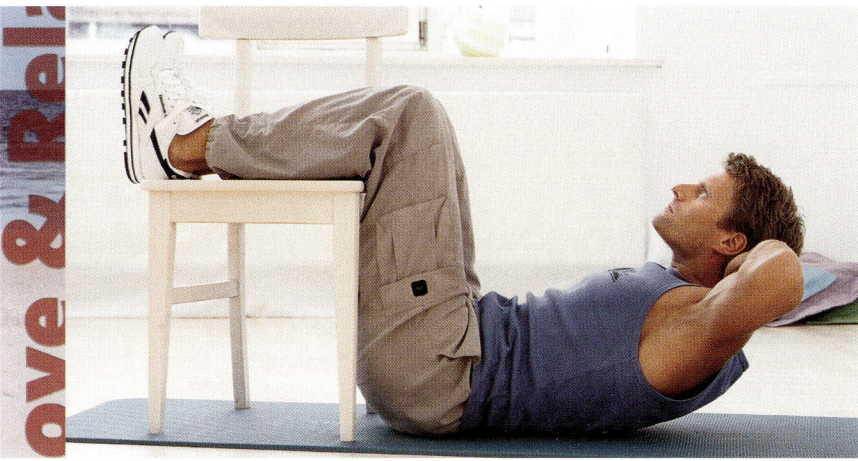

linken Oberschenkel in Richtung Brust – Unterschenkel und Fuß bleiben passiv hängen. Schließen Sie die Augen. Heben Sie nun die rechte Ferse ca. 1 bis 2 Zentimeter vom Boden ab.

▶ Aussichtslos – ich verliere sofort das Gleichgewicht. (0)

▶ Ich kann mich kurz halten, komme dabei aber ziemlich ins Wanken. (1)

▶ Ich kann ganz ruhig stehen bleiben und halte auch mindestens 5 Sekunden durch, ohne mich zu bewegen. (2)

7. Wie oft essen Sie Obst und Gemüse?

▶ So gut wie nie. (0)

▶ Mehrmals in der Woche. (1)

▶ Ich esse täglich Obst und Gemüse, meist sogar mehrere Portionen. (2)

8. Haben Sie Übergewicht?

▶ Kein bisschen. (2)

▶ Ein paar Pfund weniger wären O.K. (1)

▶ Ja, mein Arzt hat mir schon empfohlen, etwas dagegen zu unternehmen. (0)

Bild oben: *Der Zustand Ihrer Bauchmuskeln sagt recht viel über Ihren allgemeinen Fitnesszustand aus. Übungen dazu finden Sie auf Seite 80f.*
Bild unten links: *Auch der Gleichgewichtssinn wird bei vielen Fitnessübungen mittrainiert. Je stärker Ihre Muskeln sind, desto kontrollierter sind Ihre Bewegungen.*

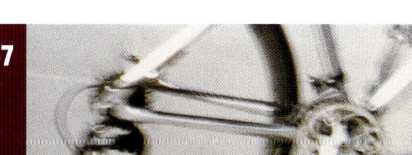

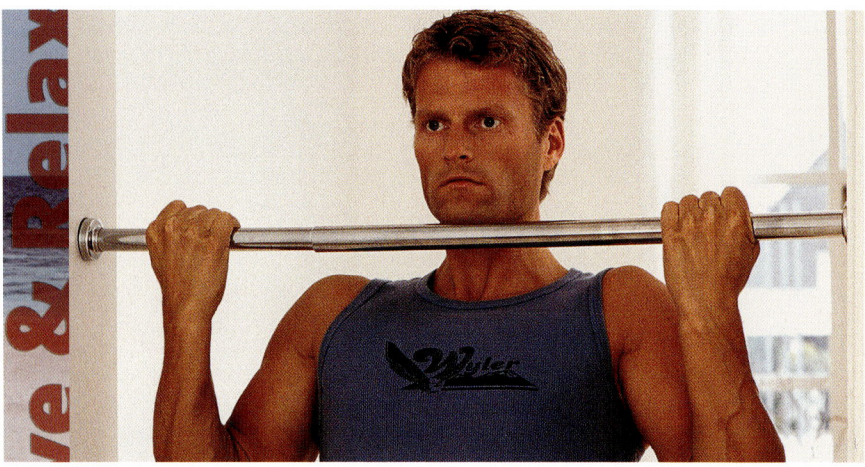

Bild oben: *Seien Sie nicht zu enttäuscht, wenn Sie anfangs nur wenige oder gar keine Klimmzüge schaffen – auch hier macht das Training den Meister!*
Bild unten: *Auch regelmäßiges Stretching gehört zu einem guten, ausgewogenen Training dazu.*

9. Gehen Sie gern an die frische Luft?

▶ Wenn's nicht sein muss, gehe ich lieber nicht spazieren. Ich verbringe die meiste Zeit zu Hause oder im Büro. (0)

▶ Ich bin ein Frischluftfanatiker. Täglich drehe ich meine Runde – egal, wie das Wetter ist. (2)

▶ Bei schönem Wetter bin ich gern mal draußen. Im Sommer gehe ich zum Schwimmen an den See, und ab und zu mache ich auch eine kleine

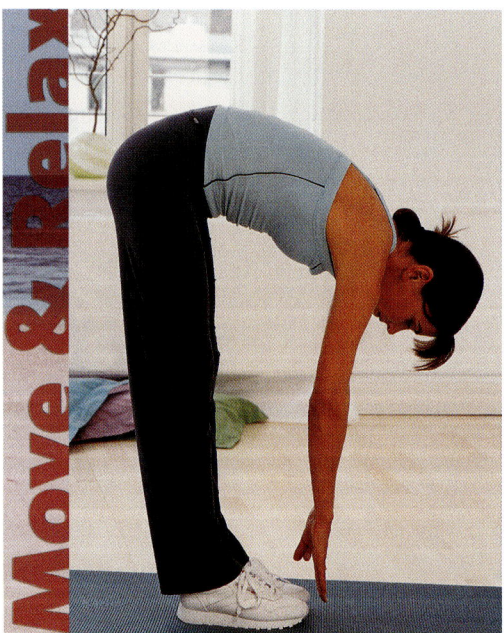

Rad- oder Bergtour. Bei schlechtem Wetter bleibe ich aber lieber zu Hause. (1)

10. Können Sie sich an einer Klimmzugstange nach oben ziehen?

Frauen:

▶ Ich komme keinen Millimeter vom Boden weg. (0)

▶ Ein kleines Stückchen kann ich mich schon hochheben. (1)

▶ Ich schaffe 1 oder mehrere Klimmzüge. (2)

Männer:

▶ Ich komme nur ein kleines Stück nach oben oder schaffe höchstens 1 Klimmzug. (0)

▶ Ich schaffe 4 bis 5 Klimmzüge. (1)

▶ Kein Problem. 10 schnelle Klimmzüge schaffe ich locker. (2)

11. Wie beweglich sind Sie?

Stellen Sie sich mit geschlossenen Beinen aufrecht hin. Beugen Sie dann den Oberkörper nach unten, lassen Sie die Knie dabei durchgedrückt. Wie weit kommen Sie mit den Händen?

▶ Ich komme mit den Fingerspitzen leicht bis zu den Zehen. Ich kann die Zehen sogar mit den Fingern umfassen. (2)

▶ Ich schaffe es fast bis zu den Zehen. Es fehlt nur ein kleines Stück. (1)

▶ Ich komme mit den Fingerspitzen nur etwas weiter als bis zu den Knien. Und auch das zieht schon ganz ordentlich. (0)

12. Leiden Sie häufig an Erkältungen oder Infektionen?

▶ Nein, so gut wie nie. Meine Freunde staunen, dass mich die Grippe immer verschont. (2)

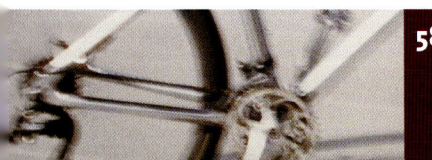

▶ Ich neige zu Erkältungen. Jeden Winter liege ich irgendwann einmal mit Schnupfen oder Husten im Bett. (0)

▶ Ab und zu erwischt es mich schon mal – aber ich habe auch schon einige Grippezeiten unbeschadet überstanden. (1)

13. Essen Sie gern Fleisch?

▶ Nein, ich esse kaum Fleisch. Ich bin fast schon so eine Art Vegetarier. (2)

▶ Ja, ich liebe Fleisch und Wurst über alles und esse fast jeden Tag Fleischprodukte. (0)

▶ Es geht so. 2- bis 3-mal die Woche gönne ich mir ein Steak oder einen Braten. (1)

14. Wie verbringen Sie Ihre freie Zeit?

▶ Ich sitze meist vor dem Fernseher oder surfe im Internet. (0)

▶ Ich gehe in den Sportverein oder ins Fitnessstudio, mache lange Spaziergänge oder gehe zum Skifahren.(2)

▶ Gemischt. Ich bin gern im Kino und sitze auch öfter vor dem Fernseher. Aber ich nehme mir auch immer wieder einmal etwas Zeit, um meinen Körper ein wenig auf Trab zu bringen. (1)

15. Kommen Sie leicht aus der Puste?

▶ Nein. Ich muss mich schon sehr anstrengen, bis ich nach Luft schnappen muss. Selbst beim Sport passiert mir das selten. (2)

▶ Es genügt schon, dass ich einige Treppenstufen steige – und schon bekomme ich kaum noch Luft. (0)

▶ Im Allgemeinen komme ich nicht so leicht aus der Puste. Aber wenn ich ein kleines Stück jogge, muss ich schon um Luft ringen. (1)

Haben Sie alle Übungen mit Bravour gemeistert und alle Fragen wahrheitsgetreu beantwortet? Das Ergebnis Ihres Fitnesstests finden Sie auf Seite 60.

Im Zweifelsfall den Arzt fragen

Alle Move & Relax®-Übungen sind sehr sanft und vollkommen ungefährlich. Schließlich geht es bei Move & Relax® um ein ausgewogenes Verhältnis zwischen Bewegung und Entspannung und keinesfalls um Leistungssport.

Dennoch: Ein kurzer Besuch bei Ihrem Hausarzt vor der Aufnahme einer regelmäßigen sportlichen Betätigung kann nicht schaden. Er kann beispielsweise versteckte Herzleiden entdecken. Lassen Sie auch Ihre Cholesterinwerte und Ihren Blutdruck checken.

Je mehr und je präzisere Informationen Sie über Ihren Gesundheitszustand haben, desto mehr können Sie unternehmen, um ihn zu verbessern!

Wer schon einmal einen Herzinfarkt oder einen Schlaganfall erlitten hat oder unter einer chronischen Krankheit leidet, sollte vor jeder Art von Training grundsätzlich einige Worte mit seinem Hausarzt wechseln. Besonders wichtig ist der ärztliche Check-up in den folgenden Fällen für Sie:

▶ Wenn Ihr einziges Training seit Jahren darin besteht, auf dem Sofa zu sitzen und ab und zu zum Kühlschrank zu schleichen

▶ Wenn Sie einen zu hohen Blutdruck oder Herz-Kreislauf-Probleme haben

▶ Wenn Sie an Diabetes mellitus oder einer anderen chronische Erkrankung leiden

▶ Wenn Sie schwanger sind

Der jährliche Check-up beim Hausarzt sollte ab dem 35. Lebensjahr sowieso zur Routine gehören. Wenn Sie neu oder wieder ins Training einsteigen, empfiehlt sich auch ein Besuch beim Sportmediziner. Er kann beispielsweise Schwachstellen im Bewegungsapparat erkennen.

Das Testergebnis

0 bis 8 Punkte: Es wird höchste Zeit für Sie, etwas für Ihre Fitness zu tun. Wenn Sie so weiter machen, werden Sie früher oder später gesundheitliche Probleme bekommen. Doch es ist nie zu spät, um loszulegen. Beginnen Sie noch heute damit, einige Move & Relax®-Tipps in die Praxis umzusetzen. Achten Sie aber immer auf die Reaktionen Ihres Körpers. Gerade am Anfang sollten Sie nicht von Null auf Hundert durchstarten.

9 bis 16 Punkte: Etwas mehr Fitness wird Ihnen sicher nicht schaden. Sie können sehr viel mehr aus sich machen, wenn Sie sich regelmäßig Bewegung gönnen. Einige kleine Korrekturen der Ernährung werden dazu führen, dass Sie sich schnell wohler fühlen. Beachten Sie die vier Säulen der Move & Relax®-Strategie, und Sie werden schnell Erfolge sehen.

17 bis 24 Punkte: Mit Ihrer Fitness sieht es ja gar nicht so schlecht aus. Sie kümmern sich schon recht gut um Ihren Körper. Allerdings gibt es natürlich noch einige Steigerungsmöglichkeiten. Move & Relax® zeigt Ihnen, wie Sie noch besser mit Ihrem Körper umgehen und alle Ihre Fitnessziele erreichen können.

Über 24 Punkte: Gratulation: Sie sind wirklich topfit! Sie können bei den Move & Relax®-Übungen wie beispielsweise beim Energy-Walking oder bei den Power-Exercises ruhig ordentlich Gas geben und Ihre Power dadurch noch steigern. Doch wie sieht es mit Ihrem Wellnesslevel aus? Eine gute Fitness heißt ja noch nicht, dass Sie sich auch wirklich rundum wohl fühlen. Im Kapitel »Don't stress« finden Sie einen Test, mit dem Sie Ihren Wellnesslevel ermitteln können (siehe Seite 93ff.).

Das Move & Relax®-Energy-Programm bietet Ihnen eine sehr einfache und angenehme Möglichkeit, etwas für Ihre Kondition zu tun. Sie bauen Ihre Fitness dabei Schritt für Schritt auf. Im wahrsten Sinne des Wortes, denn im Mittelpunkt des Move & Relax®-Energy-Programms steht eine kraftvolle Walkingvariante – das Energy-Walking.

Mehr Ausdauer, weniger Fett!

»Ohne Ausdauer keine Fitness.« Laufen Ihnen bei diesem Satz kalte Schauer über den Rücken? Gut möglich! Schließlich denken viele beim Thema »Ausdauer« an anstrengendes Zirkeltraining und hochrote Köpfe. Streichen Sie diese Vorstellung möglichst schnell aus Ihrem Bewusstsein! Es ist überflüssig und riskant, sich an den Rand eines Kreislaufkollapses zu trainieren. Ausdauertraining sollte ganz locker und entspannt durchgeführt werden und richtig Spaß machen.

Auch wenn Sie sich mit der Zeit ruhig etwas fordern sollten – mit Stress hat das Ganze überhaupt nichts zu tun. Ganz im Gegenteil: Indem Sie Ihre Ausdauer verbessern, bauen Sie Anspannungen und Stress spielend ab. Und ganz nebenbei füllen Sie auch noch Ihre Energietanks auf. Je besser die Kondition ist, desto mehr Energie steht Ihnen nämlich für Ihre täglichen Aufgaben zur Verfügung. Und das fühlt sich richtig gut an!

Einige Facts zum Thema »Ausdauer«

Was ist Ausdauertraining überhaupt? Worum geht es, und was bringt es? Einfach ausgedrückt haben Sie zwei Möglichkeiten, Ihren Körper zu fordern: Sie können Ihre Ausdauer oder Ihre Kraft trainieren. Die Begriffe »aerobes« und »anaerobes Training« sind in diesem Zusammenhang wichtig.

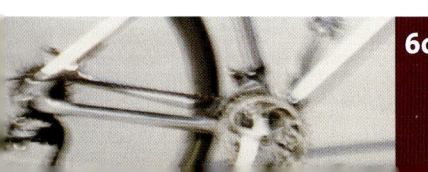

Aerob heißt genau genommen Sauerstoff zum Leben brauchend (von griech. aer = Sauerstoff). Aerobes Training ist Training im Sauerstoffüberschuss. Das bedeutet, dass die Muskeln dabei genügend Sauerstoff abbekommen. Und das Gute: Dabei wird viel Fett verbrannt. Allerdings funktioniert das nur, wenn Sie sich nicht zu sehr anstrengen (die Pulsfrequenz also relativ weit unten bleibt) und lang genug trainieren.

Nichts anderes ist Ausdauertraining. Haben Sie schon einmal einen dicken Marathonläufer gesehen? Sicher nicht, denn Ausdauersportler verbrennen viel Fett. Auch Energy-Walking ist ein ausgezeichnetes Sauerstofftraining. Sie trainieren dabei mit geringer Intensität und relativ hoher Dauer (anfangs genügen 15, später können Sie locker 45 Minuten walken.)

Hard or soft?

Anaerob bedeutet zunächst einmal ohne Sauerstoff lebend. Im Fitnessbereich spricht man von anaerobem Training und meint damit kurzes Training mit hoher Intensität. Je größer die Anstrengung, desto schneller geht den Muskeln die Luft aus. Anaerobes Training ist Training im Sauerstoffdefizit. Der Körper holt sich seine Energie dabei vorwiegend aus den Kohlenhydratspeichern. Fett wird dabei kaum verbrannt. Gewichtheber und Kraftsportler sind daher selten gertenschlank.

Nur wenn Sie sowohl aerobe als auch anaerobe Trainingseinheiten einlegen, können Sie rundum fit werden. Als Anfänger sollten Sie den Schwerpunkt auf Ausdauertraining legen, dadurch kommen Sie schneller in Schwung. Das aerobe Training hat einige Vorteile:

▶ Herz und Kreislauf werden trainiert.
▶ Alle Muskeln werden gründlich durchblutet.
▶ Körperfett wird abgebaut, vor allem an Bauch, Hüften und Oberschenkeln.
▶ Der Stoffwechsel wird angeregt.
▶ Alle Zellen werden mit frischem Sauerstoff versorgt.
▶ Glückshormone werden ausgeschüttet.

Ausdauer – die Top Six

Sie möchten jetzt etwas mehr für Ihre Ausdauer tun? Prima! Falls Sie noch nicht so genau wissen, was Sie tun sollen, können Sie einige Seiten weiterblättern und das Kapitel über Energy-Walking lesen (siehe Seite 63ff.).

Allerdings gibt es noch viele andere Möglichkeiten, etwas für Ihre Kondition zu tun. Fast jede Bewegungsform, die Ihnen Spaß macht, kann zum Ausdauertraining werden. Wichtig ist nur, dass Sie stets Ihre persönliche Leistungsgrenze beachten und nie übertreiben!

Auch Radfahren, Schwimmen und Laufen gehören zu den Ausdauersportarten. Was auch immer Sie für sich entdecken – Hauptsache, Sie haben Spaß an Ihrem Training!

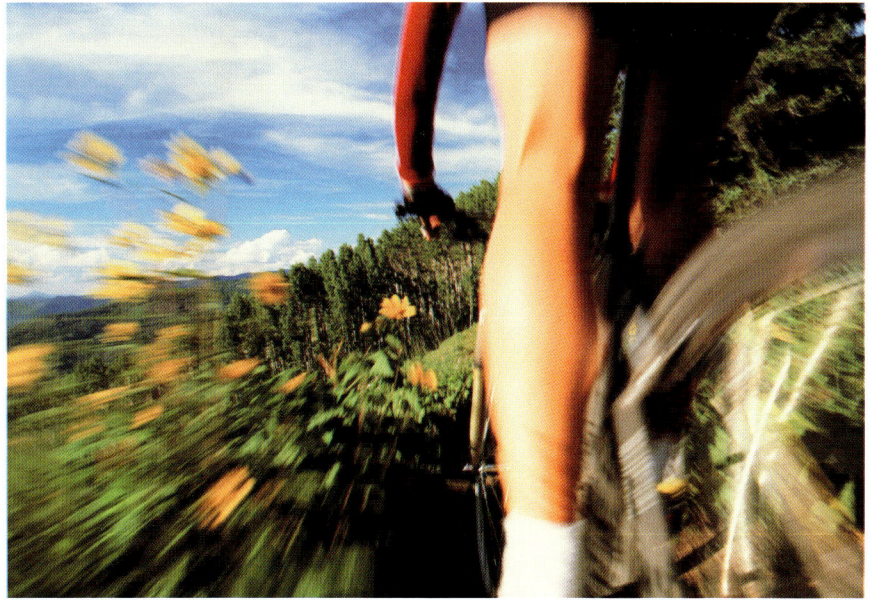

Hier sind die Top Six – die beliebtesten und effektivsten aeroben Trainingsarten:

- ▶ Walking
- ▶ Jogging
- ▶ Radfahren / Mountainbiken
- ▶ Schwimmen
- ▶ Skilanglauf
- ▶ Trekking / Bergwandern

Alle diese Sportarten trainieren in optimaler Weise Herz und Kreislauf und lassen unerwünschte Pfunde purzeln. Besonders gelenkschonend sind Walking, Schwimmen, Radfahren und Skilanglauf.

Auf den richtigen Puls kommt es an

Wenn Sie Ihre Ausdauer trainieren – z.B. beim Energy-Walking – sollten Sie sich von Ihrem Herz leiten lassen. Oder genauer gesagt: von Ihrem Pulsschlag.

Im Ruhezustand schlägt ein gesundes Herz ungefähr 60- bis 80-mal in der Minute. Im Durchschnitt werden dabei sechs bis sieben Liter Blut durch die Adern gepumpt. Bei jedem Ausdauertraining schlägt das Herz schneller, der Puls erhöht sich. Das ist wichtig, denn dadurch wird nicht nur Fett verbrannt, sondern alle Ihre Organe und Ihr Gehirn werden dadurch optimal mit Sauerstoff versorgt.

An Ihrem Puls können Sie messen, ob Ihr Training effektiv ist: Ist er zu niedrig, bleibt der Erfolg aus. Ein zu schneller Puls dagegen zeigt Ihnen, dass Sie eventuell im anaeroben Bereich trainieren und schnell ausgepowert sind.

Doch woher wissen Sie, welcher Puls optimal ist? Dazu gibt es eine einfache Formel. Sie wurde von Sportmedizinern entwickelt und gilt unabhängig von Geschlecht, Körpergewicht oder Fitnessgrad des Trainierenden:

Fitness muss vor allem Spaß machen. Wenn Sie lieber Federball spielen oder zum Aerobic oder Salsa gehen, dann mal los. Machen Sie aus Ihrem Lieblingssport doch einfach ein effektives Ausdauertraining. Beachten Sie nur die zwei goldenen Ausdauerregeln: geringe Intensität (verausgaben Sie sich nicht) und ausreichende Dauer (geben Sie nicht schon nach fünf Minuten wieder auf).

Hometrainer oder »Es regnet, es regnet, drum werden wir nass …«

Kennen Sie dieses Kinderlied? »… wir sind nicht aus Zucker, drum mögen wir das« – so geht es weiter. Doch auch wenn es natürlich stimmt, dass wir nicht aus Zucker sind – viele Menschen finden Regen alles andere als lustig. Die Folge: Kaum ist das Wetter schlecht, lassen sie ihr Training ausfallen. Schade!

Für ausgesprochene Schlecht-Wetter-Muffel sind Hometrainer eine gute Alternative. Besonders beliebt sind Laufbänder, Steppgeräte und das Fahrradergometer. Nachteil: Gute Fitnessgeräte sind relativ teuer. Lassen Sie sich daher unbedingt im Fachhandel oder durch mich (Kontakt siehe Seite 140) beraten.

Hometrainer haben viele Vorteile: Sie können sie optimal für Fatburning- und Ausdauertraining nutzen. Sie können nebenbei Ihre Lieblingsserie im Fernsehen anschauen, müssen sich nicht extra stylen und vor allem – Sie sind vollkommen wetterunabhängig. Regen und Schnee lassen Sie kalt.

Allerdings kann etwas frische Luft auch nicht schaden. Stellen Sie Ihren Hometrainer daher in einem Zimmer auf, das gut belüftet werden kann.

- *Ziehen Sie Ihr Lebensalter von 220 ab.*
- *Teilen Sie das Ergebnis durch 3.*
- *Multiplizieren Sie die Zahl, die dabei herauskommt, dann mit 2 (± 3 Schläge).*

Ein Beispiel: Angenommen, Sie sind 40 Jahre alt, dann lautet die Rechnung:

- *220 minus 40 = 180*
- *180 : 3 = 60*
- *60 x 2 = 120 (± 3 Schläge)*

Ihr optimaler Trainingspuls läge also bei etwa 120 Schlägen. Doch auch wenn er ein wenig höher oder niedriger ist (110 bis 125), ist das vollkommen O. K.

Ausdauer oder Fatburning?

Kleine Abweichungen vom Optimalpuls sind nicht nur erlaubt, sondern mitunter sogar wünschenswert. Bleiben Sie nämlich eher im unteren Pulsbereich, ist der Fatburning-Effekt besonders hoch. Bringen Sie Ihren Herzschlag etwas mehr auf Trab, trainieren Sie hingegen eher die Ausdauer.

In unserem Beispiel heißt das: Wenn Sie Fett loswerden wollen, genügt ein Puls von 110 Schlägen locker. Wollen Sie lieber etwas für Ihre Kondition tun, sollte Ihr Herz in der Minute schon mindestens 120- bis 125-mal schlagen.

Nun fragt sich nur noch, woher Sie wissen sollen, wie hoch Ihr Puls ist. Sie haben zwei Möglichkeiten, das herauszufinden – eine einfache und eine besonders bequeme.

Die einfache Möglichkeit: Sie brauchen lediglich eine Uhr mit Sekundenzeiger. Machen Sie während Ihres Ausdauertrainings zwischen-durch eine kurze Pause – gerade anfangs kann das ohnehin nicht schaden. Legen Sie Zeige- und Mittelfingerkuppe der rechten Hand an die Innenseite Ihres linken Handgelenks. Direkt unter dem Daumenansatz können Sie Ihren Puls fühlen. Sie können ihn aber auch an der Halsschlagader spüren, falls Ihnen das leichter fällt. Zählen Sie Ihren Puls 15 Sekunden lang, multiplizieren Sie die Anzahl mit 4 – und schon haben Sie Ihren Puls pro Minute.

Die komfortable Möglichkeit: Besorgen Sie sich im Fachhandel eine Pulsmessuhr. Diese Uhren sehen aus wie Armbanduhren und werden zusammen mit einem speziellen Brustgurt angeboten. Über elektrische Impulse sendet dieser Gurt Ihren Herzschlag direkt an die Uhr. Der Vorteil: Sie können während des Trainings jederzeit genau die Pulsfrequenz ablesen.

Energy-Walking – mühelos fit und schlank

Fische schwimmen, Vögel fliegen und Menschen benutzen normalerweise ihre Füße, um von A nach B zu kommen. Natürlich können wir heutzutage auch Auto fahren, aber wie kommen wir zum Parkplatz? Eben – zu Fuß!

Gehen ist für uns die natürlichste Fortbewegungsart. Und der Sport, der auf dieser einfachen Bewegung aufbaut, heißt Walking (engl. to walk = gehen). Energy-Walking ist eine dynamische Walkingvariante, die nicht nur Ihre Kondition trainiert und Fett verbrennt, sondern Ihnen auch noch eine Menge Energie schenkt. Energy-Walking ist ein wichtiger Pfeiler des Move & Relax®-Programms. Und das ist durchaus kein Zufall.

Beim Kauf einer Pulsmessuhr bzw. eines Herzfrequenzmessers sollten Sie sich auf jeden Fall von fachmännischem Personal beraten lassen. Auch ich helfe Ihnen gern weiter: Kontakt siehe Seite 140.

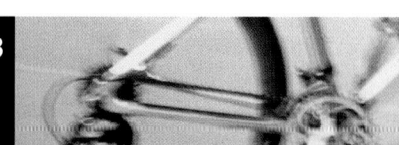

Zum Thema »Walking« gibt es leider immer noch einige Vorurteile. Viele glauben, dass Walking nur etwas für Leute sei, die nicht fit genug sind, um zu joggen. Das ist natürlich Unsinn! Tatsächlich ist Walking auch bei uns der neue Trendsport. In den USA sind die Walker übrigens schon längst auf der Überholspur. Und so wie es aussieht, lassen sie die Jogger immer weiter hinter sich.

▸ Energy-Walking ist einfach.
▸ Energy-Walking ist sanft.
▸ Energy-Walking ist wirkungsvoll.

Und darum passt diese schonende Sportart auch so gut zur Move & Relax®-Philosophie! Kein Wunder: Energy-Walking ist das ideale Training, wenn Sie etwas für Ihre Ausdauer tun wollen. Darüber hinaus gibt es kaum einen besseren Fettkiller. Durch Energy-Walking nähern Sie sich Ihrer persönlichen Bestform Schritt für Schritt – ganz ohne Stress und auf sanfte Weise.

Natürlich gibt es noch andere Sportarten, die die Ausdauer trainieren. Doch Energy-Walking hat einige ganz entscheidende Vorteile:

▸ Jeder kann Energy-Walking betreiben. Das Alter spielt keine Rolle. Selbst nach jahrelanger Sportabstinenz können Sie sofort einsteigen.

▸ Fett wird dort abgebaut, wo es am meisten stört: nämlich an Po, Hüften, Bauch und Oberschenkeln.

▸ Der gesamte Bewegungsapparat – Rücken, Gelenke und Bänder – wird geschont.

▸ Durch Energy-Walking verhindern Sie Blutstau in den Beinen. So beugen Sie Krampfadern und Besenreisern vor.

▸ Die Kombination aus Bewegung und frischer Luft lädt Sie rasch mit neuer Energie auf und stärkt Ihre Abwehrkräfte.

▸ Der ganze Körper wird trainiert: Ihre Muskeln werden gestrafft, Herz und Kreislauf sanft angekurbelt.

▸ Energy-Walking beugt Osteoporose (Knochenschwund) vor. Das ist vor allem für Frauen ab dem 45. Lebensjahr wichtig.

▸ Durch regelmäßiges Energy-Walking reduzieren Sie Ihr Risiko für Herz- und Kreislauferkran-

kungen um rund 50 Prozent. Wissenschaftliche Studien haben außerdem gezeigt, dass moderate Bewegungsprogramme vor Darm-, Prostata- und Brustkrebserkrankungen schützen.

▸ Durch Energy-Walking fordern Sie Ihren Körper, ohne ihn zu überfordern. So kommen Sie nicht erschöpft, sondern energiegeladen vom Training zurück.

▸ Energy-Walking ist die einfachste Möglichkeit, ein wichtiges Move & Relax®-Prinzip zu befolgen: Move more!

Denken Sie daran: Ihr Körper ist sehr anpassungsfähig! Wenn Sie sich selten bewegen, laufen Herz und Kreislauf auf Sparflamme, die Muskeln erschlaffen, und die Zellen nehmen immer weniger Sauerstoff auf. Doch glücklicherweise funktioniert die Anpassung auch anders herum: Wenn Sie mit Energy-Walking beginnen, passen sich Herz, Kreislauf und Muskeln der neuen Gewohnheit an. Die angenehme Folge: Sie werden sich mit jedem Schritt fitter und wohler fühlen. Es dauert nicht lange, bis Sie die Erfolge auch im Spiegel sehen werden.

Die richtige Ausrüstung – »Stock und Hut ...«

»... stehn ihm gut«, können Sie aber getrost vergessen! Zwar gibt es inzwischen auch eine Walkingvariante mit Stöcken (Nordic Walking), doch für Energy-Walking brauchen Sie nur bequeme Kleidung und das richtige Schuhwerk.

Gute Schuhe

Notfalls können Sie Ihr Energy-Walking-Programm zwar auch mit flachen, bequemen Straßenschuhen absolvieren. Besser ist es aber,

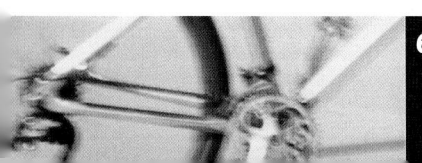

sich ein paar gute Laufschuhe zu leisten. Da Sie für Move & Relax® keine weitere Ausrüstung benötigen, sollten Sie hier nicht sparen. Gerade wenn Sie sich regelmäßig auf die Beine machen – und das werden Sie – sind billige Schuhe keine gute Anschaffung.

Der Sportfachhandel bietet eine breite Palette an Jogging- und Walkingschuhen an. Typische Walkingschuhe sind an der Ferse leicht abgeschrägt. Gute Lauf- (d.h. Jogging-)schuhe tun es aber genauso. Einige WalkerInnen bevorzugen übrigens leichte Trekkingschuhe – eine prima Idee für alle, die überwiegend auf steinigem Gelände trainieren wollen.

Füße gut – alles gut

Haben Sie Problemfüße? Wenn ja, sollten Sie die Verkäuferin bzw. den Verkäufer unbedingt darauf aufmerksam machen. Es gibt für jeden Fuß (Senk-, Platt-, Spreizfuß usw.) und jede Fußstellung den optimalen Schuh. Gute Sportschuhe sollten Fehlstellungen ausgleichen und einseitige Belastungen verhindern. Bei ernsteren Fußproblemen lohnt es sich, vor dem Schuhkauf einen Orthopäden aufzusuchen.

Im Gegensatz zum Jogging bietet Energy-Walking ein sehr sanftes und schonendes Training. Starke Belastungen treten dabei nicht auf. Im Normalfall genügt es daher, darauf zu achten, dass die Schuhe bequem sind, gut sitzen und eine optimale Dämpfung bieten.

Kalte und heiße Tage

Wellness wird bei Move & Relax® groß geschrieben. Achten Sie daher beim Energy-Walking immer darauf, dass Sie sich wohl fühlen. Und zwar auch in Ihrer zweiten Haut, der Kleidung. Diese sollte nicht nur bequem, sondern auch den Wetterverhältnissen angepasst sein.

▶ Im Winter heißt es: dick einpacken! Je mehr Schichten Sie tragen, desto besser ist die Wärmeisolation. Tragen Sie am besten T-Shirt, Sweatshirt und Fleece-Jacke übereinander. Bei feuchtem Wetter sollte die Jacke wasserabweisend und luftdurchlässig sein.

▶ Im Sommer sollten Sie sich vor allem vor der Sonne schützen. Lassen Sie sich nicht vom leichten »Walking-Fahrtwind« täuschen. Sie können sich schnell einen Sonnenbrand holen. Die Mittagshitze sollten Sie prinzipiell meiden: Diese Zeit ist eher etwas für eine Relaxeinheit – etwa

Bloß kein Stress beim Outfit

Wenn Sie sich für Energy-Walking entscheiden, können Sie sofort loslegen. Über das richtige Outfit brauchen Sie sich nicht lange den Kopf zu zerbrechen. Hauptsache ist, dass Ihre Kleidung bequem ist und dass es nirgends zwickt oder kneift. Sie können also getrost Ihren alten Jogginganzug aus dem Schrank holen. Auch bequeme, pflegeleichte Baumwollhosen und Sweatshirts sind vorteilhaft.

Für Profis und Funsportler gibt es inzwischen synthetische Materialien, die den Schweiß nach außen transportieren. Das Gute daran: Selbst wenn Sie ordentlich ins Schwitzen kommen, stehen Sie nie im eigenen Saft. Diese Funktionswäsche finden Sie in jedem größeren Sportgeschäft.

Ob Sie die relativ teuren Mikrofasern allerdings wirklich brauchen, müssen Sie selbst entscheiden. Bei einigen Sportarten wie Skifahren steckt man den ganzen Tag in seiner Kleidung – die richtige Ausrüstung ist dann besonders wichtig. Doch beim Energy-Walking trainieren Sie höchstens eine Stunde. Danach werden Sie sich ohnehin eine entspannende Dusche gönnen und die Kleider wechseln.

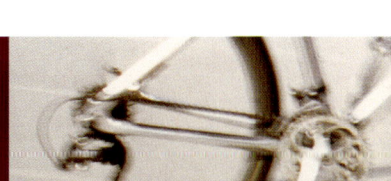

eine kleine Siesta nach dem Essen. Doch selbst in den Morgen- und Abendstunden sollten Sie Ihren Kopf und Ihre Haut vor der Sonne schützen. Für sportlich Aktive sind Sonnenschutzgels angenehmer als Cremes, da sie schnell einziehen und die Haut besser atmen lassen.

Die richtige Route – »Geh wohin dein Herz dich trägt ...«

... oder deine Füße. Eigentlich egal wohin – wichtig ist nur, dass Ihre Walkingroute für Sie schnell erreichbar ist. Wenn Sie in der Großstadt wohnen, wäre ein verkehrsberuhigtes Gebiet günstig – noch besser ein Stadtpark.

Grundsätzlich können Sie aber in jedem Gelände walken. Es gibt keinen Wald- oder Feldweg, keinen Strand oder Hügel, der nicht für Energy-Walking genutzt werden könnte. Für den Anfang sind ebene Wege am günstigsten, da Sie Ihren Puls dabei problemlos konstant halten können.

Sicher ist es besonders schön, in der Natur zu gehen. Vogelgesang wirkt einfach wohltuender auf die Seele als Autogeräusche. Was jedoch die reinen Fitnesswirkungen betrifft: diese sind auf Asphaltstrecken ebenso gut wie im Wald.

Vom richtigen Zeitpunkt

Wenn Sie mehr Schwung und Bewegung in Ihr Leben bringen wollen, sollten Sie sich Energy-Walking zur festen Gewohnheit machen. Das Zauberwort heißt hierbei schlicht und einfach »regelmäßig«.

Es ist gar nicht schwer, positive Gewohnheiten anzunehmen. Doch zuvor müssen Sie sich unbedingt klar machen, wie wichtig dies für Ihre Gesundheit, Ihr Aussehen und Ihre Lebensfreude ist. Und sobald Sie Ihr Ziel deutlich sehen, wird es Zeit, eine Entscheidung zu treffen.

Think pink! Achten Sie auf Ihre Gedanken. »Ich sollte vielleicht ab und zu mal etwas mehr für mich tun« ist keine echte Entscheidung. Diesem Satz fehlt es an Power und an konkreter Aussage. Sagen Sie stattdessen: »Ich werde ab sofort 3-mal die Woche je 30 Minuten für Energy-Walking reservieren.«

Wenn Sie Erfolg haben wollen, müssen Sie Ihr Unterbewusstsein entsprechend programmieren (siehe Kapitel »Think pink!«, Seite 26ff.). Dabei helfen zwei Tricks:

1. Planen Sie feste Termine für Energy-Walking ein. Schreiben Sie schon jetzt in Ihren Terminkalender, wann Sie diese und nächste Woche etwas für Ihre Gesundheit und Ihre Fitness tun werden. Am besten notieren Sie sich die Termine auch in Ihr Move & Relax®-Erfolgstagebuch (siehe Seite 28ff.). Dort können Sie noch einige Notizen zu Ihrem Walkingtraining machen; beispielsweise können Sie Trainingsdauer und Pulsschlag festhalten und hinzufügen, wie Sie sich beim Energy-Walking gefühlt haben.

2. Achten Sie auf Ihren natürlichen Rhythmus. Wenn Sie Frühaufsteher sind, sollten Sie gleich morgens loslegen. Für Morgenmuffel ist das jedoch kein Spaß. Wenn Sie also ein Nachtschwärmer sind und morgens gern ausschlafen, gehen Sie eben mittags oder nachmittags zum Energy-Walking. Einige WalkerInnen drehen ihre Runde gern noch am späten Abend, da sie danach besonders gut schlafen. Doch nur Sie selbst können Ihre ideale Walkingzeit herausfinden, indem Sie ein wenig experimentieren.

Wenn Sie möchten, können Sie Energy-Walking sogar als Indoor-Training absolvieren. Dazu brauchen Sie allerdings ein Laufband. Im Fitnessstudio ist das kein Problem – ein eigenes Laufband ist hingegen schon ein gewisser Luxus. Und der lohnt sich nur, wenn Sie ein ausgesprochener Schlecht-Wetter-Muffel sind.

Move-more-Exercise

∞ Das Energy-Walking-Programm

Energy-Walking eignet sich sowohl für Couch-Potatoes als auch für Fitnessfreaks. Durch Dauer, Tempo und Häufigkeit können Sie Ihr Training ganz leicht an Ihre persönliche Leistungsfähigkeit anpassen.

Absolutes Minimum sind 2-mal je 15 bis 20 Minuten pro Woche. Darunter bringt Energy-Walking zu wenig. Nach oben sind hingegen keine Grenzen gesetzt. Allerdings sollten Sie es auch in diese Richtung nicht übertreiben. Gönnen Sie sich zwischendurch mal einen Pausentag. Das gibt Ihnen Zeit für Relaxeinheiten und hilft Ihrem Körper, die gesetzten Trainingsreize effektiv zu verarbeiten.

Energy-Walking – Tipps, Tricks, Technik

Energy-Walking ist so einfach, dass Sie dabei nur wenig falsch machen können. Sie sollten allerdings die folgenden Punkte beachten:

Alles easy! Zunächst einmal – Walking ist leicht! Denn es basiert auf unserer natürlichsten Bewegungsart – dem Gehen. Allerdings gehen Sie dabei etwas intensiver als im Alltag.

Schnell, locker, kraftvoll! Energy-Walking ist kein Spaziergang, sondern Training. Darum sollten Sie dabei auch ordentlich Tempo machen und sich mit jedem Schritt kräftig abstoßen. Mit kleinen Schritten gelingt dies am besten.

Der perfekte Schritt! Besonders wichtig: Setzen Sie den Fuß bewusst auf der Ferse auf, und rollen Sie ihn über die ganze Fußsohle, also über Ferse,

Ballen und Zehen ab. Zeigen Ihre Füße beim Gehen nach vorn? Sehr gut – denn Außen- und Innendrehungen schaden der Haltung.

Locker bleiben! Beim Energy-Walking ist auch der Gehstil zu beachten. Gehen Sie nicht wie ein Zinnsoldat, sondern locker und mit weichen Schritten. Bleiben Sie in den Knien elastisch, und lassen Sie die Bewegung von den Füßen ausgehen, ohne die Hüften dabei zu sehr zu kippen. Die Schultern bleiben beim Walking entspannt, der Rücken ist aufrecht.

Der richtige Schwung! Lassen Sie auch Ihre Arme mitmachen. Sie sollten beim Energy-Walking kräftig durchgeschwungen werden. Bilden Sie lockere Fäuste, und achten Sie darauf, dass die Arme gegengleich schwingen: Ist der rechte Fuß vorn, sollte es auch der linke Arm sein. Halten Sie die Arme beim Energy-Walking immer in leicht angewinkelter Stellung.

Bringen Sie eine bewusste Spannung bei der Rückführung der Arme in Ihren Schulterbereich. Tipp: Zur Kräftigung des Schulter-Nacken-Gürtels winkeln Sie die Arme im 90-Grad-Winkel an, ballen die Fäuste ein wenig fester und ziehen dann die Ellbogen nahe am Oberkörper vorbei.

Trainingsprogramm für Einsteiger

Optimale Fitness- und Figurerfolge erzielen Sie, wenn Sie regelmäßig 3- bis 4-mal wöchentlich jeweils 30 bis 45 Minuten investieren. Anfängern empfehle ich folgendes Einstiegsprogramm:

Ihre Fitness	Zeitraum	Wie oft gehen?	Wie lange gehen?
Startlevel	1. Woche	2-mal / Woche	15 bis 20 Min.
	2. Woche	2- bis 3-mal / Woche	20 Min.
Aufbaulevel	3. Woche	3-mal / Woche	25 Min.
	4. Woche	3-mal / Woche	30 bis 35 Min.
	5. Woche	3- bis 4-mal / Woche	35 bis 40 Min.
Ziellevel	Ab 6. Woche	3- bis 5-mal / Woche	45 bis 60 Min.

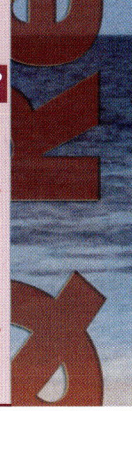

Power-Breath! Besonders wichtig – vergessen Sie nicht zu atmen. Wenn möglich, sollten Sie immer durch die Nase atmen. Denn so wird die Luft gefiltert und wohl temperiert, bevor Sie in die Atemwege gelangt. Beim Energy-Walking nehmen Sie sehr viel Sauerstoff auf. Vier Schritte einatmen, vier Schritte aus – das wäre ideal. Wenn Ihnen dieser Atemrhythmus schwer fällt, lassen Sie den Atem einfach frei strömen.

Slow-Fast-Slow! Ein spezielles Warm-up brauchen Sie für Energy-Walking nicht. Die Bewegungen sind so sanft, dass Verletzungen praktisch ausgeschlossen sind. Dennoch: Gehen Sie es ruhig an. Folgen Sie dem Prinzip »Slow-Fast-Slow«: Beginnen Sie gemütlich; nehmen Sie sich einige Minuten Zeit, um auf Touren zu kommen. Gehen Sie dann zu Ihrem Zieltempo über. Lassen Sie Ihr Walkingtraining sanft ausklingen, indem Sie in den letzten beiden Trainingsminuten wieder langsam gehen.

Walk & Relax! Auch wenn Ihr Körper beim Energy-Walking in Bewegung kommt – Ihr Geist kann ganz ruhig bleiben. Machen Sie Ihr Training doch einfach zu einer kleinen Meditation:

Walking hat auch etwas ausgesprochen Meditatives. Wenn Sie sich ausschließlich auf den Rhythmus Ihrer Schritte konzentrieren – und mit der Zeit wird Ihnen das immer besser gelingen – geraten Sie in einen Zustand, in dem Sie alle negativen Gedanken aus Ihrem Kopf verbannen können.

Richten Sie Ihre Konzentration auf die Landschaft, den Atem oder den Schrittrhythmus. Und verbannen Sie dabei alle Gedanken an fällige Steuererklärungen oder an den Streit mit den Kollegen aus Ihrem Geist. So wird Energy-Walking sowohl zu einem Move- als auch zu einem Relaxtraining.

Apropos Relax: Nach jedem Training sollten Sie sich eine kleine Auszeit gönnen. Schon eine heiße Dusche oder eine kurze Entspannungsübung (siehe »Don't stress!«, Seite 89ff.) sorgen für die nötige Wellness nach dem Training.

Oder doch lieber joggen?

Sind Sie ein eingefleischter Jogger? Drehen Sie schon seit Jahren Ihre Runden und fühlen sich dabei bestens? Dann sollten Sie natürlich dabei bleiben, denn auch Jogging ist ein wunderbares Ausdauer- und Fatburnertraining! Es lässt sich ohne weiteres in die Move & Relax®-Strategie einbauen.

Obwohl ausgesprochene Joggingfans selten ins Walkinglager wechseln, kenne ich doch auch einige Ausnahmen. Tatsächlich ist Walking die wesentlich sanftere Alternative zum Laufen. Beim Joggen erreichen die Stoß- und Aufprallbelastungen oft das Dreifache des Körpergewichts. Wenn Sie beim Jogging Probleme bekommen, sollten Sie daher schnell auf Energy-Walking umsatteln. Besonders sinnvoll ist dies bei den folgenden Problemen:

▶ Gelenkprobleme (vor allem im Bereich der Knöchel, Knie und / oder Hüften)
▶ Wirbelsäulenbeschwerden
▶ Bandscheibenschäden
▶ Krampfadern

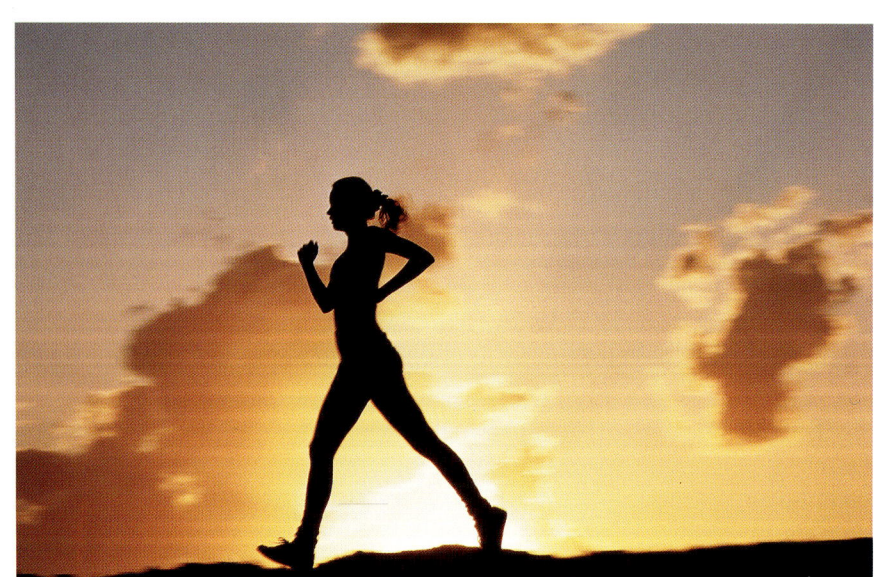

Energy-Walking ist meist auch dann die bessere Alternative, wenn Sie übergewichtig sind und/oder ein schwaches Bindegewebe haben. Wenn es dennoch Ihr Ziel ist, irgendwann mühelos durch den Park zu joggen, sollten Sie sich gut darauf vorbereiten. Am besten, indem Sie Ihren Bewegungsapparat zuvor einige Monate mit Energy-Walking trainieren.

Auch die Move & Relax®-Power-Exercises sind hilfreich, um die Muskeln auf Vordermann zu bringen und damit die Bänder zu schonen. Wenn Ihre Muskulatur gut entwickelt ist, können Sie ausdauernder und vor allem ganz gefahrlos joggen. Eine kräftige Muskulatur übernimmt den Großteil der Belastungen – das entlastet Gelenke und Bänder.

Mehr Power, straffere Muskeln

Ganzheitliche Fitness ist ein wichtiges Ziel der Move & Relax®-Strategie. Denn je fitter Sie sind, desto mehr Energie haben Sie. Und desto leichter wird es Ihnen auch fallen, Ihre täglichen Aufgaben zu bewältigen. Zu einer guten Fitness gehören aber nicht nur randvolle Energietanks. Sie brauchen auch einiges an Kraftreserven – denn nur dann verfügen Sie über genügend Power. Die Vorteile liegen auf der Hand:
▶ Sie erreichen Ihre persönlichen Ziele.
▶ Sie können Ihren Interessen nachgehen.
▶ Sie können Ihr Leben wirklich in vollen Zügen genießen.

Verwöhnen Sie Ihren Körper! Geben Sie ihm durch Energy-Walking die Möglichkeit, auf Touren zu kommen und Sauerstoff zu tanken. Aber helfen Sie ihm darüber hinaus auch, verborgene Kräfte zu wecken.

Bewegung ist nicht genug

Sie haben sich vorgenommen, die Daily Movements (siehe Seite 55ff.) möglichst oft in Ihren Alltag einzubauen und gehen regelmäßig zum Energy-Walking (siehe Seite 67)? Gratulation! Sie haben ein stabiles Fitnessfundament gelegt – und werden daraus viele Vorteile für Ihre Gesundheit und Ihr Aussehen ziehen.

Allerdings: Wenn Sie Ihr ganzes Powerpotenzial wecken wollen, müssen Sie noch etwas für Ihre Muskeln tun. Ausdauersportarten wie Energy-Walking oder Jogging verbessern vor allem Ihr Energieniveau, schenken Ihnen eine beneidenswerte Kondition und zaubern Fett weg. Darüber hinaus trainieren Sie auch einige Muskeln; bei Energy-Walking sind es übrigens vor allem die Bein- und Pomuskeln.

Wenn Sie jedoch alle Ihre Muskeln straffen und Ihren ganzen Body bewusst stylen und kräftigen möchten, gibt es eine besonders effektive Methode: die Move & Relax®-Power-Exercises!

Sportmediziner haben errechnet, dass wir bis zum 70. Lebensjahr im Schnitt rund ein Drittel unserer Muskelmasse verlieren. Dass dabei nicht nur die Muskelform, sondern auch die Kraft auf der Strecke bleibt, ist klar. Kein Wunder, dass alte Menschen in vielen Fällen kaum noch genug Kraft haben, sich auf den Beinen zu halten, geschweige denn alltägliche Aufgaben wie das

Move & Relax® bietet Ihnen ein spezielles Übungsprogramm, durch das Sie Ihre Kraft gezielt trainieren können – die Power-Exercises. Diese einfachen Techniken sind Balsam für Ihren Body: Sie straffen Ihre Muskulatur, verbessern Ihre Haltung, beugen Rückenbeschwerden vor und helfen Ihnen, ein gutes Körperbewusstsein zu entwickeln.

Treppensteigen oder das Schleppen der Einkaufstaschen zu bewältigen. Der Muskel- und Kräfteabbau ist jedoch nicht unvermeidlich. Wer in Bewegung bleibt und seine Muskeln gezielt kräftig, kann auch mit 100 Jahren noch Bäume ausreißen.

Erinnern Sie sich? Die Übersetzung des Wortes »fit« lautet »angepasst«. Aber woran angepasst? Das bestimmen Sie! Nur Sie selbst können Ihre Lebensweise und damit Ihre Fitness beeinflussen. Verbringen Sie den Großteil Ihrer Zeit im Bett oder auf dem Sofa, wird Ihr Körper darauf reagieren: Auch Ihre Muskeln werden einschlafen und abschlaffen.

Wenn Sie damit nicht zufrieden sind, können Sie kleine Trainingsreize setzen. Je regelmäßiger Sie Ihre Muskeln wach kitzeln, desto schneller werden Sie eine gute Figur machen. Und das Gute daran: Das funktioniert immer – egal ob Sie nun 20 oder 70 Jahre alt sind!

Trainierte Muskeln sind nicht nur schön

Sie sind kein Fan von Muskelbergen à la Schwarzenegger? Kein Wunder: »Aufgepumpte« Muskeln wirken meist unästhetisch und künstlich. Und auch wenn die Herren der Schöpfung es kaum glauben wollen – noch nicht einmal jede zehnte Frau findet Muskelprotze attraktiv!

Eine sportliche, gut trainierte Figur wird hingegen von Männern und Frauen gleichermaßen favorisiert. Wenn ein straffer, wohlgeformter Body auch zu Ihren Zielen gehört, sollten Sie unbedingt etwas für Ihre Muskeln tun.

Move & Relax® bietet Ihnen dazu die Power-Exercises (siehe Seite 80ff.) an. Durch diese einfachen Übungen können Sie an den richtigen Stellen Muskeln aufbauen. Schlanke Beine, ein flacher Bauch und ein fester Po sind nur einige angenehme Wirkungen. Auch Ihre Rücken-, Schulter-, Brust- und Armmuskeln werden durch die Übungen gekräftigt.

Übrigens: Muskelberge brauchen Sie dabei nicht zu befürchten. Die können Sie nur durch jahrelanges, hartes Bodybuilding-Training und spezielle Aufbaunahrung heranzüchten. Dass derart extreme Maßnahmen jedoch nicht im Sinn der Move & Relax®-Philosophie sind, versteht sich von selbst. Schließlich legt Move & Relax® viel Wert auf eine harmonische Entwicklung. Dazu gehört neben seelischer Ausgeglichenheit und einer Menge Energie und Ausdauer auch eine natürliche, gut durchtrainierte Figur – aber keine extreme Muskelmasse.

Auch beim Muskeltraining gilt also: Es kommt auf die richtige Dosis an! Ein wohldosiertes Powertraining bringt schlaffe Muskeln wieder in Form, verbessert Ihre Körperhaltung und führt schnell dazu, dass Sie im wahrsten Sinn des Wortes eine gute Figur machen. Doch gut trainierte Muskeln sind nicht nur schön.

Die Leichtigkeit des Seins: Ihre Muskeln brauchen Sie täglich: um ein paar Kisten in den Keller zu tragen, den Rasen zu mähen, ein Marmeladenglas zu öffnen – ja sogar, um sich die Zähne zu putzen. Je besser Ihre Muskeln trainiert sind, desto leichter werden Ihnen die täglichen Aufgaben von der Hand gehen.

Schützender Muskelpanzer: Im Gegensatz zu Schildkröten haben Menschen keinen Panzer. Doch auch wir können uns vor »Angriffen« schützen: durch unsere Muskeln! Boxer können ein Lied davon singen: Ohne starke Bauchmus-

Eine skandinavische Studie verglich über mehrere Jahre Lebensgewohnheiten und Fitnesszustand verschiedener Bevölkerungsgruppen. Dabei wurden auch Kraftsportler untersucht, die regelmäßig ein Muskeltraining absolvierten. Das Besondere daran: Sie alle waren bereits um die 70 Jahre alt, einige sogar deutlich darüber. Und das Ergebnis? In Bezug auf Kraft und Muskelmasse übertrafen sie untrainierte 30-Jährige um Längen!

keln wären ihre Organe jedem Schlag des Gegners schutzlos ausgeliefert. Die Muskulatur schützt aber nicht nur die Organe, sondern auch Gelenke und Bänder. Je stärker und ausgeglichener Ihre Muskeln sind, desto seltener werden Sie Probleme mit Ihrem Bewegungsapparat bekommen. Denn Rückenschmerzen, Hexenschüsse, Ischias- und Gelenkbeschwerden treten vor allem bei Couch-Potatoes auf.

Haltung bewahren: Schwach entwickelte Bauch- und Rückenmuskeln können Sie schnell aus dem Gleichgewicht bringen. Eine perfekte, natürliche Körperhaltung kann nur bei entsprechender Muskulatur (im wahrsten Sinn des Wortes) aufrecht erhalten werden. Eine gute Haltung lässt nicht nur Rücken-, Nacken- und Schulterschmerzen verschwinden; sie trägt auch dazu bei, dass Sie selbstbewusster und sicherer auftreten können.

Muskelpower für die Gesundheit ...: Ihre Muskulatur ist nicht nur das größte »Organ« des Körpers, sondern auch die perfekte Stoffwechselfabrik. Training steigert die Durchblutung der Muskeln – der Stoffwechsel wird aktiviert, es wird vermehrt Sauerstoff aufgenommen, während Gifte abtransportiert werden können. Die verbesserte Durchblutung strafft auch die Haut, die dadurch glatter und gesünder wirkt.

... und für die Lebensfreude: Ohne Muskeln keine Fitness. Und ohne Fitness fällt es schwer, das Leben richtig zu genießen. Muskeln ermöglichen alle Bewegungen – ob Beugungen, Streckungen, Seitbewegungen oder Drehungen. Und je mehr Kraftreserven Sie in den Muskeln haben, desto besser können Sie die schönen Momente des Lebens auskosten – egal ob Sie am Strand spazieren gehen, durch die Toskana radeln, eine Trekkingtour in Nepal machen oder einen African-Dance-Kurs belegen wollen.

Einige Muskelfacts

Durch die Move & Relax®-Power-Exercises können Sie Ihre Muskeln aufbauen, Ihre Figur in Form bringen und dabei auch noch etwas für Ihre Gesundheit tun. Wenn Ihnen das genügt, können Sie gleich im Abschnitt »Move more – Die Power-Exercises« weiterlesen (siehe Seite 8off.). Wenn Sie allerdings gern noch etwas mehr über Ihre Muskeln wissen wollen, folgen hier einige interessante Infos.

▶ Die Muskeln machen bei Männern um die 45 Prozent, bei Frauen etwa 30 Prozent des Körpergewichts aus. Im Alter verlieren wir Muskelmasse. Ohne Training können das bis zu 40 Prozent sein.

▶ Einfach ausgedrückt gibt es zwei Arten von Muskelfasern: weiße und rote. Weiße Muskelfasern (»fast twitch fibers«) sind für die Schnellkraft verantwortlich. Wer für kurze Zeit viel Kraft aufbringen muss, etwa ein Gewichtheber oder Sprinter, trainiert vor allem seine weißen Muskelfasern. Im Gegensatz dazu gehören die roten Muskelfasern (»low twitch fibers«) in die Abteilung Ausdauer. Kein Wunder also, dass Marathonläufer oder Skilangläufer eine besonders hohe Zahl an roten Muskelfasern haben.

▶ Wer glaubt, dass er durch Training mehr Muskeln bekommt, irrt. Die Anzahl der Muskeln (es sind rund 630) bleibt immer gleich – sie ist bei Tarzan nicht größer als bei Stan und Olli. Was den Unterschied zwischen einer gut trainierten und einer unsportlichen Figur ausmacht, sind

Auch beim Sex sind gut trainierte Muskeln hilfreich. Laut Umfragen haben Menschen, die sich regelmäßig sportlich betätigen, mehr Spaß am Sex als Couch-Potatoes. Dies hängt natürlich nicht nur mit dem größeren Kraftpotenzial und der besseren Ausdauer zusammen. Es ist vor allem das gesteigerte Körperbewusstsein, das Sie erotische Stunden zu zweit schöner erleben lässt.

Die Hauptschuldigen für den typischen Orangenhauteffekt sind schnell gefunden: Sie heißen Stress, Alkohol, Nikotin, Fehlernährung, Übergewicht und Bewegungsmangel. Also im Grunde alles, was auch sonst einer gesunden Lebensweise im Weg steht.

einzig Umfang, Form und Festigkeit der Muskeln – und diese Faktoren können Sie durch Training beeinflussen.

▶ Mehr Muskeln = weniger Fett! Muskeln benötigen Energie. Und die gewinnen sie u. a. aus der Fettverbrennung. Je besser Ihre Muskulatur ist, desto rascher werden störende Fettpölsterchen sich dünn machen. Die Power-Exercises verbessern das Verhältnis zwischen Körperfett und Muskelmasse.

Muskeln brauchen Impulse

Wenn Sie Ihre Muskeln in Form bringen wollen, müssen Sie etwas tun. Denn auch für die Muskeln gilt das goldene Fitnessgesetz: Ihr Körper passt sich den Gegebenheiten an.

Wer den ganzen Tag im Büro und abends vor dem Fernseher sitzt, entwickelt dabei nur eins – sein Sitzfleisch. Der Traumbody bleibt ein ferner Traum. Klar! Warum sollte unser Unterbewusstsein die Weichen für einen athletischen Körper stellen, wenn unsere einzige Bewegung darin besteht, die Tastatur unseres Computers zu bedienen? Wäre das nicht allzu verschwenderisch?

Wenn Muskeln wachsen sollen, brauchen sie dazu einen guten Grund. Und der einzige Grund, der ihnen einleuchtet, ist, dass sie gefordert werden. Schauen Sie sich beispielsweise die Beine eines Bundesligaspielers an – oder den Schlagarm eines Tennisprofis. Hier sehen wir schnell, welche Muskeln gefordert werden.

Wie Ihre Muskeln wachsen, hängt davon ab, was Sie mit Ihrem Körper machen! Je harmonischer und vielfältiger sie ihn fordern, desto »runder« und ebenmäßiger wird sich Ihre Muskulatur entwickeln. Durch die Move & Relax®-

Strategie können Sie Einseitigkeiten verhindern: Die Kombination aus Daily Movements, Energy-Walking, Stretch & Relax und den Power-Exercises garantiert eine optimale Entwicklung aller Muskeln.

Mit Muskeln gegen Zellulite

Neben Übergewicht gehört Zellulite zu den am meisten gefürchteten Schönheitskillern. Zellulite oder Orangenhaut – gemeint sind damit Fettablagerungen, die an der Hautoberfläche als unregelmäßige Vertiefungen und Erhebungen sichtbar werden. Diese unschönen Dellen quälen vor allem Frauen. Am ehesten übergewichtige. Doch auch schlanke Frauen kommen kaum an der Orangenhaut vorbei, die auch durch Schwangerschaften und die Pille gefördert wird.

Frauen sind deshalb so oft betroffen, weil das weibliche Bindegewebe weicher ist als das männliche. Durch die relativ hohe Konzentration an weiblichen Geschlechtshormonen speichert der weibliche Körper Fett und Wasser, die sich ebenso wie Giftstoffe besonders gern in schwachem Bindegewebe festsetzen. Das begünstigt die Entstehung der unerwünschten Wölbungen, die aber auch bei Männern auftreten können.

Sie wollen Ihre Orangenhaut loswerden? Dann brauchen Sie ein umfassendes Antizelluliteprogramm und etwas Geduld. Das lohnt sich, denn dadurch stärken Sie Ihr Bindegewebe. Und das kommt nicht nur Ihrem Aussehen, sondern auch Ihrer Gesundheit zugute.

Das Bindegewebe ist eine wichtige Körperstütze. Darüber hinaus ist es auch das Bindeglied, über das die Zellen ihre Nährstoffe erhalten und Gifte ausgeschieden werden. Zellulite ist nur ein Problem, das mit einem schwachen Bindegewebe zusammenhängt. Venenleiden, Krampfadern und schlaffe Haut sind weitere – und teilweise auch gesundheitlich bedenklichere – Folgen. Auch die Verletzungsgefahr steigt bei schwachem Bindegewebe.

Move-more-Tipp

∽ So stärken Sie Ihr Bindegewebe

Es gibt einige einfache Strategien gegen Orangenhaut. Sie alle haben den positiven Aspekt, dass durch sie auch das Bindegewebe gestärkt wird. Die meisten dieser Strategien kennen Sie bereits, denn sie sind Teil des Move & Relax®-Programms.

Move more! *Dieser »Allround-Tipp« hilft nicht zuletzt auch gegen Zellulite! Bewegungsmangel und eine überwiegend sitzende Lebensweise führen dazu, dass der Lymphkreislauf seine Arbeit nicht optimal erledigen kann. Fließt die Lymphflüssigkeit unzureichend, können Giftstoffe und Wasser nur noch mangelhaft ausgeschieden werden, wodurch sich Zellulite bilden kann. Dagegen hilft nur eins: runter von der Couch, rein in die Walkingschuhe und regelmäßig Energy-Walking-Runden drehen.*

Bringen Sie Power in Ihre Haltung! *Eine schlechte Körperhaltung hemmt den Lymphfluss. Besonders ungünstig: die Beine übereinander schlagen und in sich zusammensinken. Darum nicht den Kopf hängen lassen, sondern aufrecht durchs Leben gehen. Worauf Sie dabei achten müssen, lesen Sie unter »Die Powerhaltung« (siehe Seite 50f.). Übrigens: Auch Schuhe mit hohen Absätzen und einengende Kleidung lassen schnell schädliche Lymphstauungen entstehen.*

Trinken Sie ausreichend! *Zwei bis drei Liter über den Tag verteilt sollten es schon sein. Am besten trinken Sie natriumarmes Mineralwasser ohne oder mit wenig Kohlensäure. Auch Früchte- und Kräutertees sind hilfreich. So schwemmen Sie Ballast aus.*

Eat less! *Übergewicht führt oft zu Zellulite. Abnehmen hilft, ist aber nur eine von vielen Antizellulitestrategien. Besonders wichtig ist, was Sie essen. Die besten Food-Tipps gegen Orangenhaut und Reiterhosen: sehr wenig Fett und Salz, wenig Zucker und Fleisch – mehr frisches Obst, Gemüse, Vollkornprodukte und hochwertiges Eiweiß, z. B. aus Fisch oder mageren Milchprodukten.*

Schränken Sie außerdem den Alkohol-, Kaffee- und Nikotingenuss ein. Dadurch nehmen Sie wesentlich weniger Giftstoffe auf, und Ihr Bindegewebe wird entlastet.

Kneten, bürsten, massieren! *Massagen verbessern die Durchblutung und damit den Abtransport von Giftstoffen aus Haut und Bindegewebe. Auch Wasseransammlungen können »weggeknetet« werden. Oder weggebürstet: Besonders wirkungsvoll sind Trockenbürstenmassagen.*

Don't stress! *Stress und Hektik tragen dazu bei, dass sich Giftstoffe in unserem Körper ablagern können. Entspannungsübungen kommen nicht nur unserer Seele zugute. Auch alle unsere Zellen profitieren davon. Überstunden, Schlafmangel und innere Anspannungen lassen uns schnell alt aussehen. Mit etwas mehr Ruhe lässt sich das leicht vermeiden.*

Gönnen Sie sich zweimal pro Woche eine Antizellulitemassage, um die unschönen Dellen wegzukneten. Dabei können Sie z. B. eine Faust machen und mit den Fingerknöcheln mehrmals über die Haut an Oberschenkeln und Po streichen. Doch Achtung: Trotz Fettpölsterchen ist die Haut im Bereich der Oberschenkel (vor allem an den Innenseiten) sehr empfindlich. Um ebenfalls unschöne blaue Flecke zu vermeiden, sollten Sie also immer sanft massieren.

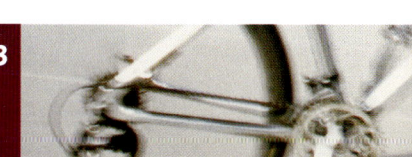

Mehr Muskeln! *Zu guter Letzt der beste Tipp zur Bekämpfung von Zellulite: Bauen Sie mehr Muskelmasse auf! Je mehr Muskeln Sie haben, desto weniger Nahrung wird in Fett umgewandelt. Durch Muskeln wird das Gewebe von innen gefestigt – die Haut erscheint straffer, der Körper gewinnt an Form. Gezieltes Muskeltraining ist zweifellos die wirkungsvollste Methode, wenn es darum geht, Orangen in Pfirsiche zu verwandeln.*

Muskeltraining – aber mit Köpfchen!

Sie können Ihren Körper ganz ohne Stress trainieren. Und das sollten Sie sogar, denn nur so können Sie erfolgreich sein. Move & Relax® verlangt nicht von Ihnen, dass Sie täglich stundenlang an Ihrem Aussehen arbeiten. Wozu auch? Sie können Ihre Zeit wesentlich sinnvoller und entspannter verbringen.

Wenn Sie ein ausgesprochener Fan von Ausdauersportarten sind, ist das natürlich etwas anderes. Wer liebend gern den ganzen Tag in der Langlaufloipe oder auf seinem Rennrad verbringt, sollte sich nicht bremsen lassen. Der Kondition schadet das auf keinen Fall – und was Spaß macht, kann ja auch per se nichts mit Stress zu tun haben.

Schnell in Form

Um figürlich in Topform zu kommen und gut trainierte Muskeln zu entwickeln, brauchen Sie nicht viel Zeit zu investieren. Durch die Power-Exercises, die Sie auf den folgenden Seiten (siehe Seite 8off.) kennen lernen werden, können Sie schnell beachtliche Erfolge erzielen. Allerdings nur, wenn Sie beim Training die drei wichtigsten Powerprinzipien beachten:

1. Kurz	2. Intensiv	3. Bewusst

Warum weniger oft mehr ist

Die meisten Menschen, die anfangen, etwas für Ihre Fitness zu tun, machen immer den gleichen Fehler: Sie wollen zu viel des Guten tun! Sie können einfach nicht glauben, dass weniger viel mehr bringen würde.

Es stimmt schon – Ihre Muskeln brauchen Impulse, denn sie wachsen nicht einfach von selbst. Aber wer sagt, dass Sie dazu viel Zeit brauchen? Das Gegenteil ist der Fall! Je länger Sie trainieren, desto schwerer wird es Ihnen fallen, intensiv zu trainieren.

Die Intensität ist aber das, worauf es beim Muskeltraining ankommt. Die Power-Exercises mögen allzu einfach erscheinen – doch wenn Sie sie intensiv ausführen, werden Sie merken, was in ihnen steckt. Und wer intensiv trainiert, kann nun mal nicht lange trainieren. Daher genügen für den Anfang schon wenige Minuten. Später können Sie bei Bedarf auch etwas mehr Zeit aufwenden.

Doch denken Sie daran: In der Kürze liegt die Würze! Wenn Sie mehr tun möchten, sollte sich dieses »Mehr« nie auf die Trainingsdauer, sondern immer auf die Intensität und die Konzentration beziehen. Die Intensität lässt sich sogar nach jahrelangem Training noch steigern, und das ist auch gut so: Denn so wird Ihnen nie langweilig, und Sie können immer weiter an Ihrer Bestform arbeiten.

Das Geheimnis der Trainingsintensität

Wie lässt sich die Intensität beim Training steigern? Diese Frage ist bei Powerübungen von Bedeutung. Für Ausdauer und Fatburning dürfen Sie gar nicht mit großer Belastung trainieren, da

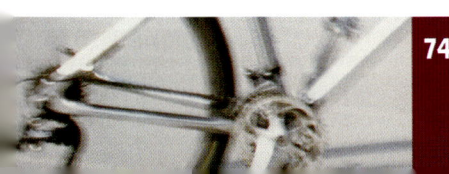

hier die Dauer entscheidend ist. Deshalb ist es auch sinnvoll, für Energy-Walking mindestens eine halbe Stunde zu investieren. Doch was die Muskelpower betrifft, da sieht die Sache ganz anders aus – die lässt sich nur durch kurze und intensive Reize aktivieren. Es gibt einige bewährte Möglichkeiten, um die Intensität zu erhöhen:

1. Mehr Gewicht: Bodybuilder steigern ihre Trainingsintensität, indem sie immer schwerere Hanteln benutzen. Dass mehr Gewicht mehr Kraftaufwand erfordert, wissen wir alle: Schließlich macht es einen großen Unterschied, ob wir einen leeren oder einen vollen Mineralwasserkasten durch die Gegend schleppen. Für die Power-Exercises brauchen Sie keine Hanteln. Und dennoch können Sie die Intensität dabei ganz allmählich steigern. Es gibt also noch andere Möglichkeiten.

2. Mehr Wiederholungen: Je mehr Wiederholungen einer Bewegung ausgeführt werden, desto anstrengender wird das Training. Deshalb ist es auch viel anstrengender, 20 Bahnen im Schwimmbad zurückzulegen, als vier oder fünf.

3. Langsame Bewegungen: Bei Übungen, die die Muskeln trainieren, gilt: Je langsamer Sie ausgeführt werden, desto intensiver wird der Reiz, der auf die Muskeln ausgeübt wird. Das klingt kompliziert? Ist aber ganz einfach. Angenommen, Sie wetten mit einem Freund, dass Sie 20 Liegestütze schaffen. Vorausgesetzt, dass Sie dabei an Ihre Leistungsgrenzen gehen müssen, haben Sie nur eine Chance, die Wette zu gewinnen: Sie müssen die Liegestützen möglichst schnell und zügig hinter sich bringen. Je langsamer Sie die Bewegung ausführen, desto schneller werden Sie aufgeben müssen.

Um bei möglichst geringem Zeitaufwand möglichst gute Trainingserfolge zu erzielen, werden bei den Power-Exercises extrem langsame Bewegungen eingesetzt. Diese kontrollierten, langsamen Bewegungen sind auch als so genannte Slow-Motion-Technik bekannt, was nichts anderes heißt als Zeitlupentechnik.

Die Move & Relax®-Power-Exercises

Die Power-Exercises sind eine Folge von acht einfachen Übungen. Sie werden in einer festen Reihenfolge durchgeführt und bilden das perfekte Workout für einen gut trainierten, straffen Body:

▶ Die Power-Exercises nehmen die Problemzonen Bauch, Beine und Po gezielt in Angriff.

▶ Die Power-Exercises stärken alle Muskeln Ihres Körpers.

▶ Die Power-Exercises tragen dazu bei, dass Fett an den richtigen Stellen abgebaut wird.

▶ Die Power-Exercises erhöhen Ihre persönliche Power.

Bevor Sie beginnen, sollten Sie allerdings die Spielregeln kennen. Nur wenn die Übungen richtig ausgeführt werden, bringen sie optimale Fitness. Dabei sind einige Punkte zu beachten.

Das Slow-Fast-Slow-Prinzip

Wenn Sie Ihren Körper sehr langsam und zeitlupenartig bewegen, können Sie auf äußerst intensivem Niveau trainieren. Doch so wirkungsvoll diese Slow-Motion-Technik auch ist – um alle Muskelfasern zu trainieren, sollten Sie auch schnellere Bewegungen durchführen.

Bei den Power-Exercises gehen Sie nach dem Prinzip »Slow-Fast-Slow« (langsam-schnell-langsam) vor. Sie führen jede Übung also zu-

Der Vorteil der Slow-Motion-Technik liegt nicht nur in einer besonders hohen Trainingsintensität. Dadurch haben Sie auch die Möglichkeit, Ihre Bewegung sehr kontrolliert und sauber auszuführen, was wichtig ist, um Überlastungsschäden am Bewegungsapparat zu vermeiden.

nächst einige Male sehr langsam aus, lassen einige schnellere Wiederholungen folgen und beenden die Übung wieder mit zeitlupenartigen Bewegungen. Auf diese Weise werden alle Bereiche des Muskels gründlich durchblutet.

Wie viele Wiederholungen?

Jede der Power-Exercises wird nur einmal durchgeführt! Sie trainieren also nicht nach dem »Mehr-Satz-Prinzip«, wie es z. B. Bodybuilder tun. Stattdessen führen Sie von jeder Übung nur einen einzigen Satz aus. Bei entsprechender Intensität genügt das vollkommen, um Ihren Muskeln die nötigen Wachstumsreize zu bieten. Vergessen Sie nicht: Weniger ist oft mehr!

Die Intensität des Trainings lässt sich mit der Zeit über die Anzahl der Wiederholungen erhöhen. Beginnen Sie mit wenigen Wiederholungen, und steigern Sie sie dann allmählich.

Besonders wichtig ist, dass die Slow-Fast-Slow-Bewegungen im Verhältnis 1:2:1 durchgeführt werden! Ein Beispiel: Angenommen, Sie wollen von einer Übung insgesamt acht Wiederholungen ausführen. Beginnen Sie also mit zwei sehr langsamen, lassen Sie dann vier schnellere und zum Schluss wieder zwei langsame folgen (Verhältnis 1:2:1).

Achten Sie jedoch darauf, die ganze Übung fließend auszuführen. Auch wenn die Wiederholungen mit unterschiedlicher Geschwindigkeit durchgeführt werden, sollten keine Pausen zwischen den langsamen und schnellen Bewegungen entstehen. Sie starten langsam, geben dann etwas Gas und bremsen wieder ab – das ist alles. Mehr als 16 Wiederholungen sollten Sie selbst auf dem Ziellevel nicht machen. Bedenken Sie, dass die Intensität der Übung nicht nur mit den Wiederholungen zusammenhängt. Wenn die

… aber immer öfter				
Fitnesslevel	Slow	Fast	Slow	Gesamtzahl
	Langsame Bewegungen	Schnellere Bewegungen	Langsame Bewegungen	Wiederholungen
Anfänger, die bisher Couch-Potatoes waren	1	2	1	4
Anfänger, die sich regelmäßig bewegen	2	4	2	8
Fortgeschrittene (nach ca. 2 Wochen Training)	3	6	3	12
Move & Relax®-Profis (nach ca. 4 Wochen Training)	4	8	4	16

langsamen Bewegungen wirklich sehr konzentriert und in extremer Zeitlupe ausgeführt werden, fällt es selbst Toptrainierten schwer, insgesamt 16 Wiederholungen zu schaffen …

Kontrolliert und bewusst

In Fitnessstudios kann man oft beobachten, wie wenig Kontrolle die Muskelfans über ihre Bewegungen haben: Oft werden viel zu schwere Gewichte regelrecht auf- und abgeschleudert. Der ganze Körper wippt mit, um die große Last bewältigen zu können. Dass dabei auch die Bänder und Gelenke schnell überlastet werden, versteht sich von selbst.

Trainieren Sie lieber gefahrlos und effektiv. Und das bedeutet vor allem – bewusst und kontrolliert! Bei allen Power-Exercises gibt es eine Aufwärts- und eine Abwärtsbewegung, genauer gesagt, eine konzentrische und eine exzentrische Phase. In der konzentrischen Phase verkürzt sich der Muskel – er zieht sich zusammen. In der exzentrischen wird er wieder gestreckt. Nur wenn Sie beide Phasen unter Kontrolle haben, trainieren Sie intensiv.

Für die Praxis heißt das: Lassen Sie sich nie von der Schwerkraft beherrschen; bewahren Sie bei jeder Übung eine Grundspannung in den Muskeln, und führen Sie alle Bewegungen ganz bewusst aus.

Ihr Geist spielt dabei eine sehr große Rolle! Bleiben Sie bei den Übungen möglichst konzentriert. Das hat nichts mit Anstrengung zu tun – im Gegenteil: Je konzentrierter Sie sind, desto leichter wird das Training. Konzentration heißt nur, dass Sie Ihren Gedanken eine klare Richtung geben.

Achten Sie auf Ihren Körper, spüren Sie, welche Muskeln gerade arbeiten, und lassen Sie sich nicht ablenken. Auf diese Weise bewahren Sie die Kontrolle – mit der Folge, dass Sie selbst mit wenigen Minuten Training sehr viel erreichen können.

Richtig atmen

Durch die Atmung nehmen Sie Sauerstoff und Lebensenergie auf. Wenn Sie richtig atmen, werden Ihnen die Power-Exercises noch viel leichter fallen. Die Atemtechnik ist ganz einfach:

▸ Atmen Sie durch die Nase ein.
▸ Atmen Sie durch den Mund aus.
▸ Atmen Sie immer während der Belastung aus.

Während der Belastung ausatmen – das bedeutet, dass Sie immer dann ausatmen, wenn die Muskeln kräftig angespannt werden. Wenn Sie beispielsweise Sit-ups ausführen, atmen Sie aus, wenn Sie den Oberkörper vom Boden abheben – denn jetzt ziehen sich die Bauchmuskeln zusammen. Wenn Sie den Oberkörper wieder sinken lassen, atmen Sie ein.

Der Atem wird mit den Bewegungen koordiniert: Sie atmen langsam, wenn Sie sich langsam bewegen, und umso schneller, je schneller die Bewegungen werden.

Spannung – Entspannung

Move & Relax®! Das gilt auch für die Power-Exercises. Diese Folge von acht Übungen bildet ein zusammenhängendes Workout. Sie sollten sich in Ihrer Konzentration nicht stören lassen. Gehen Sie also nicht zwischendurch ans Telefon, sondern schließen Sie zuvor das ganze Programm ab.

Wenn Sie das Training zu Hause durchführen, sollten Sie auf eine angenehme Atmosphäre achten. Ihr Trainingsraum sollte gut gelüftet, aber nicht zu kalt sein. Stellen Sie Telefon und Türklingel ab, und legen Sie – je nach Geschmack – Musik auf, die Sie inspiriert.

Aber: Die Power-Exercises sind kein Zirkeltraining! Es geht nicht darum, von einer Station zur nächsten zu hetzen.

Angenommen, Sie wollen als Anfänger von jeder Übung nur vier Wiederholungen machen – je eine langsame, zwei schnellere und wieder eine langsame. Gehen Sie in die Startposition (sie wird bei jeder Übung beschrieben), konzentrieren Sie sich auf die Muskeln, die Sie jetzt trainieren wollen, und beginnen Sie dann mit der Power-Exercise. Sobald Sie alle Wiederholungen gemacht haben, ist der Move-Aspekt abgehakt.

Und was bedeutet das? Klar – jetzt ist Relax dran! Also: Gehen Sie wieder zur Startposition zurück, und entspannen Sie den ganzen Körper. Schließen Sie die Augen, atmen Sie einige Male tief in den Bauch. Als Anfänger brauchen Sie etwas länger, um sich gründlich zu entspannen – Sie sollten mindestens fünfmal ein- und ausatmen. Mit der Zeit brauchen Sie nur noch kurze Pausen zwischen den Übungen: zwei bis drei Atemzüge genügen dann. Wer es gern ruhiger angeht, kann natürlich länger entspannen als er es von der Kondition her müsste.

Nach der Relaxphase folgt die nächste Übung. Auf diese Weise reihen Sie die acht Übungen mit kleinen Entspannungspausen dazwischen aneinander.

Tipps für die Praxis

▶ Für die Power-Exercises sollten Sie ungefähr 10 bis 20 Minuten einplanen. 3- bis 4-mal pro Woche wäre ideal.

▶ Zwischendurch Pausentage einlegen, denn Ihre Muskeln wachsen nicht beim Training, sondern in den Erholungsphasen. Durch das Workout bekommen Ihre Muskeln die nötigen Impulse – doch damit sie diese auch verarbeiten können, hilft nur eins: Legen Sie sich auf die faule Haut!

▶ Gelobt sei, was hart ist? Das gilt nicht für die Unterlage unter unseren Knochen. Trainieren Sie auf weichem Untergrund. Optimal sind spezielle Gymnastikmatten. Ansonsten tut's auch ein großes Handtuch – das sollten Sie allerdings nicht auf den Fliesenboden, sondern auf einen dicken Teppich legen.

▶ Sie haben gerade ein Wiener Schnitzel verzehrt? Dann lassen Sie sich mindestens 2 Stunden Zeit, bevor Sie mit den Power-Exercises beginnen. War es nur ein Apfel oder ein Salat, können Sie schon nach 30 Minuten mit dem Training loslegen.

▶ Am frühen Morgen trainieren? Warum nicht. Durch die Power-Exercises bekommen Sie den nötigen Energiekick für den ganzen Tag. Aber

Nicht vergessen: Unser Programm heißt Move & Relax®! Das bedeutet, dass die Entspannungsphasen mindestens ebenso wichtig sind wie die Anspannungsphasen.

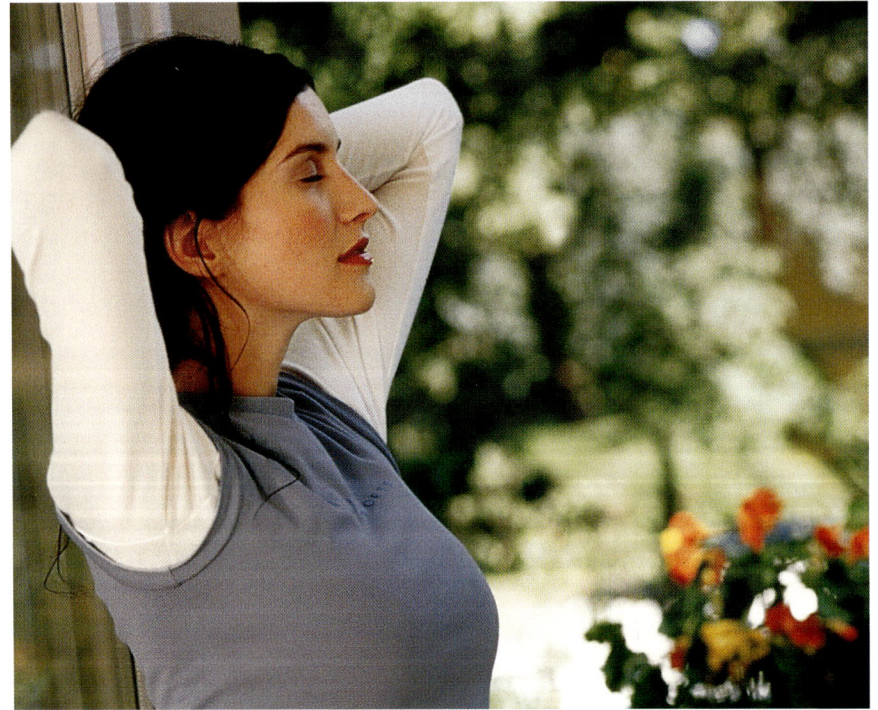

auch nach einem anstrengenden Tag im Büro wirkt das Powerprogramm Wunder – durch die Übungen werden Stress und Anspannungen schnell abgebaut.

Power, Bewegung und Diät – ein starkes Team

Wenn Sie von Kopf bis Fuß fit werden wollen, brauchen Sie ein Rundumprogramm. Power-Exercises sind ein wichtiger Teil, aber nutzen Sie auch die anderen Move & Relax®-Methoden: Energy-Walking (siehe Seite 63ff.), Stretch & Relax (siehe Seite 105ff.) und die richtige Diät (siehe »Eat less!«, Seite 120ff.).

Schon für sich genommen sind diese Methoden wirkungsvolle Waffen gegen Übergewicht, einen schlaffen Body und Energiemangel. Doch wenn Sie all diese Move & Relax®-Bausteine miteinander kombinieren, können Sie optimale Fitnesserfolge für sich verbuchen. Und die stellen sich natürlich umso schneller ein, je konsequenter Sie dabei bleiben.

Alle Elemente von Move & Relax® sind harmonisch aufeinander abgestimmt. Wenn Sie sich wirklich aufrichtig dazu entschieden haben, etwas für sich zu tun, wird es Ihnen ganz leicht fallen, diese gezielt und konsequent einzusetzen. Doch zugleich gilt auch: Jeder noch so kleine einzelne Schritt in die richtige Richtung ist besser, als sich von seinen negativen Gewohnheiten lähmen zu lassen …

Move more – die Top Ten

1. Bleiben Sie mobil! Benutzen Sie so oft wie möglich Ihre Füße und Ihr Fahrrad, und lassen Sie das Auto in der Garage.

2. Legen Sie regelmäßig Energy-Walking-Runden ein! 3- bis 4-mal die Woche jeweils mindestens 45 Minuten – das wäre ideal!

3. Cat-Feeling! Strecken und dehnen Sie den ganzen Körper öfter mal gründlich durch – schauen Sie es einfach den Katzen ab.

4. Finden Sie heraus, was Ihnen Spaß macht! Egal ob Aerobic, Inlineskaten, Radfahren, Joggen, Tischtennis, Tanzen, Schwimmen oder Spazierengehen – jede Form von Bewegung tut gut und hält fit.

5. Lassen Sie keine Treppe aus! Statt Aufzüge zu benutzen, sollten Sie lieber jede Treppe als kleine Trainingseinheit für Herz, Kreislauf und Beinmuskeln ansehen.

6. Achten Sie auf Ihre Haltung! Wenn schon sitzen, dann richtig: Halten Sie den Rücken aufrecht und den Nacken leicht gedehnt. Außerdem immer beide Füße auf den Boden stellen und die Schultern entspannen.

7. Tun Sie etwas für Ihre Muskeln! Wenn Sie nur 3-mal wöchentlich je 15 Minuten für die Power-Exercises reservieren, bringt das schon sehr viel.

8. Unterbrechen Sie Sitzmarathons! Stehen Sie immer wieder einmal auf, lockern Sie die Schultern, schütteln Sie Beine und Arme aus, und gehen Sie ein paar Schritte auf und ab.

9. Block-Training! Gehen Sie täglich mindestens einmal flott um den Wohnblock.

10. Fit auf die fernöstliche Tour! Falls Sie sich einfach nicht mit Sport anfreunden können – warum probieren Sie es nicht einmal mit Tai Chi, Qi Gong oder Yoga? Diese Methoden bieten Ihnen eine sanfte Möglichkeit, mehr Bewegung in Ihr Leben zu bringen.

Spezialtipp für alle Wasserratten: Verbinden Sie das Angenehme mit dem Nützlichen, und betreiben Sie Aquafitness! Mit Aquajogging, Aquarobic oder den sanfteren Asia-Techniken Aqua-Nia und Aqua-Qi-Gong werden Sie fit im nassen Element. Alles rund ums Aquatraining finden Sie in Silke Amthors »Aquafitness«, erschienen 2002 im Südwest Verlag, München.

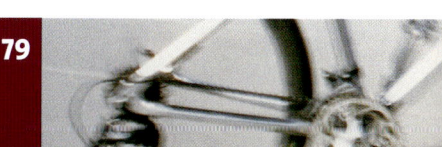

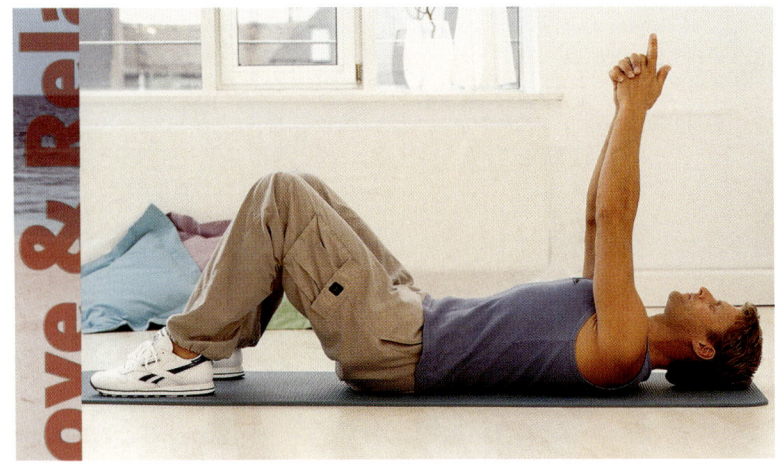

Move more
Die acht Power-Exercises

Flacher Bauch (Teil I)

Was bringt's? Die Übung kräftigt Ihre gesamte Bauchmuskulatur. Für Frauen muss es ja nicht gleich ein Waschbrett sein – aber eine gestraffte Bauchpartie mit sichtbarem Muskelansatz sieht bei beiden Geschlechtern gut aus.

So geht's: Starten Sie aus der Rückenlage. Winkeln Sie die Beine an, stellen Sie die Füße schulterbreit mit der ganzen Fußsohle auf dem Boden ab. Wichtig: Der untere Rücken sollte fest am Boden aufliegen – Hohlkreuz gilt also nicht, sonst fehlt es an der Grundspannung. Strecken Sie die Arme in Richtung Decke. Die Hände sind verschränkt, nur die Zeigefinger sind ausgestreckt. Fixieren Sie senkrecht über Ihrem Kopf einen Punkt an der Decke. Heben Sie dann Kopf, Schultern und oberen Rücken etwas vom Boden ab, und spannen Sie die Bauchmuskeln dabei fest an (ausatmen). Lassen Sie Ihren Blick und die Zeigefinger dabei weiterhin in Richtung Decke weisen. Senken Sie den Oberkörper dann wieder (einatmen), ohne Kopf und Schultern jedoch ganz abzulegen.

Tipp: Wenn Ihnen die Übung anfangs noch schwer fällt, können Sie eine leichtere Variante ausprobieren. Kreuzen Sie dazu einfach die Unterarme über der Brust. Rollen Sie den Kopf bei der Aufwärtsbewegung jedoch nicht ein, sondern fixieren Sie immer den imaginären Punkt an der Decke. Achten Sie darauf, die Spannung in den Bauchmuskeln aufrechtzuerhalten.

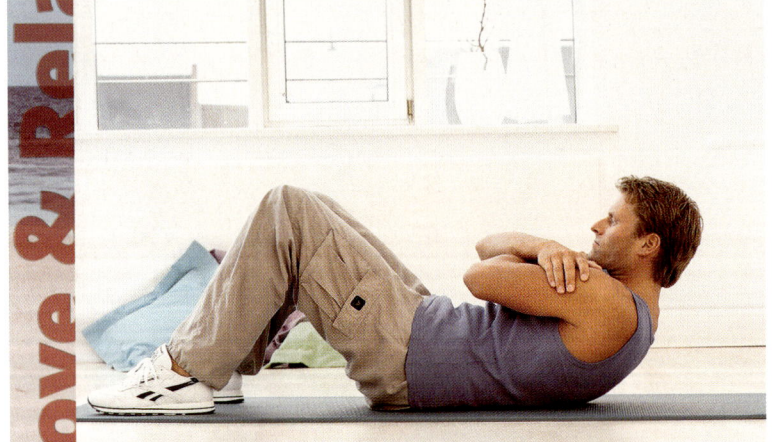

Flacher Bauch (Teil II)

Was bringt's? Im Gegensatz zur vorigen Übung werden jetzt vor allem die unteren Bauchmuskeln trainiert. Das ist wichtig, denn nur so wird die ganze Bauchpartie harmonisch entwickelt. Übrigens sehen feste Bauchmuskeln nicht nur gut aus, sondern helfen auch Ihrer Haltung auf die Sprünge. »Bauchfrei-Erfolge« werden allerdings erst dann deutlich sichtbar, wenn Sie auch die Eat-less-Tipps berücksichtigen (siehe Seite 120 ff.).

So geht's: Starten Sie aus der Rückenlage. Verschränken Sie die Arme hinter dem Kopf, und stellen Sie die Füße auf. Drücken Sie den unteren Rücken fest in den Boden, und ziehen Sie den Bauch etwas ein. Jetzt die Füße ein Stückchen vom Boden abheben – die Beine bleiben leicht angewinkelt. Beim Ausatmen Bauchmuskeln fest anspannen und die Knie gleichzeitig ein Stück zur Körpermitte anziehen. Achten Sie darauf, dass Sie die Bauchspannung nicht verlieren. Bleiben Sie stets im 90-Grad-Winkel mit den Oberschenkeln zum Oberkörper, und erst aus dieser Position führen Sie die Bewegung zum Oberkörper aus. Anfangs werden sich die Beine nur wenige Zentimeter bewegen – das reicht aber völlig. Mit dem Einatmen sinken die Beine wieder in die Ausgangsstellung zurück. Der untere Rücken sollte immer in Bodenkontakt bleiben.

Tipp: Schließen Sie die Augen, konzentrieren Sie sich auf Ihre Bauchmuskeln, und lassen Sie Kopf, Arme und Oberkörper während der ganzen Übung möglichst ruhig liegen. Versuchen Sie, die Beinbewegung nur durch das Anspannen der Bauchmuskeln zu bewirken. Heben Sie also nicht einfach nur den Po vom Boden ab.

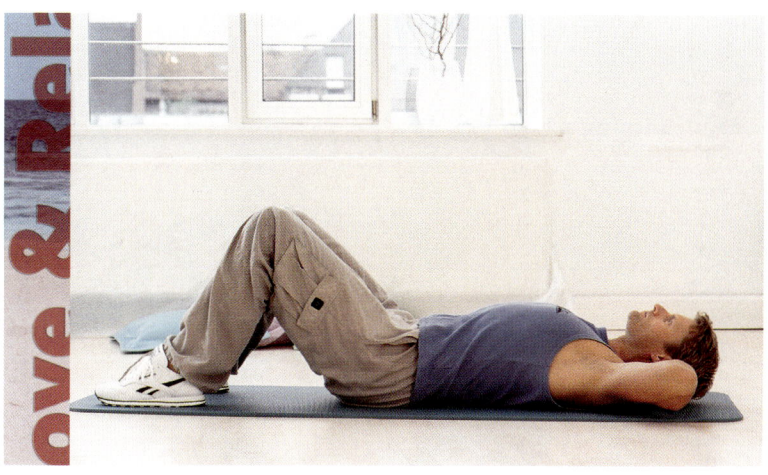

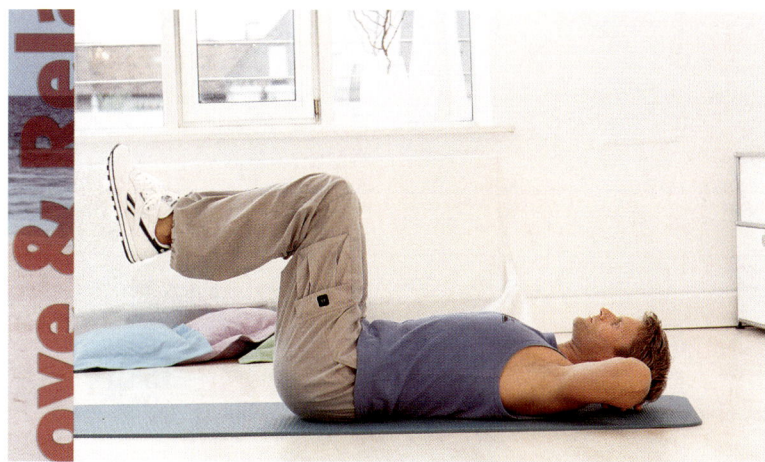

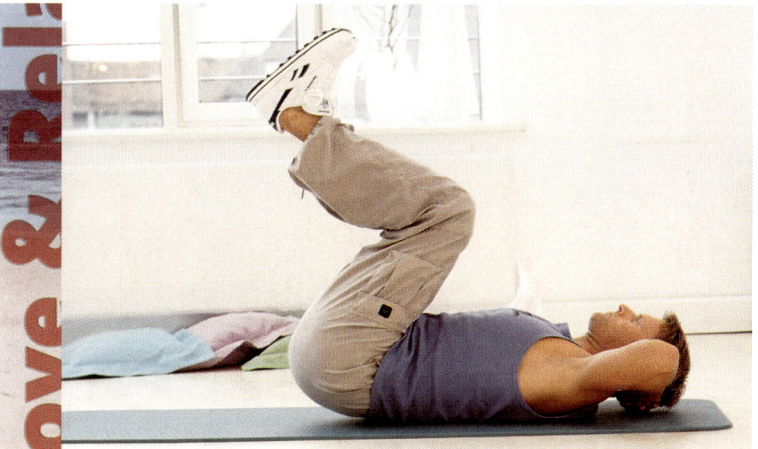

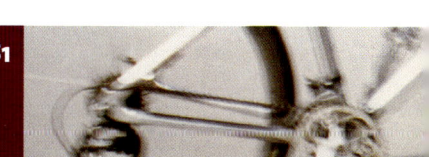

Ein starker Rücken ...

Was bringt's? Der ganze Rücken wird gekräftigt und Haltungs-schäden werden ausgeglichen. Schwache Rückenmuskeln sind der häufigste Grund für krummes Sitzen. Die Übung trainiert aber nicht nur den Rücken, sondern auch den Po.

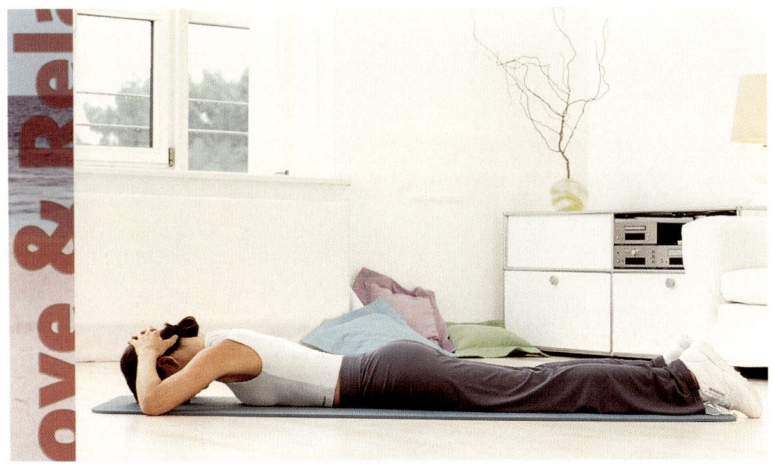

So geht's: Startstellung ist die Bauchlage. Die Stirn liegt auf dem Boden, die Beine sind leicht gespreizt, die Hände wer-den hinter dem Kopf verschränkt, und die Ellbogen liegen seitlich auf dem Boden auf. Die Füße sollten mindestens schulterbreit auseinander sein. Jetzt kann's losgehen: Span-nen Sie bewusst die Rückenmuskeln an, während Sie die Stirn und die Ellbogen gleichzeitig ein kleines Stückchen vom Boden abheben – atmen Sie dabei aus. Einatmend las-sen Sie die Stirn wieder in Richtung Boden sinken.

Tipp: Es genügt, die Stirn nur wenige Zentimeter vom Bo-den abzuheben. Akrobatik ist bei dieser Übung nicht ange-sagt, denn dadurch geht der kräftigende Effekt verloren. Bie-gen Sie den Rücken also nicht durch, sondern lassen Sie ihn gerade. Das fällt leichter, wenn Sie das Kinn zur Brust ziehen und ein »Doppelkinn« machen.

Move more
Die acht Power-Exercises

Knackiger Po (Teil I)

Was bringt's? Siehe Überschrift. Doch nicht nur das Gesäß wird trainiert: Die Übung ist auch Balsam für den unteren Rücken, da alle Muskeln rund um die Wirbelsäule gekräftigt werden. Die positiven Folgen bekommen Sie schnell zu spüren – beim Rasenmähen, am Schreibtisch oder auch auf der Skipiste.

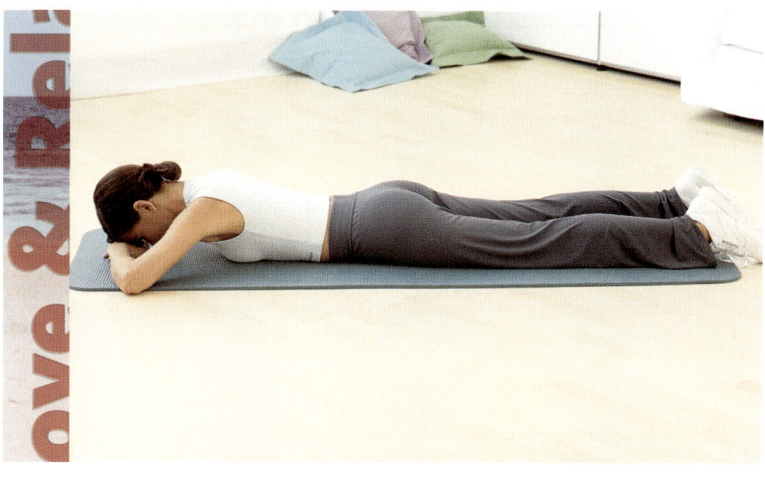

So geht's: Startstellung ist die Bauchlage. Die Stirn liegt entspannt auf den verschränkten Händen. Bei dieser Übung werden die gestreckten Beine abwechselnd leicht gehoben. Spannen Sie die Bauchmuskeln an, und beginnen Sie dann: Heben Sie das rechte Bein (ausatmen), und senken Sie es wieder (einatmen), das Gleiche dann mit dem linken Bein. (Einmal rechts, einmal links wird als eine Wiederholung gezählt.) Versuchen Sie, die Bewegungen der gestreckten Oberschenkel immer weiter zur Senkrechten auszuführen, um eine noch größere Wirkung zu erreichen.

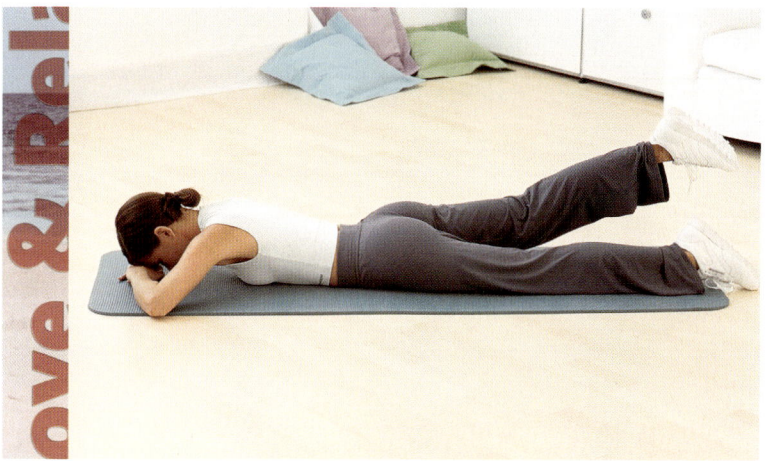

Tipp: Damit Po- und Rückenmuskeln angespannt bleiben, sollten Sie die Beine möglichst gestreckt lassen. Besonders »spannend« wird die Übung, wenn Sie die Füße nie ganz ablegen, sondern mit den Fußspitzen nur kurz den Boden berühren. Wenn Sie ein Hohlkreuz haben, sollten Sie ein kleines Kissen unter den Bauch legen. Und denken Sie daran: »Slow-Fast-Slow«, immer mit langsamen Bewegungen beginnen und enden.

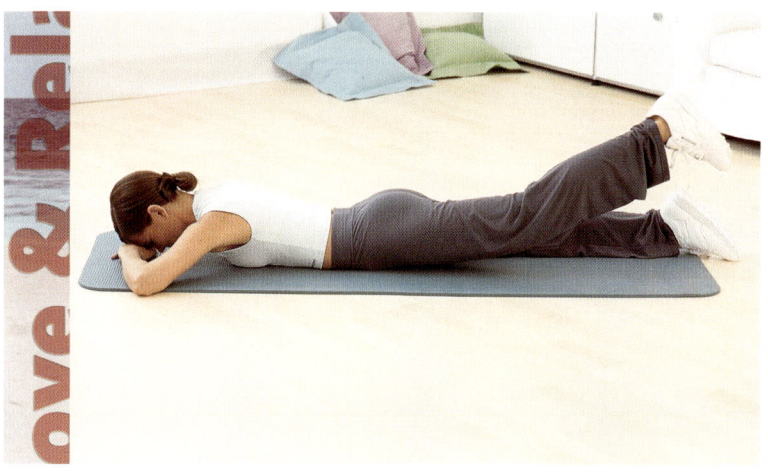

Move more
Die acht Power-Exercises

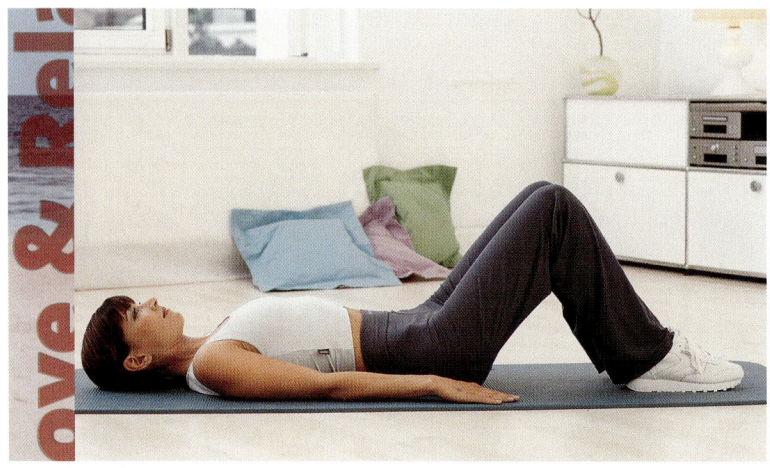

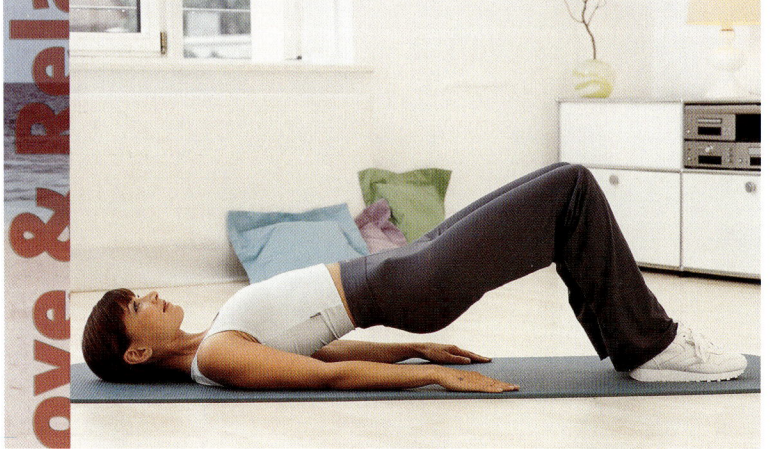

Knackiger Po (Teil II)

Was bringt's? Was ist sexy? Diese Frage wird von Männern und Frauen sehr unterschiedlich beantwortet – doch im Hinblick auf den Po ist Mann / Frau sich einig – fest und straff soll er sein. Mit den richtigen Übungen kein Problem! Übrigens: Starke Pomuskeln stabilisieren die Hüftgelenke und wirken Rückenproblemen entgegen.

So geht's: Starten Sie in der Rückenlage. Die Füße mit der ganzen Sohle aufstellen – sie sollten parallel und schulterbreit auseinander sein. Die Arme liegen flach neben dem Körper. Ausatmen, Bauch anspannen und das Gesäß abheben. Heben Sie das Becken so weit, bis Oberschenkel, Bauch und Brust eine Gerade bilden. Mit dem Einatmen lassen Sie das Becken wieder sinken – aber langsam und bewusst, nicht einfach den Po nach unten plumpsen lassen.

Tipp: Spannen Sie die Gesäßmuskeln während der ganzen Übung kräftig an. Dies gelingt leichter, wenn Sie beim Heben des Beckens viel Druck auf Ihre Fußsohlen geben. Kopf und Arme bleiben während der gesamten Übung entspannt liegen.

Schlanke Beine

Was bringt's? Die Übung trainiert die vorderen Oberschenkelmuskeln, und die brauchen Sie überall – beim Stehen, Gehen und Laufen. Abgesehen davon sehen wohlgeformte Beine einfach gut aus. Übrigens: Gut entwickelte Beinmuskeln sind die beste Waffe gegen Zellulite.

So geht's: Startposition ist der Fersensitz – dazu knien Sie sich hin und setzen sich auf Ihre Fersen. Achten Sie auf eine weiche Unterlage! Ein kleines Kissen zwischen Fersen und Gesäß erleichtert die Stellung übrigens sehr. Der Oberkörper ist aufrecht, der Nacken leicht gedehnt (Doppelkinn machen). Legen Sie die Hände entspannt auf die Oberschenkel. Heben Sie den Oberkörper mit dem Ausatmen aufwärts, bis Sie mit dem Oberkörper in die Senkrechte kommen. Achten Sie darauf, dass Sie den Oberkörper nicht ganz durchstrecken, lassen Sie immer eine kleine Beugung in den Hüftgelenken. Einatmend bringen Sie das Gesäß wieder in Richtung Fersen zurück.

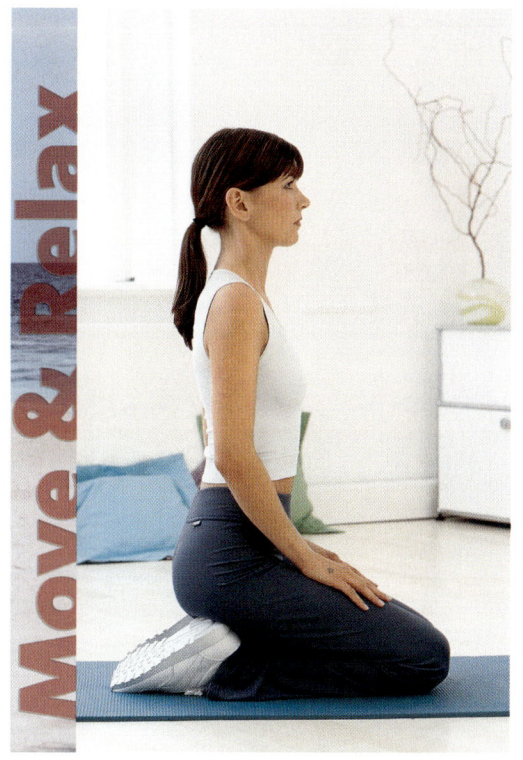

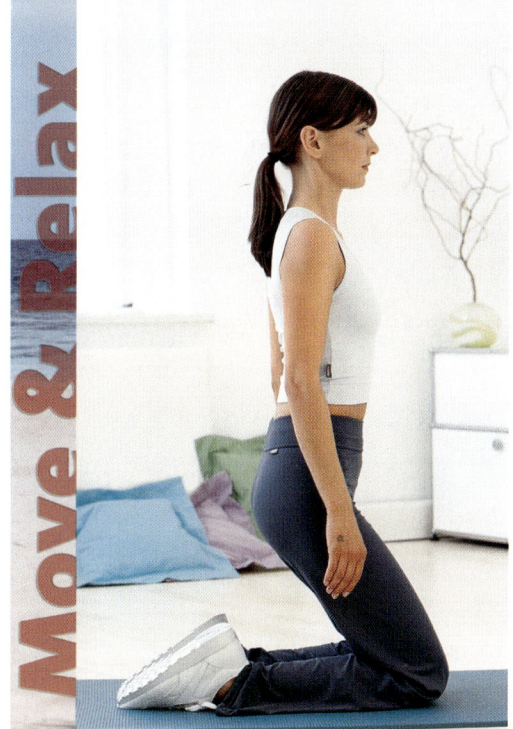

Tipp: Führen Sie die Auf- und Abwärtsbewegung kontrolliert aus. Die Kraft sollte nur aus den Oberschenkeln kommen – Schwung holen ist verboten. Sie können die Intensität noch erhöhen, indem Sie bei der Abwärtsbewegung nicht ganz bis zum Fersensitz zurückkehren, sondern etwa 1 Zentimeter vorher stoppen und den Oberkörper dann mit der nächsten Wiederholung gleich wieder nach oben bringen.

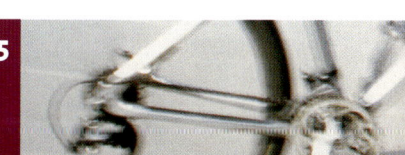

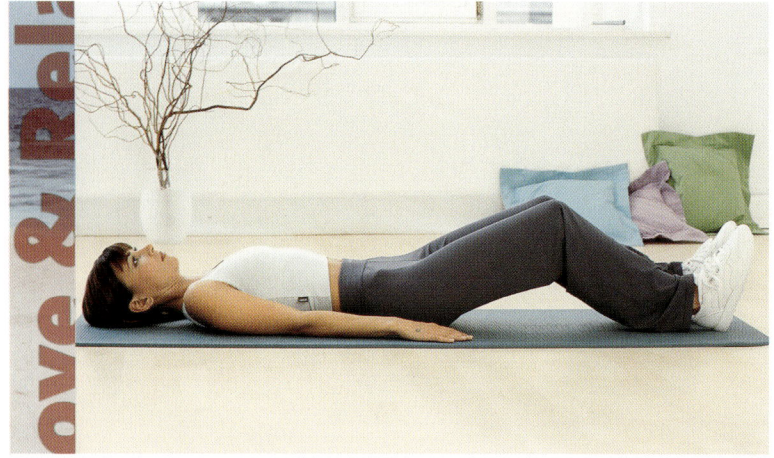

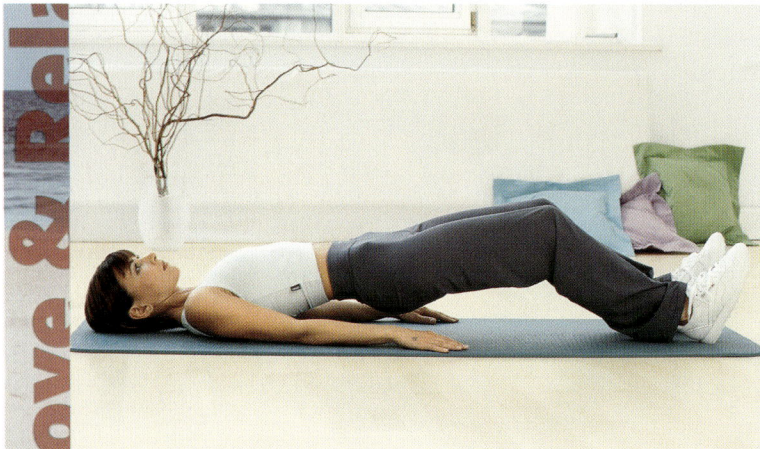

Schlanke Beine – auch von hinten

Was bringt's? Ihre Beine sollten von vorn und hinten gut aussehen. Die hinteren Oberschenkelmuskeln werden oft vernachlässigt. Die folgende Übung bringt sie wieder auf Trab. Das optimale Rezept für schöne Beine hat aber viele Zutaten: Nicht nur Power-Exercises, sondern auch Energy-Walking, Stretching und Diät sollten darin enthalten sein!

So geht's: Startstellung ist die Rückenlage. Winkeln Sie die Beine an, und stellen Sie die Fersen nebeneinander auf den Boden auf – die Zehen zeigen nach oben. Legen Sie die Arme flach neben den Körper. Kopf, Nacken und Arme bleiben während der ganzen Übung entspannt. Ziehen Sie den Bauch etwas nach innen, atmen Sie aus, und heben Sie den Po vom Boden ab. Konzentrieren Sie sich dabei auf die hinteren Oberschenkelmuskeln. Heben Sie das Gesäß nur so weit ab, bis diese Muskeln fest angespannt sind. Beim Einatmen zurück in die Startstellung kommen.

Tipp: Sie wollen die Wirkungen noch erhöhen? Dann üben Sie während der ganzen Übung kräftigen Druck auf die Fersen aus, und stellen Sie die Oberschenkel ein wenig weiter in die Streckung. Aber niemals komplett durchstrecken, lassen Sie immer eine kleine Beugung im Kniegelenk. Stellen Sie sich dazu einfach vor, Sie wollten die Oberschenkel tief in den Boden hineindrücken. Und vergessen Sie das »Slow-Fast-Slow-Prinzip« nicht – sowohl sehr langsame, als auch raschere, lockerere Wiederholungen machen.

Move more
Die acht Power-Exercises

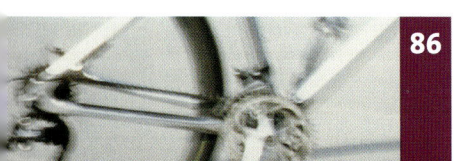

Mehr Power für Brust und Schultern

Was bringt's? Die folgende Übung trainiert Brust, Schultern und Arme. Im Gegensatz zu Männern vernachlässigen Frauen beim Training oft den Oberkörper. Schade, denn gut trainierte Brust- und Schultermuskeln sind nicht nur das beste Rezept gegen eine krumme Haltung, sie halten auch den Busen in Form und erleichtern Männern und Frauen das selbstbewusste Auftreten.

So geht's: Gestartet wird aus dem Vierfüßlerstand. Nur wenn die Startposition perfekt ist, bringt die Übung wirklich etwas. Darum unbedingt folgende Punkte beachten: Fußspitzen aufstellen, die Ober- und Unterschenkel bilden einen 90-Grad-Winkel. Der Rücken ist waagrecht, die Hände sind etwas mehr als schulterbreit auseinander. Winkeln Sie die Arme leicht an, und dehnen Sie den Nacken, indem Sie zum Boden schauen und das Kinn leicht zur Brust ziehen. Aus dieser Position machen Sie die klassische Powerübung – Liegestützen! Einatmend die Arme beugen, bis die Nasenspitze fast den Boden berührt. Mit dem Ausatmen den Oberkörper wieder nach oben drücken, dazu die Arme strecken. Wichtig dabei: Die Arme werden nie ganz durchgestreckt, und die Ellbogen sollten immer nach außen gerichtet sein!

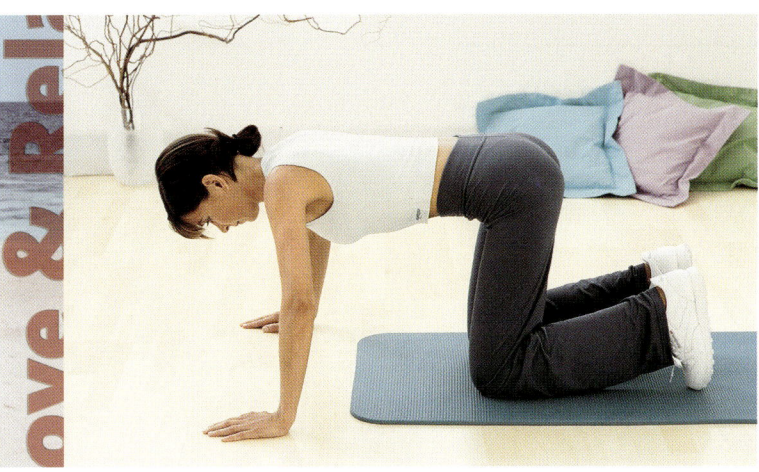

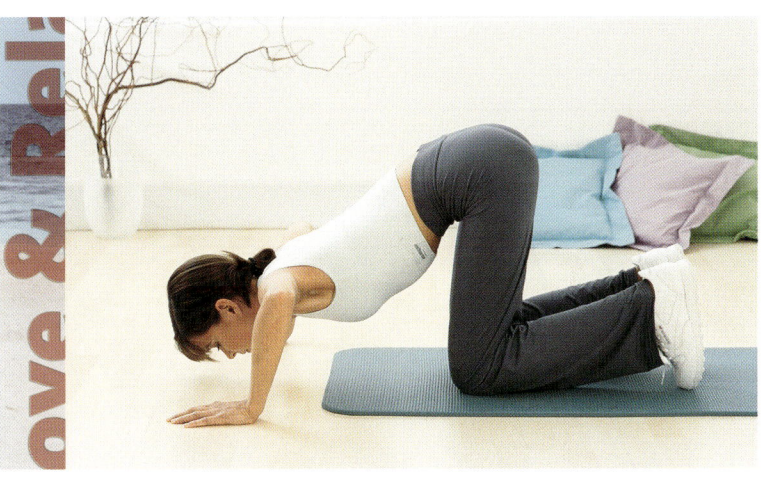

Tipp: Für optimale Erfolge sollten Sie auf die richtige Spannung achten: Lassen Sie den Oberkörper nie »durchhängen«. Stattdessen bilden Kopf, Rücken und Gesäß eine Linie und bleiben flach wie ein Brett. Die Ellbogen bleiben während der gesamten Übung immer auf Schulterhöhe. Ziehen Sie den Bauch etwas ein, und spannen Sie die Bauchmuskeln an; ziehen Sie außerdem die Schulterblätter nach unten und innen. Behalten Sie diese Grundspannung während der ganzen Übung bei.

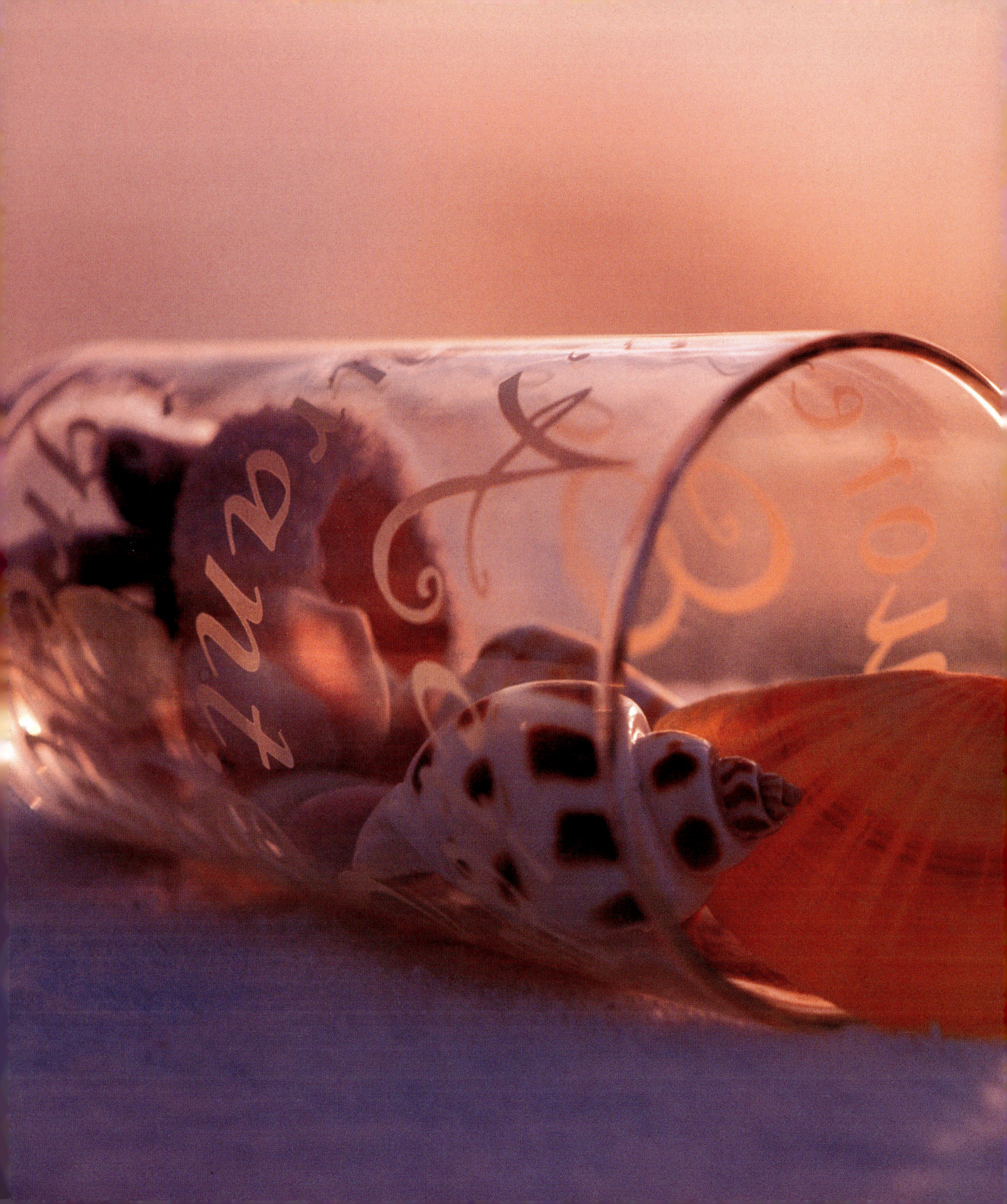

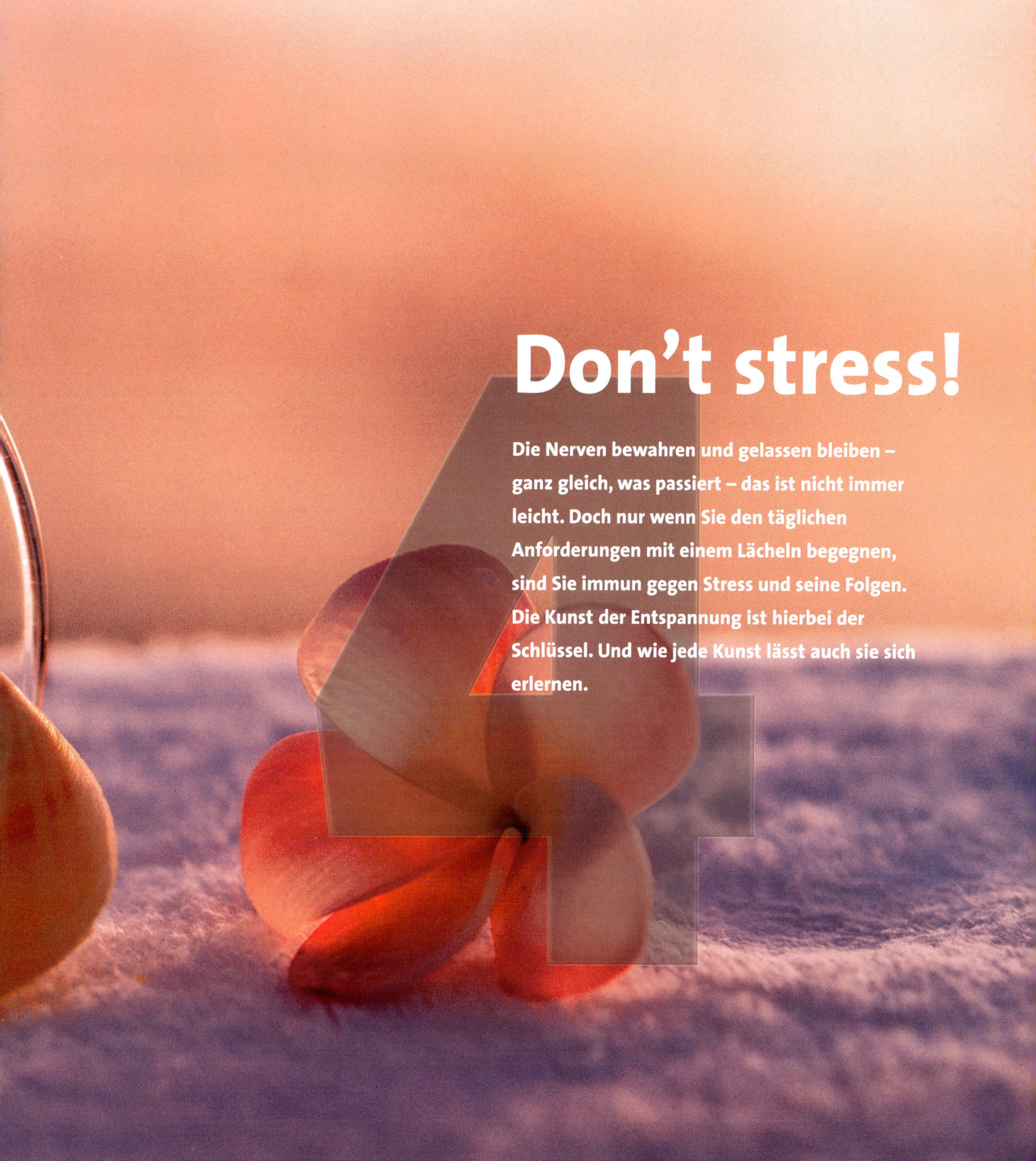

Don't stress!

Die Nerven bewahren und gelassen bleiben – ganz gleich, was passiert – das ist nicht immer leicht. Doch nur wenn Sie den täglichen Anforderungen mit einem Lächeln begegnen, sind Sie immun gegen Stress und seine Folgen. Die Kunst der Entspannung ist hierbei der Schlüssel. Und wie jede Kunst lässt auch sie sich erlernen.

Das Wohlfühlprogramm

Auf Dauer gesehen kann es Ihnen nur dann sowohl körperlich als auch seelisch so richtig gut gehen, wenn diese beiden Seiten der Waagschale im Gleichgewicht sind.

Move & Relax®, bewegen und entspannen – für unser Wohlgefühl ist beides wichtig. Für unsere Gesundheit auch. Dennoch: So wenig Zeit wir uns in der Regel nehmen, um unseren Körper durch etwas Bewegung fit zu halten, so selten gönnen wir auch unserer Seele ein paar Streicheleinheiten. Schade! Regelmäßig abschalten, entspannen und zur Ruhe kommen – das ist heute wichtiger denn je. Sonst hat uns der Alltagsstress bald fest im Griff. Erschöpfung, Stimmungstiefs und Burnout lassen dann nicht lange auf sich warten.

Nicht umsonst spielt Entspannung bei Move & Relax® eine ebenso große Rolle wie körperliche Aktivität. Zwei wichtige Powersätze der Move & Relax®-Philosophie lauten:

▶ Nur wer sich regelmäßig bewegt, kann lange leben und fit bleiben.

▶ Nur wer gelernt hat, sich tief zu entspannen, ist gegen Stress immun und kann sich rundum wohl fühlen.

Don't stress! Das ist einfacher als Sie glauben. Durch die Relaxtechniken lernen Sie, wie wohltuend es ist, einmal alle Viere von sich zu strecken und sich nur auf den entspannenden Augenblick zu konzentrieren. Und das Beste: Viel Zeit müssen Sie dazu gar nicht investieren. Für die Entspannung gilt nämlich ebenso wie für Bewegung: alles nur eine Frage der richtigen Strategie. Move & Relax® verlangt nicht von Ihnen, dass Sie das ganze Wochenende im Bett verbringen. Das wäre übrigens gar nicht so erholsam, wie es zunächst scheint, denn ebenso wie Bewegung sollte auch Entspannung wohldosiert werden …

Klar: Es ist eine schöne Sache, ein Wellness-Weekend einzulegen, zu lesen, in die Sauna zu gehen, heiße Schokolade zu trinken und sich so richtig zu verwöhnen. Noch wichtiger ist aber, sich jederzeit entspannen zu können!

Die Move & Relax®-Wellnessrezepte können Sie auch mitten im Alltag einsetzen. Gelassen sein, gute Nerven und eine freudige Stimmung haben – all das ist viel zu wertvoll, um es nur im Urlaub zu genießen. Wenn Sie ausgeglichen sind, läuft vieles leichter:

▶ Sie fühlen sich in Ihrer Haut richtig geborgen.

▶ Sie schützen Ihr Herz und Ihre Gesundheit.

▶ Sie geben dem Burnout keine Chance.

▶ Sie können besser erkennen, was Ihre wirklichen Ziele sind.

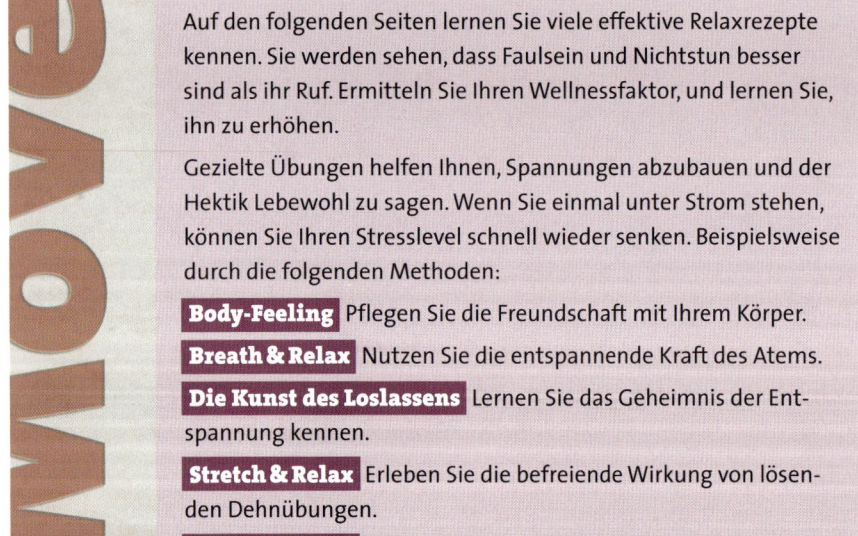

Die besten Relaxstrategien auf einen Blick

Auf den folgenden Seiten lernen Sie viele effektive Relaxrezepte kennen. Sie werden sehen, dass Faulsein und Nichtstun besser sind als ihr Ruf. Ermitteln Sie Ihren Wellnessfaktor, und lernen Sie, ihn zu erhöhen.

Gezielte Übungen helfen Ihnen, Spannungen abzubauen und der Hektik Lebewohl zu sagen. Wenn Sie einmal unter Strom stehen, können Sie Ihren Stresslevel schnell wieder senken. Beispielsweise durch die folgenden Methoden:

Body-Feeling Pflegen Sie die Freundschaft mit Ihrem Körper.

Breath & Relax Nutzen Sie die entspannende Kraft des Atems.

Die Kunst des Loslassens Lernen Sie das Geheimnis der Entspannung kennen.

Stretch & Relax Erleben Sie die befreiende Wirkung von lösenden Dehnübungen.

Wellnessoasen Erfahren Sie, wie schön es ist, mitten im Alltag abzuschalten.

Apropos Wellness ...

Sie stehen unter Hochspannung? Der tägliche Stress wächst Ihnen allmählich über den Kopf? Sie kommen vor lauter Terminen kaum noch zu sich? Dann sieht es mit Ihrem Wellnessfaktor wahrscheinlich nicht besonders gut aus (siehe Test Seite 93ff.). Macht aber nichts! Das Move & Relax®-Konzept beinhaltet nämlich nicht nur ein Fitnessprogramm für Ihren Körper, sondern auch Wellnessstrategien für Ihre Seele.

Aber was heißt Wellness überhaupt? Klar – es geht darum, sich wohl zu fühlen. Doch Vorsicht: Nicht überall, wo Wellness draufsteht, ist auch Wellness drin. Es reicht leider nicht, sich nur das richtige Parfum zu kaufen, auch wenn die Werbung uns das immer wieder gern weismacht. Vielmehr ist Ihr Wohlbefinden von vielen Faktoren abhängig.

Wenn Sie etwas für Ihre Fitness tun wollen, müssen Sie aktiv werden. Und auch Wellness gibt es nicht zum Nulltarif! Zwar werden Sie viele Relaxstrategien kennen lernen, die Ihnen in wenigen Minuten wieder neue Energien schenken – doch diese Zeit müssen Sie einfach für sich reservieren. Und das geht nur, wenn Sie es sich wirklich vornehmen. Am besten regelmäßig.

Strategie der kleinen Schritte

Jeder kleine Relaxschritt, jede einzelne Don't-stress-Technik hilft Ihnen, Ihre innere Harmonie wiederherzustellen. Und die Folgen können sich sehen lassen. Denn Wellness beinhaltet viel mehr als nur ein kurzfristiges Stimmungshoch. Um sich körperlich, seelisch und geistig auf Dauer so richtig wohl fühlen zu können, sollten Sie Folgendes beachten:

▶ Pflegen Sie Ihre Gesundheit.

▶ Bewegen Sie sich ausreichend.

▶ Achten Sie auf Ihre Ernährung.

▶ Sagen Sie »Ja« zu sich selbst und Ihrem eigenen Körper.

▶ Gehen Sie erfüllenden und interessanten Tätigkeiten nach.

▶ Gestalten Sie die Beziehung zu Ihren Freunden und Ihrer Familie harmonisch.

▶ Entwickeln Sie Ihre Persönlichkeit weiter.

▶ Bemühen Sie sich um Ausgeglichenheit.

Vorsicht – Stressfalle!

An und für sich ist Stress gar keine so dumme Sache. In grauer Vorzeit waren Stressmechanismen überlebenswichtig. In Stresssituationen werden nämlich jede Menge »Aufweckhormone« ausgeschüttet: Adrenalin, Noradrenalin und Kortisol bringen Stoffwechsel, Blutdruck und Blutzuckerspiegel auf Trab. Wann immer unsere Vorfahren auf ein hungriges Raubtier oder die Schlägertruppe vom feindlichen Stamm trafen, konnten sie schnell zwischen Flucht und Kampf entscheiden und hatten für beide Möglichkeiten genug Power zur Verfügung.

Einfach gesagt, entsteht Stress durch negative Reize. Heute werden diese nicht mehr durch wilde Tiere oder Angreifer, sondern beispielsweise durch Termindruck, Hektik, Mobbing, Alkohol- und Nikotinmissbrauch ausgeübt. Vielen dieser zerstörerischen Reize können wir nicht so leicht entfliehen.

Die Folge: Stress wird zum Dauerzustand. Das ist leider alles andere als gesund. Denn chronischer Stress führt dazu, dass unser Motor durch die ständige Überlastung schnell abgenutzt

Der Stressmechanismus mobilisiert blitzschnell alle Kräfte unseres Körpers. In Notsituationen ist das auch heute noch wichtig. Doch mal ehrlich: Wie oft werden Sie im Wald von Räubern verfolgt? Eben!

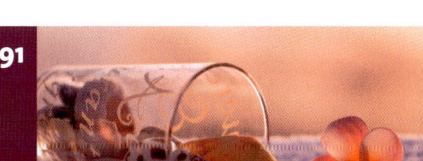

wird. Und das geht natürlich auf Kosten der Lebensenergie. Doch die Stressfolgen sind noch viel weit reichender:

▶ Stresshormone senken die Abwehrkräfte, die Infektanfälligkeit wächst.

▶ Der Blutdruck steigt.

▶ Das Herzinfarkt- und Schlaganfallrisiko erhöht sich.

▶ Chronischer Stress führt zu Nervosität, innerer Unruhe und Schlafstörungen.

▶ Die Konzentration sinkt, die Fehlerhäufigkeit nimmt zu.

▶ Der Magen wird zunehmend sensibler und reagiert empfindlicher.

▶ Die Stimmung sinkt immer öfter in den Keller.

Ist Sport doch Mord?

Im Move-more-Kapitel war viel von den positiven Wirkungen körperlicher Bewegung die Rede. Und jetzt lesen Sie, dass Entspannung und Faulsein die besten Mittel gegen Stress sind. Ist es dann nicht doch besser, sich von sportlicher Aktivität fernzuhalten? Hatte Winston Churchill, der immerhin über 90 Jahre alt wurde, doch Recht, als er sein Wellnessrezept verriet? Auf die Frage, wie er sein hohes Alter erreicht habe, antwortete er: »No sports!«

Tatsächlich kann Sport durchaus gefährlich sein. Vor allem dann, wenn er zum Leistungsstress wird, ist das nicht gerade gesund. Ganz im Gegenteil:

▶ Der Fitnesspapst und Buchautor James Fixx, der den Joggingtrend in den 1970er-Jahren vorantrieb, starb eines Tages nach seinem Lauftraining an einem Herzinfarkt. Er war gerade mal 52 Jahre alt.

▶ Wladimir Kuz, einstmals Weltrekordhalter über 5000 und 1000 Meter, starb mit 48 Jahren – ebenfalls an einem Herzinfarkt.

▶ Der amerikanische Sportarzt J. Cooper stellte fest, dass Leistungssportler nicht nur ein erhöhtes Herzinfarktrisiko haben – auch Krebserkrankungen scheinen bei ihnen häufiger aufzutreten. Eine Harvard-Studie weist ebenfalls darauf hin, dass Tumorerkrankungen bei Menschen, die sehr intensiv Sport treiben, häufiger auftreten.

▶ Lance Armstrong, Sieger der Tour de France in den Jahren 1999 und 2000, erkrankte an Hodenkrebs. Dank modernster medizinischer Behandlung und seiner enormen Willenskraft konnte er geheilt werden und schließlich wieder Anschluss an die Weltspitze finden.

Die Dosis macht das Gift

Jede Art von übermäßiger Belastung bringt Stress. Ein 15-minütiges Sonnenbad stärkt Ihre Abwehrkräfte und verwöhnt Haut und Seele. Doch wenn Sie zwei Stunden in der Mittagssonne braten, werden Sie sich danach nicht nur matt fühlen – Sie holen sich auch einen Sonnenbrand und erhöhen Ihr Hautkrebsrisiko.

Jeder Reiz kann positiv oder negativ wirken. Es kommt auf die Dosis an: ab und zu ein Glas Wein ist eine wunderbare Sache. Aber wer jeden Tag zwei Flaschen trinkt, ist selbst schuld.

Beim Sport ist es nicht anders. Jedes Zuviel belastet unseren Körper und erzeugt Stress: Das Abwehrsystem wird geschwächt, die Infektionsanfälligkeit steigt. Nicht umsonst sind Leistungssportler in Wettkampfphasen besonders oft angeschlagen – nicht nur Verletzungen, auch Erkältungen machen ihnen zu schaffen.

Sport kann sicher auch Mord sein. Wer sich überlastet, betreibt Raubbau am eigenen Körper. Andererseits belegen viele Studien eindeutig: Wer sich mäßig und vor allem regelmäßig bewegt, lebt länger, hat ausreichend Abwehrkräfte und leidet nur selten an Herz- und Kreislaufbeschwerden.

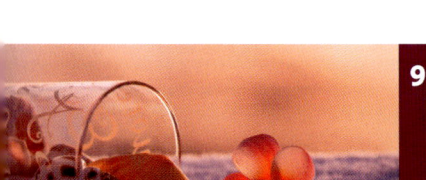

Das Move & Relax®-Erfolgsrezept– Sport ja, Stress nein!

Große körperliche Anstrengungen rauben Energien. Kleine Bewegungseinheiten sind hingegen ein Wunderelixier für Körper und Seele. Es ist eben alles eine Frage der vernünftigen Dosierung. Und des richtigen Gleichgewichts!

Erinnern Sie sich an die zehn Grundaussagen der Move & Relax®-Strategie? Zwei davon lauten:
▶ Alle extremen Maßnahmen sind schädlich, da sie das innere Gleichgewicht stören. Nur wenn Sie die richtige Mitte finden, können Sie sich harmonisch entwickeln und Ihr ganzes Potenzial verwirklichen.
▶ Fitness muss Spaß machen. Erfolge stellen sich lächelnd viel schneller ein als mit zusammengebissenen Zähnen.

Regelmäßige Bewegung kann Ihre Stimmung enorm verbessern. Depressionen gehen meist mit einem Mangel an Serotonin einher. Dieser wichtige Botenstoff wird verstärkt ausgeschüttet, wenn wir unserem Körper Bewegung gönnen. Die Folge: Wir sind voller Energie und Lebenslust, wenn wir uns bewegen.

Wer verbissen Sport treibt, macht diesen schönen Effekt jedoch schnell zunichte. Forscher haben herausgefunden, dass Dauerstress über kurz oder lang zu Depressionen führt. Und dabei ist es ganz egal, ob es sich um Berufs- oder Freizeitstress handelt.

Also denken Sie auch bei den Move-more-Übungen daran: Fitness muss Spaß machen. Auch wenn Ihr Körper sich ruhig ein wenig anstrengen darf – im Kopf sollten Sie ganz entspannt bleiben. Und tatsächlich entsteht Stress vor allem im eigenen Kopf …

Wellness-Check – Testen Sie Ihren Wellnessfaktor

Je weniger Möglichkeiten Sie dem Stress geben, an Ihren Nerven und Ihrer Lebensenergie zu zehren, desto höher ist Ihr Wellnessfaktor. Mit dem folgenden Test können Sie herausfinden, wie wichtig es für Sie ist, Ihrer Seele ein paar Verwöhneinheiten zu schenken. Beantworten Sie dazu einfach die folgenden Fragen, und zählen Sie anschließend die Punktzahl zusammen.

1. Sind Sie anfällig für Krankheiten?
▶ Ich kann mich kaum daran erinnern, wann ich das letzte Mal krank im Bett gelegen habe. (2)
▶ Die eine oder andere Schwachstelle habe ich schon. Und ab und zu erwischt mich auch eine Erkältung oder eine Grippe. (1)
▶ Ich leide an einer chronischen Krankheit oder bin recht anfällig für verschiedene Leiden. (0)

2. Wie viel Alkohol trinken Sie?
▶ Ich trinke fast nie Alkohol. Ich gönne mir höchstens hin und wieder ein Gläschen Wein oder Bier zum Essen. (2)

Forderung, nicht Überforderung lautet die Devise. Sehen Sie die Dinge nicht zu verbissen, und versuchen Sie, die richtige Balance zwischen Move- und Relaxeinheiten zu halten.

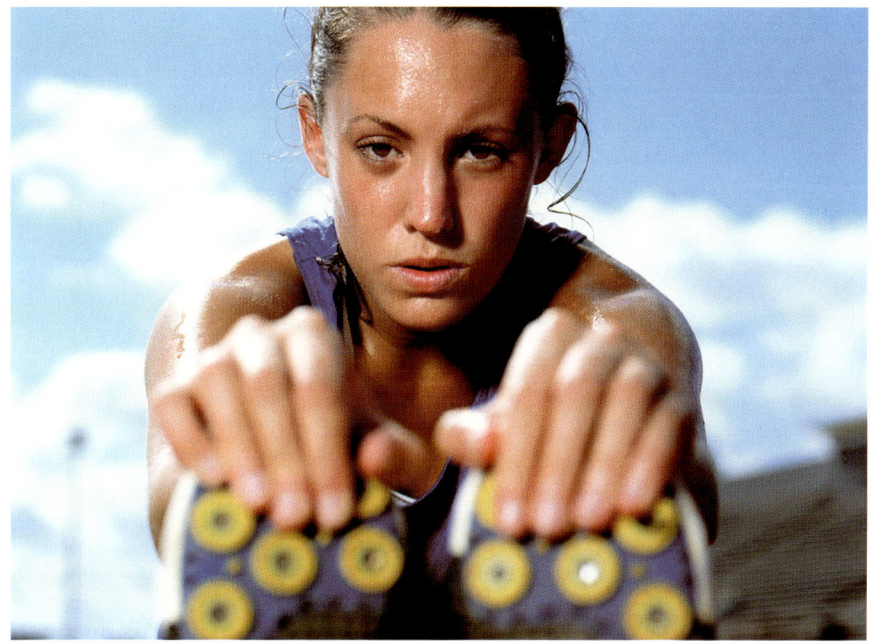

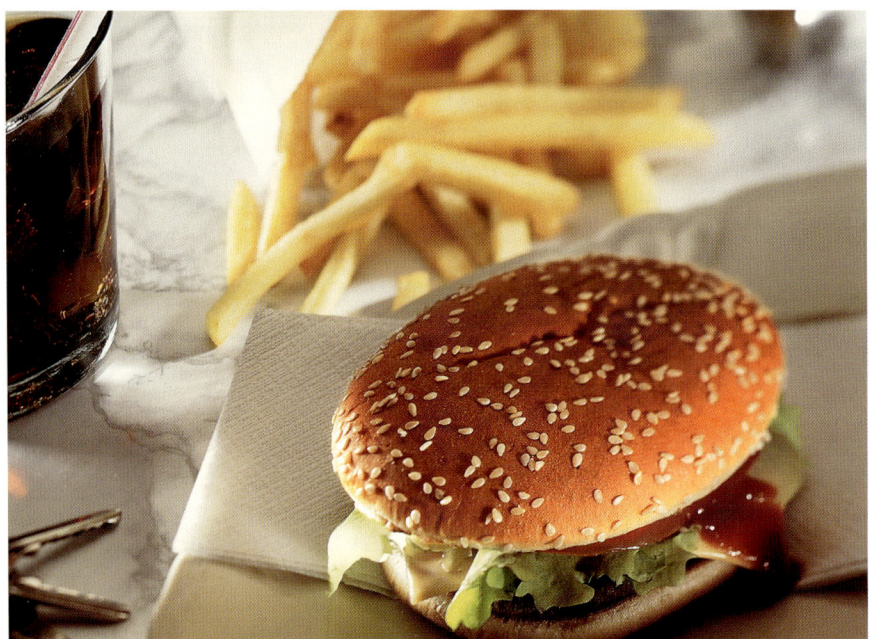

Auch die Ernährung hat natürlich viel mit dem Wellness-faktor zu tun. Fastfood mag zwar manchmal schnell gehen – aber der Wohlfühlfaktor, sich eine gesunde, ausgewogene Mahlzeit in aller Ruhe selbst zuzubereiten, ist sicher größer!

▶ Ich trinke einige Mal pro Woche ein wenig Alkohol. Betrunken bin ich allerdings so gut wie nie. (1)

▶ Ich trinke fast täglich Alkohol. Dabei kann es schon mal vorkommen, dass ich ein Gläschen über den Durst trinke. (0)

3. Wie sieht Ihre Ernährung aus?

▶ Ich esse mehrmals täglich frisches Obst oder Gemüse. Ich achte auf eine fettarme Ernährung und halte mich vor allem mit Süßigkeiten stark zurück. (2)

▶ Ich esse ganz normal. Öfter mal ein Fleischgericht, etwas Gemüse, Nudeln, Pommes, ab und zu mal ein Salat. Ich gönne mir regelmäßig ein Dessert und nasche zwischendurch gern. (1)

▶ Ich achte nicht besonders auf meine Ernährung. Ich esse, was mir schmeckt – ob Fastfood, Süßigkeiten oder Chips, Braten oder Weißbrot spielt dabei keine große Rolle. Ich habe eine »Vitaminallergie« und esse nur selten Obst oder Salate. (0)

4. Lieben Sie Ihren Job?

▶ Nein, ich hasse die Arbeit und übrigens auch meinen Chef. Ich würde gern etwas ganz anderes machen. (0)

▶ Ja – mein Beruf erfüllt mich ganz und gar. Er bietet mir immer wieder interessante Aufgaben, bei denen ich mich positiv fordern, kreativ sein und meine Begabungen so richtig spielen lassen kann. (2)

▶ »Lieben« ist nun wirklich übertrieben. Im Großen und Ganzen ist mein Job aber O.K. Natürlich geht mir manches auf die Nerven, und es gibt immer wieder einmal Probleme. Wo gibt es die nicht? Aber unter dem Strich bin ich ganz zufrieden. (1)

5. Wie geht es Ihnen?

▶ Ich bin sehr unzufrieden mit mir und meiner ganzen Situation. Wenn ich könnte, würde ich viele Dinge anders machen. Wenn ich ehrlich bin, macht mir das Leben derzeit keinen besonderen Spaß. (0)

▶ Mal so, mal so. Ich habe wie jeder andere Mensch auch Hoch- und Tiefphasen. Es gibt einige Bereiche in meinem Leben, die mir Spaß machen, die mir viel Kraft und Freude schenken. In anderen Bereichen tauchen immer wieder Schwierigkeiten auf, und da würde ich natürlich gern einiges ändern. (1)

▶ Ich glaube, ich bin ein Glückskind. Von wenigen unvermeidlichen Krisen abgesehen ist meine Grundstimmung ausgesprochen positiv. Ich fühle mich absolut wohl in meiner Haut und wäre froh, wenn alles so weiter liefe wie bisher. Allerdings gibt es noch einige Ziele, die ich mir gesetzt habe. (2)

6. Schlafen Sie gut?

▶ Wie ein Stein. Ich kann immer und fast überall gut schlafen. (2)

▶ Ich leide regelmäßig unter Ein- oder Durchschlafstörungen. Meist wache ich erschöpft auf und muss mich morgens regelrecht aus dem Bett quälen. (0)

▶ In aller Regel schon. Allerdings gibt es auch vereinzelt Phasen, in denen ich nicht sehr gut schlafe. (1)

7. Nehmen Sie Drogen zu sich? (Zu den gemeinten Drogen gehören nicht nur Kokain und Marihuana, sondern streng genommen auch Nikotin und Alkohol, sofern diese regelmäßig konsumiert werden.)

▶ Nein. (2)

▶ Ab und zu benutze ich gewisse Substanzen, um mich besser zu entspannen oder mich aufzuputschen. (1)

▶ Ja, ich konsumiere regelmäßig Kokain und / oder Marihuana und / oder Nikotin und / oder Alkohol. (0)

8. Wie lange arbeiten Sie im Durchschnitt?

▶ Ich arbeite höchstens acht Stunden am Tag. Mehr muss nicht sein. (1)

▶ Überstunden sind bei mir leider die Regel. An den meisten Tagen der Woche arbeite ich mindestens neun bis zehn Stunden. Und oft nehme ich mir auch noch Arbeit über das Wochenende mit nach Hause. (0)

▶ Das ist ganz unterschiedlich. Wenn nötig, arbeite ich schon mal länger, aber oft auch deutlich weniger als acht Stunden. Am Wochenende lasse ich die Finger von der Arbeit. (2)

9. Verlieren Sie leicht die Nerven?

▶ Nein, ich bin die Ruhe in Person. (2)

▶ Es gibt schon immer wieder einmal Situationen oder Leute, die mich aus der Ruhe bringen, aber im Großen und Ganzen bleibe ich einigermaßen gelassen. (1)

▶ Ja – oft sind die täglichen Belastungen so groß, dass schon ein falsches Wort ausreicht, um mich aus der Fassung zu bringen. (0)

10. Im Folgenden sind zehn Anzeichen aufgeführt, die auf Stress und Überforderung hindeuten. Kreuzen Sie diejenigen Aussagen an, die auf Sie zutreffen:

☐ Ich habe Ringe unter den Augen und / oder bin oft blass.

☐ Ich kaue öfter an meinen Fingernägeln oder trommele mit den Fingern.

☐ Ich fühle mich oft müde und erschöpft.

☐ Ich neige dazu, mir Sorgen über alles Mögliche zu machen.

☐ Stimmungstiefs sind für mich leider keine Ausnahme.

☐ Ich leide oft unter Magenverstimmungen, Allergien oder Hautausschlägen.

☐ Mein Blutdruck ist zu hoch.

☐ Ich habe häufig feuchte Hände und / oder Herzklopfen.

☐ Ich habe wenig Freude am Sex.

☐ Ich leide an Rückenschmerzen und / oder Muskelschmerzen.

Wie viele Kreuze haben Sie gemacht?

▶ 5 oder mehr (0 Punkte)

▶ 2 bis 4 Kreuze (1 Punkt)

▶ 1 oder gar kein Kreuz (2 Punkte)

Viele der hier aufgeführten Stresssymptome zählen zu den so genannten vegetativen Beschwerden, die also keine organische Ursache haben. Dies sollten Sie jedoch auf jeden Fall von einem Arzt abklären lassen, da nur er entscheiden kann, ob diese Symptome behandlungsbedürftig sind oder nicht.

11. Bewegen Sie sich regelmäßig?

▶ Ja, ich liebe Sport oder gehe zumindest täglich spazieren oder Rad fahren. (2)

▶ Nein, ich verbringe die meiste Zeit am Schreibtisch und auf dem Sofa. (0)

▶ Es geht so. Am Wochenende werde ich immer wieder mal aktiv, und in der Woche mache ich wenigstens 2- bis 3-mal einen Spaziergang oder bewege mich anderweitig. (1)

12. Wie kommen Sie mit Ihren Mitmenschen klar?

▶ Die meisten Leute gehen mir auf die Nerven; oder zumindest bin ich froh, wenn ich meine Ruhe habe. (0)

▶ Ich komme sehr gut mit den Menschen in meiner Umgebung klar – nicht nur mit meinem Partner, meiner Familie und meinen Freunden, sondern auch mit den Arbeitskollegen und den Nachbarn. (2)

▶ Ich habe einige gute Freunde und Bekannte, doch es gibt auch ein paar Menschen, mit denen ich mich nicht besonders verstehe. (1)

Ihr Ergebnis

0 bis 6 Punkte – Faktor I: Ihr Wellnessfaktor ist eindeutig zu niedrig. Es wird höchste Zeit, dass Sie sich Zeit für das nehmen, was wirklich wichtig ist: für Sie selbst! Lassen Sie sich nicht vom Stress beherrschen. Sie haben alle Möglichkeiten, etwas gegen ihn zu unternehmen. Auf den folgenden Seiten finden Sie viele Move & Relax®-Entspannungsübungen und Don't-stress-Strategien. Sie schenken Ihnen die Energie, die Sie brauchen, um Ihre Gesundheit zu schützen und mehr innere Ruhe zu entwickeln.

7 bis 12 Punkte – Faktor II: Ihre Stressbelastung ist zu hoch. Darunter leiden Ihre Abwehrkräfte, Ihr Herz und natürlich auch Ihr Wohlbefinden. Versuchen Sie, ungünstige Verhaltensweisen zu korrigieren. Schon einige kleine Veränderungen können Ihre Lebensqualität deutlich erhöhen. Gönnen Sie sich im Alltag regelmäßig Auszeiten. Mehr Ruhe, Heiterkeit und Lebensfreude sind keine Sache des Zufalls, sondern der richtigen Strategie: Lassen Sie sich von den Don't-stress-Übungen inspirieren.

13 bis 18 Punkte – Faktor III: Ihr Wellnessfaktor kann sich sehen lassen. Sie gehören sicher nicht zu den typischen Stressopfern. Sie wissen, was Sie brauchen, um sich wohl zu fühlen. Allerdings gibt es hier natürlich noch zahlreiche Steigerungsmöglichkeiten. Wenn Sie mit Relax-, Stretch- und Entspannungstechniken arbeiten, werden Sie lernen, selbst in schwierigen Situationen ruhig zu bleiben. Durch die Übungen wird Ihnen bald noch mehr Lebensenergie zur Verfügung stehen – und davon können Sie gar nicht genug haben.

Über 18 Punkte – Faktor IV: Gratulation! Ihr Wellnessfaktor ist überdurchschnittlich hoch. Sie leben weitestgehend in Harmonie mit sich selbst und Ihrer Umwelt. Sie lassen sich nicht stressen und achten auf Ihre Gesundheit und Ihr Wohlbefinden. Sie können ein wahrer Meister in der Kunst des Loslassens werden, indem Sie ab und zu gezielt einige Relaxstrategien anwenden. Gerade in schwierigen Zeiten ist das besonders wertvoll. Und wie sieht es nun mit Ihrer körperlichen Fitness aus? Wie Sie diese noch steigern können, lesen Sie im Kapitel »Move more!« (siehe Seite 48ff.).

Loslassen zu können ist eine der wichtigsten und zugleich schwierigsten Fähigkeiten im Leben. Aber so paradox es auch klingen mag: Die meisten Dinge erreicht man müheloser, wenn man nicht zu verbissen an ihnen festhält.

So erhöhen Sie Ihren Wellnessfaktor

Schon eine winzige Portion mehr Gelassenheit und innere Ruhe kann wahre Wunder wirken und Ihr Leben verändern. Und da es immerhin Ihr Leben ist, haben Sie auch ein gutes Recht darauf, regelmäßig neue Kräfte zu tanken und sich gründlich zu erholen.

Don't stress! Ziehen Sie die Notbremse, bevor es zu spät ist. Aber auch wenn Sie noch nicht kurz vor dem Nervenzusammenbruch stehen: Entspannung ist das beste Heilmittel für Körper und Seele. Und dieses Heilmittel sollten Sie auch zur Vorbeugung nutzen.

Nehmen Sie sich Zeit für sich selbst!

Stress entsteht häufig durch Zeitdruck. Ein Termin jagt den nächsten; »Hauptsache schnell« heißt heute die Devise. Schnell arbeiten, schnell essen und schnell noch einkaufen gehen. Doch im Temporausch bleibt das Lebensgefühl leider oft auf der Strecke.

Eine ganz einfache Wellnessstrategie ist beispielsweise die folgende: Nehmen Sie sich mehr Zeit für sich selbst:

- ▶ Um nachzudenken
- ▶ Um Freunde zu treffen
- ▶ Um zu träumen
- ▶ Um Ihr Essen zu genießen
- ▶ Um Ihre Hobbys zu pflegen
- ▶ Um einen kleinen Ausflug zu machen
- ▶ Um ins Kino zu gehen.

Damit unter dem Strich mehr Zeit für Sie übrig bleibt, sollten Sie Zeitspartechniken anwenden. Setzen Sie Prioritäten: Erledigen Sie das Wichtigste zuerst, und überlegen Sie bei dem Unwichtigen, ob sich der Aufwand überhaupt lohnt. Am besten gelingt das, wenn Sie Ihren Tag planen – möglichst schon am Vorabend. Notieren Sie sich, was für den folgenden Tag alles ansteht. Streichen Sie dann jede Aufgabe, die Sie erledigt haben, dick durch.

Enjoy it – genießen Sie das Leben

Das Leben macht nur Spaß, wenn Sie es auch richtig genießen können. Ein paar Verwöhneinheiten sollten Sie sich daher regelmäßig gönnen. Auch kleine Sünden haben dabei durchaus ihre Berechtigung.

Die Move & Relax®-Strategie beinhaltet ganz bewusst keine strengen Verbote. Die sind auch sinnlos, denn harte Disziplin ist kein gutes Wellnessrezept. Allzu leicht bleiben unsere Bedürfnisse dabei auf der Strecke.

Wie diese Bedürfnisse aussehen – das ist bei jedem anders. Es gibt ganz unterschiedliche Möglichkeiten, sein Leben zu genießen:

- ▶ Gönnen Sie sich ein heißes Bad und den Luxus eines pflegenden Badeöls.
- ▶ Ein Stückchen Schokolade nach dem Essen ist eine schöne Streicheleinheit für Gaumen und Seele.
- ▶ Ein freier Nachmittag? Ab in die Sauna! So schwitzen Sie sich ganz einfach in Gute-Laune-Stimmung.
- ▶ Geben Sie ein paar Tropfen Lavendelöl in die Duftlampe, und genießen Sie das Aroma, das bald den Raum und Ihre Nase erfüllt.

Planen Sie auch Pausen und Auszeiten mit ein. Sie können Ihr Move & Relax®-Tagebuch dazu benutzen: Tragen Sie dort einfach feste Termine für die Stretch & Relax-Übungen oder andere Entspannungstechniken ein. Und denken Sie immer daran, dass dies wichtige Termine sind – sie erhöhen vielleicht nicht den Kontostand, dafür aber Ihre Lebensfreude …

▶ Auch etwas Bewegung kann zum Hochgenuss werden. Vor allem nach Sitzmarathons baut ein kleiner Spaziergang Spannungen schnell ab.

▶ Mit einem guten Freund, einer guten Freundin in einer Trattoria ein leckeres Menü einnehmen – auch das ist eine schöne Möglichkeit, um einmal abzuschalten.

Gelassen läuft's besser

Gelassen bleiben, die Nerven bewahren, lächeln – manchmal ist das ziemlich schwer. Beispielsweise wenn Ihr Chef Sie ärgert, Ihr nasser Hund aufs Sofa springt oder das Auto, das vor Ihnen steht, trotz grüner Ampel einfach nicht losfahren will.

Gelassenheit ist eine Fähigkeit, die entwickelt werden kann. Innere Ruhe und gute Nerven fallen einem nicht in den Schoß. Aber Sie können einiges dafür tun. Das Wichtigste: Sie müssen es sich vornehmen!

Entscheiden Sie sich ganz bewusst dafür, Ruhe zu bewahren. Lassen Sie nicht zu, das Störfaktoren wie unangenehme Menschen, problematische Aufgaben, Flecken auf dem neuen Tischtuch oder anhaltendes Regenwetter Ihnen die Laune verderben.

Das, was passiert, können Sie ohnehin nicht mehr ändern. Aber Ihre Reaktionen sehr wohl. Und wenn Sie sich entschließen, alle schwierigen Situationen als »Übung« zu sehen, um Ihre Gelassenheit zu trainieren, werden Sie schnell deutliche Relaxfortschritte machen.

Gelassen und entspannt läuft einfach alles besser. Sie fühlen sich gut, sparen Lebensenergie und schützen Ihre Gesundheit. Und wie durch ein Wunder werden auch Ihre Mitmenschen umso angenehmer reagieren, je mehr Sie selbst in Ihrer Mitte ruhen. Durch die Move & Relax®-Entspannungsübungen können Sie Ihre Gelassenheit gezielt entwickeln. Sich selbst nicht zu ernst nehmen, die Dinge mit Humor sehen und falschen Ehrgeiz über Bord werfen – all das sind weitere effektive Tricks, um auf Dauer gelassener zu bleiben.

Feel your Body – raus aus dem Kopf, rein in den Körper ...

Stress wirkt sich zwar auf den Körper aus, entsteht aber im Kopf. Unsere eigenen Ängste, Erwartungen, Sorgen und Grübeleien sind es, die uns das Leben schwer machen.

Ein einfacher Wellnesstipp: Raus aus dem Kopf, rein in den Körper! Bleiben Sie mit Ihrem Körper in Tuchfühlung. Das hilft Ihnen, bei sich selbst anzukommen. Besser als aus der Haut fahren: immer wieder in Ihre Haut hineinfahren und es sich dort gemütlich machen.

Die meisten Menschen hätten gern einen schöneren Körper – weniger Speck auf den Rippen und eine gute Figur. Natürlich ist das ein wichtiges Fitnessziel. Doch noch wichtiger ist es, Freundschaft mit dem eigenen Körper zu schließen. Trotz aller kleinen Fehler und Unvollkommenheiten uneingeschränkt Ja zu sich selbst sagen – das bringt schnell ein sehr schönes Lebensgefühl.

Schwedische Psychologen testeten das Körperbewusstsein und Selbstbild junger Sportler, die allesamt topfit waren. Dabei stellte sich heraus, dass sportliche Aktivität das Gefühl für den eigenen Körper nicht automatisch verbessert. Und das zweite Ergebnis: Durchtrainierte Muskeln

Mehr Gelassenheit zu erlangen, ist ein Lebensziel. Und deshalb sollten Sie sich auch nicht ärgern, wenn Sie in einer bestimmten Situation noch nicht so ruhig bleiben können, wie Sie es sich wünschen. Bleiben Sie auch dann einfach gelassen ...

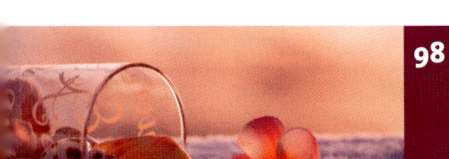

und eine gute Kondition sind noch lange keine Garantie dafür, dass man sich in seiner Haut auch wohl fühlt.

Alle Relaxstrategien wie Atem-, Entspannungs- und Dehnübungen erhöhen das Körpergefühl und verbessern das Körperbild. Dadurch werden Sie empfänglicher für die Signale Ihres Körpers. Missachten Sie diese Signale, geht das auf Kosten Ihrer Wellness und wahrscheinlich auch Ihrer Gesundheit. Warten Sie nicht, bis Krisen Sie dazu zwingen, in sich hineinzuhören. Schenken Sie Ihrem Körper schon jetzt die Beachtung, die er verdient.

Listen to your Body: Spüren Sie in sich hinein! Was brauchen Sie gerade? Etwas Bewegung? Eine kleine Verschnaufpause? Ein motivierendes Buch oder doch eher einen vitaminreichen Snack für zwischendurch? Durch Move & Relax® entwickeln Sie einen siebten Sinn für die Bedürfnisse Ihres Körpers. Und das bedeutet: Sie steigern Ihre »Body-Intelligence«. Dadurch können Sie Stress vermeiden, Anspannungen abbauen und Ihre Stimmung verbessern.

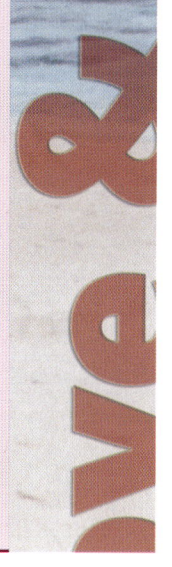

Achten Sie auf Ihr Gefühl

Wer nur etwas für sein Aussehen tut und dabei nicht auf sein Gefühl achtet, macht etwas falsch. Die Move & Relax®-Strategie bietet da intelligentere Möglichkeiten:

1. Sagen Sie »Ja« zu sich selbst. Nehmen Sie Ihren Körper zunächst einmal so an, wie er ist – ohne Wenn und Aber!

2. Machen Sie sich bewusst, was Sie ändern müssen, um sich wohler zu fühlen. Sobald Sie das herausgefunden haben heißt es, Motivation ankurbeln und loslegen.

3. Gehen Sie immer sanft mit sich selbst um. Wenn Sie trainieren – egal ob Energy-Walking, Power-Exercises oder auf andere Weise – dann spüren Sie in Ihren Körper hinein. Nicht mit Gewalt, sondern mit Gefühl erzielen Sie die besten Erfolge. Was keine Freude macht, sollten Sie lieber lassen.

Don't-stress-Exercise

∾ Spüren Sie Ihren Körper

Sie können sich ganz schnell entspannen – indem Sie einfach Kontakt zu Ihrem Körper aufnehmen. Sie können diese Technik immer und überall durchführen und Ihr Körperbewusstsein dabei schrittweise verfeinern.

Indem Sie in Ihren Körper hineinspüren, lösen sich viele Verspannungen ganz von selbst. Doch wie macht man das

eigentlich, »seinen Körper spüren«? Das ist ganz einfach: Leuchten Sie in Ihren Körper hinein wie mit einer Taschenlampe!

»Strahlen« Sie mit Ihrer Aufmerksamkeit in verschiedene Bereiche Ihres Körpers hinein. Beobachten Sie: Wie fühlt sich mein Körper an? Ist mein Rücken aufrecht oder krumm? Ist mir warm oder kalt? Spüre ich den Boden unter meinen Füßen? usw.

Ob Sie im Büro sitzen, in der Warteschlange stehen oder die Rosen im Garten schneiden, ist dabei ganz egal. Ihren Körper können Sie immer spüren. Dabei sollten Sie mit System vorgehen. »Den Körper spüren« ist eine wenig konkrete Anweisung. Leichter wird es, wenn Sie dabei auf bestimmte Check-Points achten:

▶ *Beobachten Sie Ihre Haltung: Sitze, stehe oder liege ich gerade? Wie ist meine Haltung? Aufrecht oder krumm? Ziehe ich die*

Schultern hoch? Mache ich ein Hohlkreuz? Und wie fühlt sich die Haltung an, die ich im Moment einnehme?

▶ *Achten Sie auf Ihre Muskeln: Ist mein Gesicht entspannt? Meine Bauchmuskeln? Sind die Rückenmuskeln und der Nacken locker oder verkrampft? Fühlt sich mein Körper weich oder fest an – angespannt oder entspannt?*

▶ *Beobachten Sie Wärmeempfindungen: Sind meine Hände kalt oder warm? Und die Füße? Ist mir angenehm warm oder friere / schwitze ich?*

Sie können ganz konkret mit Ihrem Körper kommunizieren. Wenn Sie auf ihn hören, werden Sie staunen, was er Ihnen alles zu sagen hat. Und je intensiver Sie mit und in Ihrem Körper leben, desto wohler werden Sie sich fühlen.

Die Kunst des Loslassens

Loslassen ist schwerer als Festhalten. Doch nichts befreit so gründlich von Spannungen wie die Kunst des Loslassens. Um sich körperlich und seelisch wohl fühlen zu können, muss man wissen, wie man sich entspannt. Das klingt einfach – entspannen, loslassen, die Seele baumeln lassen; doch wie man wirklich abschaltet, das wissen nur wenige.

Es gibt viele gute Entspannungsmethoden, etwa Yoga oder autogenes Training. Wenn Sie genug Zeit haben, können Sie einen entsprechenden Kurs besuchen. Aber es geht natürlich auch anders: Tatsächlich ist Entspannung eine menschliche Grundfähigkeit. Kleine Kinder können sich meistens noch sehr gut entspannen. Oder beobachten Sie einmal Ihren Hund oder Ihre Katze: Sie rollen sich einfach irgendwo zusammen und schlafen sofort ein.

Was Ihre Katze kann, können Sie auch! Und um sich gründlich zu entspannen, brauchen Sie sich nicht einmal zusammenzurollen. Die richtige Technik lernen Sie gleich. Zuvor nur noch

eines: Geistige Entspannung ist nicht von körperlicher zu trennen. Die Erfahrung hat gezeigt, dass es sehr schwer ist, den Geist direkt zu entspannen. Den Körper zu entspannen, fällt hingegen viel leichter. Das Gute daran: Wenn Sie sich täglich etwas Zeit nehmen, um Ihren Körper (und das bedeutet vor allem Ihre Muskeln) zu entspannen, werden Sie sich bald auch seelisch ausgeglichener fühlen. Das funktioniert tatsächlich. Wenn Sie es nicht glauben, dann probieren Sie es doch einfach aus.

Don't-stress-Exercise
∾ Die Intensiventspannung

Die Übung entspannt Körper und Seele besonders gründlich. Allerdings benötigen Sie dafür auch etwas Zeit – rund 15 Minuten sollten es schon sein. Mit ein wenig Übung können Sie sich dabei jedoch so gründlich erholen, als hätten Sie mehrere Stunden geschlafen.

Bevor es losgeht: *Sorgen Sie dafür, dass Sie ungestört sind. Legen Sie sich entspannt auf eine Decke, und zwar auf den Rücken. Decken Sie sich mit einer zweiten Decke zu. Schließen Sie die Augen. Die Beine sind leicht gespreizt, die Füße fallen locker zur Seite. Die Arme liegen entspannt neben dem Körper, die Handflächen zeigen nach oben.*

Kurz-Check: *Kontrollieren Sie kurz Ihren körperlichen Zustand. Wie fühlen Sie sich? Sind Ihnen Anspannungen bewusst? Spüren Sie, wie Ihr Körper vom Boden getragen wird?*

Muskeln an- und entspannen: *Spannen Sie nun die verschiedenen Muskelgruppen kräftig an: Halten Sie die Spannung jeweils einige Sekunden,* und entspannen Sie die Muskeln dann wieder. Wiederholen Sie das mit jedem Muskel 2- bis 3-mal, und kombinieren Sie die Übung mit dem Atem: Spannen Sie ausatmend an, und entspannen Sie sich einatmend.

▶ Zuerst das rechte Bein: Spannen Sie Wade und Oberschenkel fest an. Ziehen Sie dazu die Zehen an, und drücken Sie das Bein in den Boden. Während Sie das Bein anspannen, atmen Sie langsam aus – mindestens 6 Sekunden. Einatmend das Bein wieder entspannen. Noch einmal: Das Bein mit dem Ausatmen fest anspannen und dann wieder gründlich entspannen. Wiederholen Sie das auch mit dem linken Bein.

▶ Jetzt das Gleiche mit den Armen: Erst den rechten Arm anspannen. Eine Faust machen und den Arm »in den Boden drücken« – dabei ausatmen. Einatmend alle Armmuskeln entspannen und das Ganze noch 1- oder 2-mal wiederholen. Ebenso mit dem linken Arm.

▶ Spannen Sie nun Po und Bauchmuskeln an: Atmen Sie aus, ziehen Sie dabei die Pobacken zusammen, drücken Sie den unteren Rücken in den Boden, und spannen Sie die Bauchmuskeln bewusst an. Einatmend loslassen und das Anspannen dann nochmals wiederholen.

▶ Jetzt Schultern und Nacken entspannen. Ziehen Sie die Schultern fest nach oben, und spannen Sie den Nacken an, indem Sie den Kopf ca. 1 Zentimeter vom Boden abheben – atmen Sie dabei langsam aus. Mit dem Einatmen den Kopf wieder ablegen und die Schultern sinken lassen. Gründlich entspannen und mindestens 1-mal wiederholen.

▶ Last but not least: das Gesicht! Ziehen Sie alle Gesichtsmuskeln mit dem Ausatmen fest zusammen. Machen Sie ein verkniffenes Gesicht – als ob

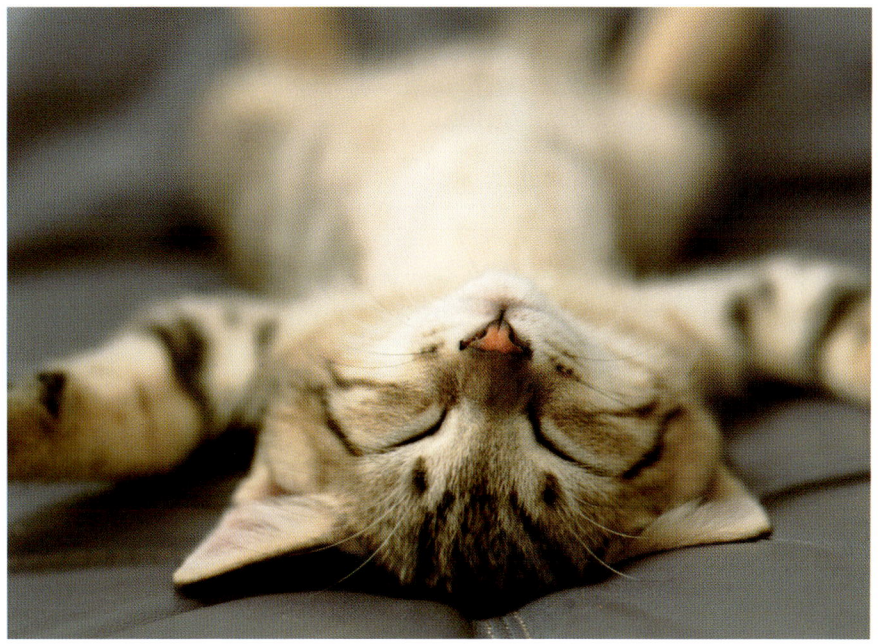

Sie in eine Zitrone gebissen hätten. Entspannen Sie das Gesicht dann mit dem Einatmen, und spüren Sie nach, wie alle Anspannungen verschwinden. Wiederholen Sie dies mindestens 1-, aber besser noch 2-mal.

Die Schwerkraft wirken lassen: Nach den kurzen Anspannungsphasen können sich alle Ihre Muskeln besonders tief entspannen. Lassen Sie alle Spannungen bewusst los. Spüren Sie, wie Ihr Körper auf dem Boden aufliegt? Lassen Sie sich tragen. Geben Sie alle Belastungen mit dem Ausatmen an den Boden ab. Und vor allem: Genießen Sie! Beispielsweise das Gefühl, jetzt nichts tun oder festhalten zu müssen. Oder die Schwere des Körpers. Wenn Ihr Körper sich warm anfühlt, was wahrscheinlich ist, sollten Sie auch diese Wärme genießen. Und genießen Sie auch die Gleichmäßigkeit Ihres Atems: Lassen Sie ihn einfach sanft ein- und ausströmen. Bleiben Sie einige Zeit in dieser tiefen Entspannung.

Viele Tiere beherrschen die Kunst absoluter, tiefer Entspannung – vor allem Katzen. Lassen Sie sich inspirieren! Schon dabei zuzuschauen, wie eine Katze sich entspannt, trägt erheblich zu Ihrer eigenen Entspannung bei.

Langsam beenden: *Nehmen Sie sich Zeit, um wieder in den Alltag zurückzukehren. Halten Sie die Augen noch eine Weile geschlossen, und strecken Sie sich gründlich durch. Dehnen Sie die Arme nach oben. Räkeln Sie sich genüsslich. Atmen Sie einige Male tief durch, und öffnen Sie dann erst die Augen.*

Don't-stress-Exercise
∾ Die Blitzentspannung

In tiefer Entspannung kommen die Gehirnwellen zur Ruhe – sie schalten von Beta auf Alpha um: Je langsamer die Gehirnwellen schwingen, desto weniger kann uns der Stress anhaben. Und das ist gut für Herz, Blutdruck und Immunsystem. Wissenschaftler bestätigen das – sie konnten beobachten, dass sogar Wunden in tiefer Entspannung schneller heilen.

Wenn Sie wenig Zeit haben, können Sie sich auch in 2 bis 3 Minuten entspannen. Das ist ganz einfach. Auch hierbei wird die einfache Methode »Entspannung durch Anspannung« genutzt. Nach einer Bergtour werden Sie sicher gut schlafen. Und zwar deshalb, weil Sie sich den Tag über richtig gefordert haben. Entspannung fällt immer leichter, wenn Sie die Muskeln zuvor anspannen. Sie können die Move & Relax®-Blitzentspannung jederzeit zwischendurch im Alltag ausführen – entweder im Stehen oder im Sitzen.

▸ *Atmen Sie langsam durch die Nase ein. Halten Sie den Atem anschließend etwa 4 Sekunden lang an. Währenddessen winkeln Sie die Arme an, schließen die Hände ganz fest zu Fäusten und drücken die Oberarme kräftig zum Oberkörper. Ziehen Sie dabei die Schultern nach hinten. Gleichzeitig heben Sie die Schultern in Richtung Ohren. Außerdem noch die Bauchmuskeln anspannen – den Bauch dazu leicht nach innen ziehen. Nach 4 Sekunden atmen Sie aus und entspannen gleichzeitig alle Muskeln – Hände, Schultern und Bauchmuskeln.*

▸ *Machen Sie eine kurze Pause, und wiederholen Sie die Technik dann noch 2-mal.*

Mehr Mut zur Faulheit

Im Alltag gibt es viele Gelegenheiten, faul zu sein. Für eine kurze Relaxeinheit können Sie Folgendes tun:

▸ Sich aufs Sofa legen
▸ Ein Buch lesen
▸ Ihre Lieblings-CD anhören
▸ Einen guten Freund anrufen
▸ Eine Tasse Tee trinken (usw.)

Und das sollten Sie auch! Faulsein ist nämlich eine wichtige Disziplin in der Kunst des Loslassens. Oft plagt uns das schlechte Gewissen, wenn wir »die Zeit vertrödeln«, anstatt unsere Aufgaben zu erledigen. Dabei sind Auszeiten äußerst wertvoll für Körper und Seele. Beim Nichtstun können Sie Ihre Energietanks gründlich auffüllen. In Ruhepausen werden nicht nur neue Kräfte gesammelt – der ganze Organismus regeneriert sich, und Heilungsprozesse werden beschleunigt.

Aber auch das Gehirn funktioniert im entspannten Zustand besonders gut. Jede Erholungsphase, die Sie sich gönnen, erfrischt Ihre Gehirnzellen – mit positiven Folgen für Ihr Gedächtnis und Ihr Konzentrationsvermögen.

Haben Sie den Mut, mit gutem Gewissen nichts zu tun? Wollen Sie sich kleine Auszeiten gönnen, um Ihre Gesundheit zu schützen? Möchten Sie Ihren Wellnessfaktor erhöhen, indem Sie ab und zu hemmungslos faul sind?

Wenn ja – dann gibt es da vielleicht noch ein kleines Problem. Bewusst faul sein ist nämlich gar nicht so leicht. Schließlich sind wir es ge-

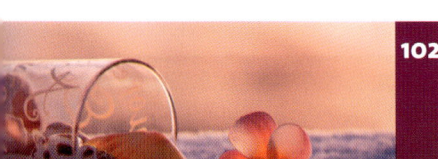

wöhnt, von morgens bis abends auf Trab zu sein. Der Philosoph Blaise Pascal schrieb: »Ich habe entdeckt, dass alles Unglück der Menschen von einem Einzigen herkommt; dass sie es nämlich nicht verstehen, in Ruhe in einem Zimmer zu bleiben.« Stimmt! Doch wie so oft gilt auch für die Faulheit: Übung macht den Meister …

Don't-stress-Exercise

∽ Faul sein und nichts tun

Nehmen Sie sich regelmäßig etwas Zeit, um gar nichts zu tun. 2 bis 3 Minuten genügen bereits. Ausruhen ist eine Kunst. Für kleine Ruhepausen genügt es zwar, einen Kaffee zu trinken, Zeitung zu lesen oder mit einem netten Menschen zu telefonieren – doch »professionelles Nichtstun« geht noch einen Schritt weiter: Wo Sie die folgende Faulheitstechnik üben, ist egal. Das kann z. B. zu Hause auf dem Sessel, auf einer Parkbank oder in der Badewanne sein. Einzige Regel: Gar nichts tun! Jede noch so kleine Aktivität vollkommen einstellen. Und so geht's:

- ▶ *Schalten Sie Telefon und Handy aus.*
- ▶ *Konzentrieren Sie sich ganz und gar auf das Hier und Jetzt.*
- ▶ *Sprechen Sie nicht.*
- ▶ *Lesen Sie nicht.*
- ▶ *Schalten Sie weder den Fernseher noch das Radio ein.*
- ▶ *Grübeln Sie nicht.*
- ▶ *Entspannen Sie Ihren Körper und auch Ihre Gedanken.*

Sie werden sehen, dass das ruhige und entspannte Atmen anfangs gar nicht so leicht fällt. Schaffen Sie drei Minuten? Wenn ja, dann haben Sie eine gute Begabung zum Lebenskünstler!

Breath & Relax – den Stress wegatmen

Sie wollen sich schnell entspannen und Stress abbauen? Dann nutzen Sie doch einfach die Kraft Ihres Atems. Das hat einige Vorteile: Atemübungen sind leicht, wirkungsvoll, und vor allem können Sie überall üben, da Sie Ihren Atem immer dabeihaben. Unser Atem ist sehr intelligent. Nicht nur, dass er alle Zellen mit Sauerstoff versorgt und uns am Leben hält, er passt sich auch allen Situationen flexibel an. Im Schlaf atmen wir anders als beim Jogging. Und wenn wir aufgeregt oder wütend sind, atmen wir schneller, als in entspannten Augenblicken.

Der Atem bildet die Brücke zwischen Körper und Seele. Durch ihn können Sie beides beeinflussen: Sie wollen Ihren Körper entspannen und Muskelverspannungen lösen? Dann beruhigen Sie Ihren Atem! Sie möchten Ängste loswerden und zu innerer Ruhe finden? Auch dann sollten Sie Ihren Atem zur Ruhe kommen lassen.

Relaxtipp – ruhig und langsam atmen

Die einfachste Möglichkeit, in gereizten Momenten die Nerven zu bewahren, besteht darin, den Atem zu verlangsamen. Das Prinzip ist einfach: Wenn Hektik, Stress und Leistungsdruck unseren Tag beherrschen, stockt unser Atem – er wird flach und hastig. Dabei verbrauchen wir eine Menge wertvoller Energie. Im Gegensatz dazu strömt unser Atem ruhig und tief, wenn wir gelassen und heiter sind.

Umgekehrt funktioniert das erstaunlicherweise auch: Indem Sie den Atem langsamer und tiefer werden lassen, erhöhen Sie Ihr Wohlbefinden. Und die beste Methode, den Atem zu verlangsamen, besteht darin, länger auszuatmen.

Atmen Sie zunächst ganz normal, und beginnen Sie dann, etwas länger auszuatmen. Am einfachsten, indem Sie das Ausatmen »bremsen«: Atmen Sie dazu durch die Nase ein. Atmen Sie dann durch den leicht geöffneten Mund aus, und lassen Sie dabei ein langgezogenes »Sch« oder »Sss« erklingen. Durch das sanfte Zischen wird der Atem ganz von selbst langsamer.

Also – immer wenn's brenzlig wird: normal durch die Nase einatmen und auf »Sch« oder »Sss« ausatmen – und zwar mindestens 8 Sekunden lang. Wiederholen Sie dies einige Male. Stellen Sie sich gleichzeitig vor, wie Sie alle Anspannungen und negativen Emotionen mit dem Ausatmen loslassen.

> Auch das Gähnen versorgt unseren Körper mit Sauerstoff. Es ist gewissermaßen die tiefste Form des Atmens. Eine kleine »Gähnübung« zwischendurch wirkt also auch Wunder in puncto Konzentrationsfähigkeit und geistige Frische.

Don't-stress-Exercise
∾ So füllen Sie alle Lufttanks

Viele Menschen atmen sehr flach. Doch nur wenn die ganze Lunge aktiv wird, werden die Zellen optimal mit Sauerstoff versorgt. Dazu müssen sowohl die unteren als auch die seitlichen und oberen Lufttanks regelmäßig durchgelüftet werden – Bauch, Flanken und Brust.

Probieren Sie das am besten im Liegen aus. Legen Sie sich auf den Rücken, winkeln Sie die Beine an, und stellen Sie die Füße auf. Legen Sie anschließend eine Hand auf den Bauch und die andere auf die Brustmitte.

▶ *Atmen Sie zunächst tief aus. Atmen Sie dann ganz langsam und fließend durch die Nase ein. Lassen Sie dabei eine Atemwelle entstehen: Erst atmen Sie in den Bauch – spüren Sie mit der Hand, wie die Bauchdecke sich sanft hebt – dann lassen Sie den Atem seitlich in die Flanken weiterwandern. Dabei dehnen sich die Rippen. Am Ende der Einatmung atmen Sie in den Brustkorb – spüren Sie mit der Hand, wie er sich etwas weitet.*

Wichtig: Alle drei Phasen sollten in eine sanfte, wellenförmige Atembewegung zusammenfließen und nahtlos ineinander übergehen.

▶ *Sobald Ihre ganze Lunge mit Luft gefüllt ist, atmen Sie langsam aus – so lange, bis kein bisschen Luft mehr übrig ist. Wiederholen Sie dies ca. 4- bis 5-mal.*

Don't-stress-Exercise
∾ Die Relaxatmung

Sie brauchen ganz auf die Schnelle eine Relaxeinheit? Kein Problem: Die Relaxatmung können Sie überall und jederzeit ausführen. Im Liegen und Sitzen ist es besonders leicht, zur Not können Sie sie aber auch beim Stehen oder Gehen einsetzen.

Die Technik ist einfach: Atmen Sie doppelt so lange aus wie ein. (Bei dieser Übung atmen Sie nur durch die Nase ein und aus.) Anfangs sollten Sie 4 Sekunden ein- und 8 Sekunden ausatmen. Zählen Sie dabei innerlich langsam bis 4, während Sie ein-, und bis 8, während Sie ausatmen.

Mit der Zeit können Sie das Atmen noch weiter vertiefen, indem Sie 5 Sekunden ein- und 10 Sekunden ausatmen. Einige Male wiederholen.

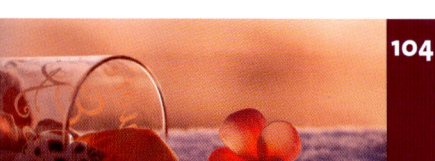

Don't-stress-Exercise

∽ Die Poweratmung

Sie fühlen sich ausgepowert und er-schöpft? Dann tanken Sie doch einfach auf – am besten mit der Poweratmung. Dabei halten Sie die Luft einige Sekun-den lang an. Der Effekt: Ihr Körper kann den aufgenommenen Sauerstoff be-sonders gut verwerten, und gleichzeitig werden schädliche Toxine abgebaut. Die Power-atmung ist eine effektive Antistresstechnik, die Sie zwischendurch jederzeit anwenden können. Über-treiben Sie es jedoch nicht. Anfangs sollten Sie die Poweratmung höchstens 3-mal täg-lich ausführen. Am späteren Abend ist es besser, auf die Übung zu verzichten. Bei empfindlichen Personen kann es sonst durch die energieaufladenden Wirkungen zu Schlafstörungen kommen.

Und so wird's gemacht: Atmen Sie 4 Sekun-den lang durch die Nase ein. Halten Sie den Atem dann 4 Sekunden lang an, und atmen Sie schließlich 8 Sekunden lang sanft durch den Mund aus. Wiederholen Sie diesen Zyklus an-fangs 2- bis 3-mal, später ruhig etwas öfter und mit längerem Zyklus.

Stretch & Relax – locker durch Dehnen

Beweglichkeit ist ein wichtiger Fitnessaspekt. Um die Beweglichkeit zu erhöhen, werden Stret-chingübungen im Sport vielfältig eingesetzt – etwa als Warm-up, um die Muskeln auf Belas-tungen vorzubereiten, oder nach dem Training, um locker zu bleiben. Die Move & Relax®-Fitness-übungen wie Energy-Walking oder die Power-Exercises sind so sanft, dass Sie kein spezielles Aufwärmtraining brauchen. Allerdings schadet eine kleine Stretchingrunde weder vor noch nach dem Training.

Darüber hinaus gibt es aber jede Menge Mög-lichkeiten, sich zu räkeln, zu dehnen und zu strecken. Beispielsweise gleich nach dem Auf-wachen, während Sie noch im Bett liegen, oder zwischen zwei Schreibtischsitzungen. Machen Sie es wie die Katzen. Sie folgen einem festen Dehnritual und sind wahre Stretchingmeister.

Von Schnauze bis Schwanz gibt es keine Stelle, die dabei nicht gründlich durchgedehnt wird. Gar nicht so dumm! Denn Stretching hat viele Vorteile:

▶ Es erhöht die Flexibilität und wirkt einer Ver-kürzung der Muskeln entgegen.
▶ Es regt die Durchblutung der Muskeln an.
▶ Es schützt sowohl die Gelenke als auch die Sehnen vor Verletzungen.
▶ Es wirkt Verschleißerscheinungen entgegen.
▶ Es macht die Bewegungen geschmeidig.
▶ Es beschleunigt die Erholungsphase.
▶ Es verbessert die Form der Muskeln.

Dehnen Sie sich jung!

Stretching ist eine einfache Anti-Aging-Strate-gie. Wenn wir nichts unternehmen, nimmt un-sere Beweglichkeit mit dem Alter immer mehr

Auch wenn Sie regelmäßig Yogaübungen machen, bleibt Ihr Körper beweglich und Ihre Muskeln und Sehnen ge-schmeidig. Damit wird der Be-wegungsapparat insgesamt gestärkt, und Rückenschmer-zen oder Verletzungen haben kaum noch eine Chance.

ab. Die Steifheit des Körpers ist bei alten Menschen typisch. Eine einfache Möglichkeit, jung und vital zu bleiben, besteht also darin, den Körper »weich und biegsam« zu halten. Denn wir sind immer so alt wie unsere Gelenke. Und es gibt auch 80-Jährige, die erstaunlich flexibel sind – nicht nur körperlich, sondern auch geistig.

Das Stretch & Relax-Programm hält alle Gelenke, Bänder und vor allem auch die Wirbelsäule flexibel. Das hält jung und fit. Und das Beste: Die Übungen sind überhaupt nicht anstrengend, sondern sogar ausgesprochen entspannend.

Verbessertes Körpergefühl

Stretching ist eine gute Möglichkeit, das Körperbewusstsein zu verbessern. In der Dehnung kann man den eigenen Körper besonders gut spüren. Nicht umsonst wird auch im Yoga so viel Wert auf Dehnungen gelegt. Und dabei geht es schließlich nicht um Akrobatik, sondern um Achtsamkeit und Meditation. Die Stretch & - Relax-Exercises haben insofern eine gewisse Ähnlichkeit mit Yoga, als es dabei auch nicht um

äußere Leistung geht. Ziel sind Wohlbefinden und Entspannung – mit »Verrenken« hat das Ganze also überhaupt nichts zu tun.

Durch Stretch & Relax können Sie sich in Ihrem Körper bald ein ganzes Stück wohler fühlen. Sie entwickeln ein besseres Gefühl für Ihre Haltung, spüren Verspannungen rascher auf, können schneller auf die Bedürfnisse Ihres Körpers reagieren und sich dadurch eine Menge Ärger ersparen.

Die Stretch & Relax-Exercises

Bevor Sie sich »lang machen«, sollten Sie einige kleine Spielregeln kennen. Die wichtigste: Ziel der Übungen ist Beweglichkeit und Entspannung. Und das bedeutet vor allem, dass Sie beim Üben keinen Stress aufkommen lassen. Und immer schön sanft und vorsichtig dehnen!

1. Prima, wenn Sie sich die Zeit nehmen, das ganze Programm auszuführen. Wenn nicht, ist es aber auch nicht schlimm. Suchen Sie sich einfach eine oder mehrere Stretchingübungen aus, um sich zwischendurch zu lockern.

2. Stretching bringt am meisten, wenn Sie sich regelmäßig etwas Zeit nehmen. Lieber jeden Tag 5 Minuten, als 1-mal im Monat 1 Stunde.

3. Für Stretch & Relax brauchen Sie Ruhe. Also: Telefon aus, Tür absperren und sich kurz in sein Schneckenhaus zurückziehen. Üben Sie auf einer Gymnastikmatte oder einer weichen Decke.

4. Kälte ist der natürliche Feind der Entspannung. Sorgen Sie für mollige Wärme, oder ziehen Sie sich wenigstens warm an. Apropos anziehen: Die Kleidung sollte bequem sein und nicht behindern – Schuhe, Krawatten oder einengende Gürtel vorher ablegen.

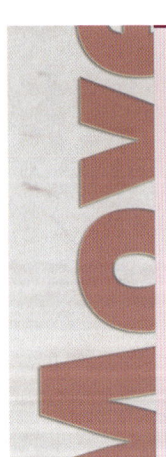

Stretching klassisch

Der chinesische Weise Lao Tse drückt den Zusammenhang zwischen Flexibilität und jugendlicher Frische sehr schön aus. Im Tao Te King schreibt er:

Weich und biegsam ist der Mensch, wenn er geboren wird,
starr und hart ist er, wenn er stirbt.
Weich und biegsam sind Gras und Baum, wenn sie jung sind,
starr und hart, wenn sie sterben.
So sind also Härte und Starrheit
Gefährten des Todes;
Weichheit und Biegsamkeit
Gefährten des Lebens.

Die richtige Stretch & Relax-Technik

Das Stretch & Relax-Programm dient dazu, abzuschalten, die Flexibilität zu erhöhen, die Muskeln zu entspannen und das Körperbewusstsein zu verbessern. Dazu müssen Sie sanft und bewusst vorgehen – am besten, indem Sie das Dehnen mit dem Atem verbinden. Dabei ist es besonders wichtig, dass Sie durch die Nase ein- und durch den Mund ausatmen, denn so löst sich der Stress am schnellsten in Luft auf.

▶ Richten Sie Ihre Aufmerksamkeit in den Körperbereich, den Sie dehnen wollen. Üben Sie einfühlsam – nicht wie ein Roboter.

▶ Gehen Sie langsam und vorsichtig in die Dehnung. Atmen Sie dabei aus. Achten Sie auf Ihre natürliche Dehngrenze. Ein bisschen ziehen darf es – aber keinesfalls wehtun!

▶ In der Dehnung atmen Sie doppelt so lange aus wie ein, denn das fördert die Entspannung: Atmen Sie 4 Sekunden durch die Nase ein und 8 Sekunden durch den leicht geöffneten Mund aus. Wiederholen Sie dies anschließend noch einmal: 4 Sekunden ein-, 8 Sekunden ausatmen. Insgesamt halten Sie die Dehnung also 24 Sekunden. Das genügt vollkommen.

▶ Lösen Sie die Dehnung sanft und fließend, und machen Sie eine kurze Pause. Es genügt, jede Stretchingübung 1-mal durchzuführen. Wenn Sie viel Zeit für ein Verwöhnprogramm haben, sollten Sie jede Dehnung 2-mal ausführen.

Don't stress – die Top Ten

1. Haben Sie den Mut, faul zu sein! Gönnen Sie sich regelmäßig etwas Zeit, um gar nichts zu tun.

2. Loslassen! Entspannen Sie sich. Bevor Sie die Nerven verlieren, sollten Sie es mit der Move &

Relax-Intensiventspannung probieren. Oder mit der Blitzentspannung, wenn es schnell gehen soll (siehe Seite 102).

3. Atmen Sie den Stress einfach weg! Der einfachste Trick: Verlängern Sie die Ausatmung. Atmen Sie etwa doppelt so lange aus wie ein.

4. Bewegen Sie sich regelmäßig! Bewegung ist eine gute Möglichkeit, Stress abzubauen. Doch Vorsicht: Achten Sie auf die richtige Dosis!

5. Stretch & Relax! Dehnübungen befreien Körper und Seele von Anspannungen. Genießen Sie es, Ihre Muskeln öfter einmal richtig »lang zu machen«.

6. Feel your Body! Stress entsteht meist durch die eigenen (negativen) Gedanken. Einfaches Gegenrezept: Raus aus dem Kopf und hinein in den Körper. Versuchen Sie zu spüren, was Ihr Körper braucht.

7. Genießen Sie das Leben! Finden Sie heraus, was Ihnen wirklich Spaß macht, und nehmen Sie sich dann unbedingt genug Zeit dafür.

8. Sorgen Sie für eine gute Nacht! Schlaf tankt Körper und Seele mit neuen Energien auf. Schlafen Sie ausreichend, und vermeiden Sie Schlafstörer wie Kaffee, Heizungsluft und üppige Mahlzeiten am späten Abend.

9. Bewahren Sie die Ruhe! Wenn Sie gelassen bleiben wollen, müssen Sie sich dafür entscheiden. Nehmen Sie sich vor, sich nicht mehr so leicht aus der Ruhe bringen zu lassen – wenigstens an einem Tag in der Woche.

10. Verwöhnen Sie sich! Bauen Sie kleine Inseln der Ruhe in Ihren Alltag ein. Heiße Bäder, betörende Düfte, entspannende Musik oder etwas Zeit für eine Tasse Tee – all das ist Balsam für die Seele.

Stellen Sie sich doch einmal ein richtiges Wellnesswochenende zusammen! Gönnen Sie sich den Luxus, und machen Sie an diesem Wochenende nur, was Ihnen Spaß macht und gut tut: Verwöhnbäder, Massagen (alleine oder zu zweit), lange Waldspaziergänge, Meditations- oder Yogaübungen, Ihre Lieblingsmusik oder das Buch, das Sie immer schon einmal lesen wollten.

Don't stress
Die acht Stretch & Relax-Exercises

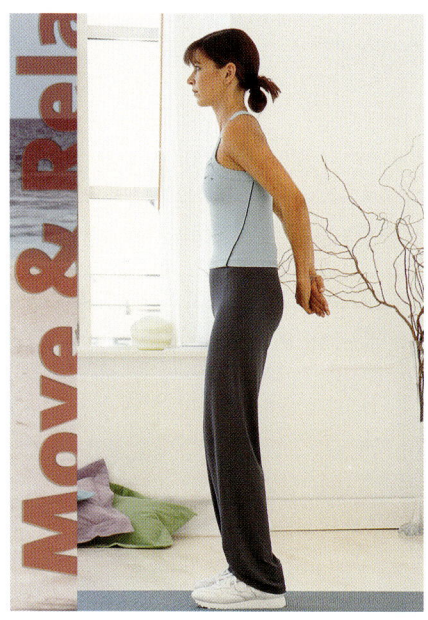

Schultern und Brust dehnen

Aufrecht stehend die Knie ganz leicht gebeugt halten. Die Hände hinter dem Po verschränken. Jetzt die gestreckten Arme langsam und sanft hinter dem Rücken nach oben führen – bis zur Dehngrenze.

In der Endstellung Brust und Schultern bewusst sanft nach hinten ziehen. Nach 24 Sekunden die Arme wieder langsam sinken lassen.

Die Waden lang machen

Aufrecht stehend mit dem rechten Bein einen großen Schritt nach vorn machen. Das rechte Bein ist gebeugt – das Knie ragt dabei jedoch nicht über die Zehen hinaus. Mit den Händen auf dem rechten Oberschenkel abstützen. Becken und Oberkörper werden jetzt nach vorn verlagert, das Körpergewicht ruht auf dem vorderen Bein. Dabei wird die linke Wade ganz von selbst gedehnt.

Wichtig: Das hintere Bein sollte durchgestreckt sein, beide Füße bleiben mit der ganzen Fußsohle am Boden. Die linke Ferse wird bewusst zum Boden gedrückt. Nach 24 Sekunden die Beinhaltung wechseln und mit dem anderen Bein wiederholen.

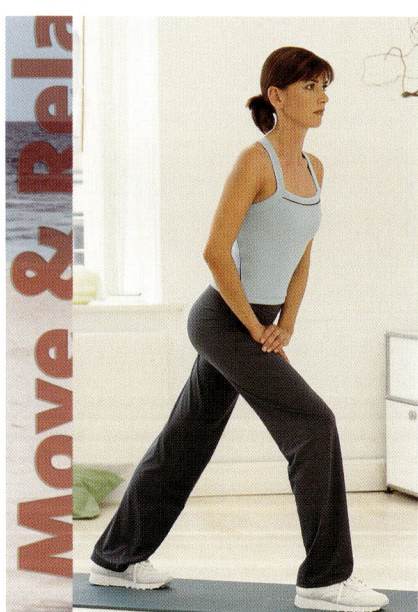

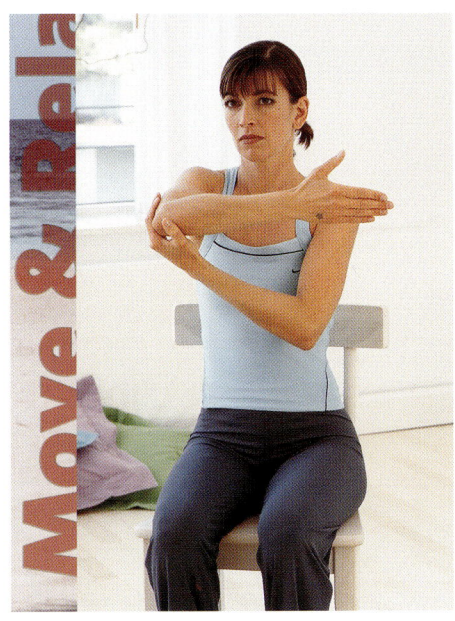

Lockere Schultern

Im Sitzen oder Stehen den rechten Arm in Brusthöhe im rechten Winkel nach vorn strecken. Die Handfläche zeigt zum Oberkörper. Jetzt mit der linken Hand den rechten Ellbogen von unten umfassen.

Mit dem Ausatmen in die Dehnung gehen. Dazu den rechten Arm mit der linken Hand vorsichtig zur linken Schulter in Richtung Körper ziehen. Der Kopf bleibt in der Mitte. Nach 24 Sekunden wieder lösen.

Die Brust weiten

Aufrecht stehend den Rücken gerade halten. Das Kinn etwas nach unten ziehen, um den Nacken leicht zu dehnen. Die Arme im rechten Winkel in Brusthöhe vor den Körper heben. Die Handflächen sind dem Oberkörper zugewandt.

Jetzt mit dem Ausatmen in die Dehnung gehen. Dazu werden beide Arme seitlich so weit wie möglich nach außen und hinten geführt. 24 Sekunden in der gedehnten Stellung bleiben. Die Schulterblätter dabei nach unten und zusammenziehen. Vorsicht: Gehen Sie in der Endstellung nicht ins Hohlkreuz. Rücken und Nacken bleiben aufrecht – der Blick geht zum Boden. Am Ende die Arme wieder langsam zur Mitte führen.

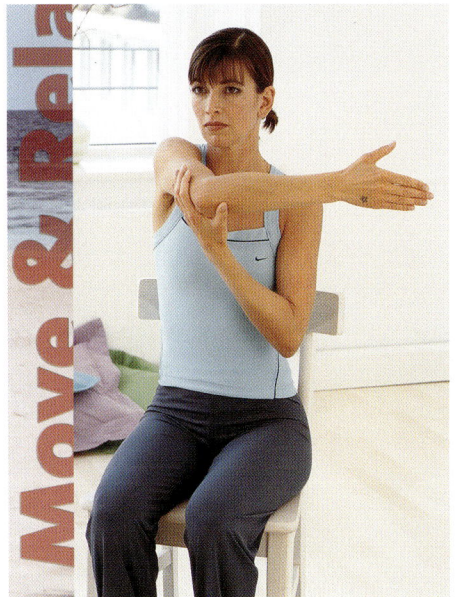

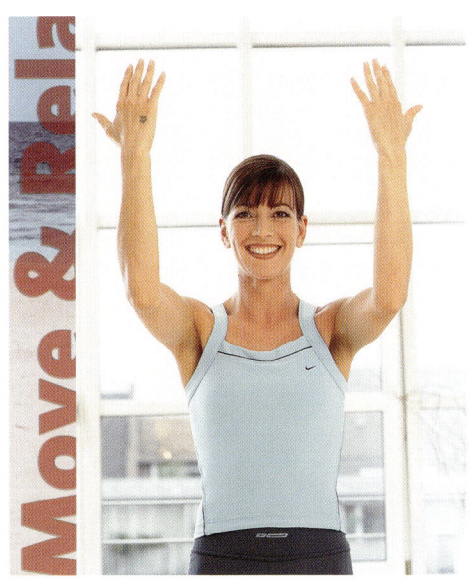

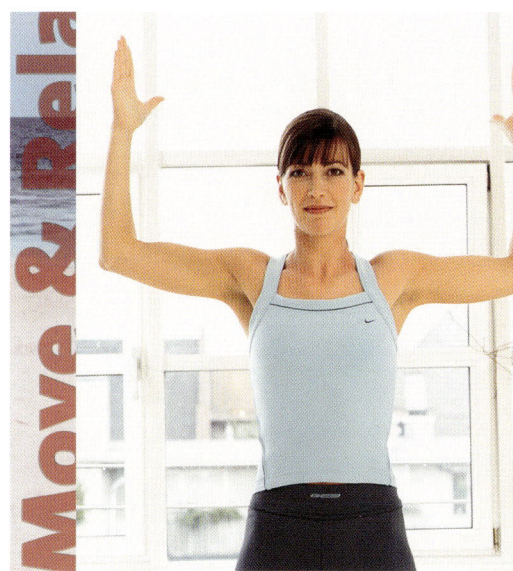

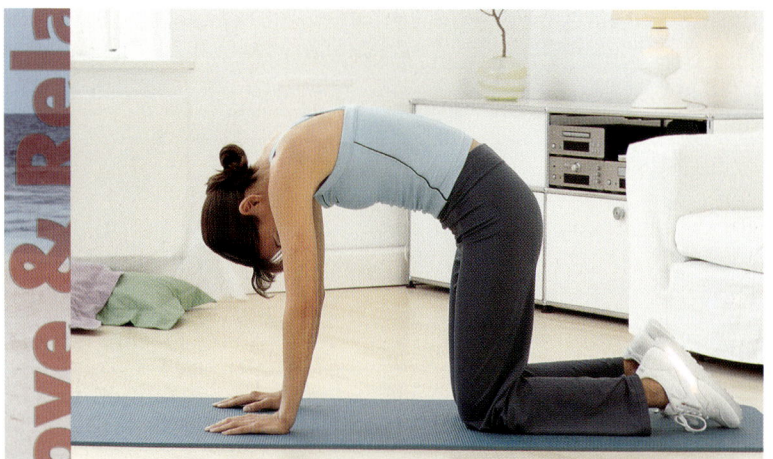

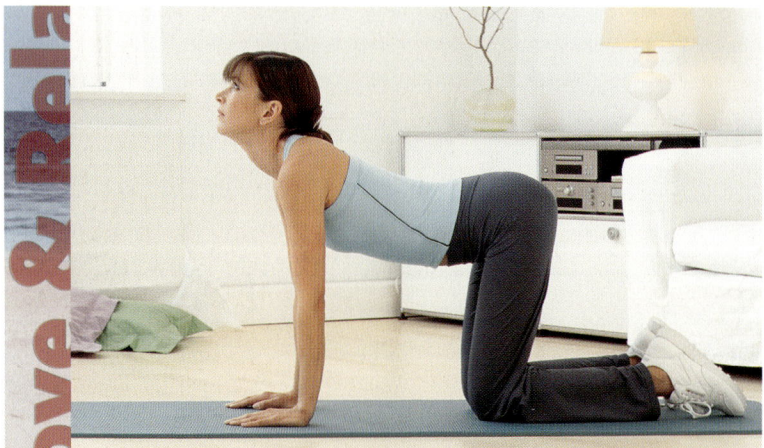

Entspannter Rücken

Diese Übung ist Balsam für den Rücken. Sie besteht aus zwei Phasen: dem »Katzenbuckel« und dem »Pferderücken«.

Ausgangsstellung ist der Vierfüßlerstand. Der Rücken ist waagerecht, Ober- und Unterschenkel bilden einen 90-Grad-Winkel. Die Beine sind leicht geöffnet, die Hände unter den Schultern, die Ellbogen etwas gebeugt. Achten Sie auf die richtige Grundspannung: Dazu ziehen Sie den Bauch leicht ein, spannen die Bauchmuskeln an und dehnen den Nacken.

Phase 1 – Katzenbuckel: Machen Sie den Rücken möglichst rund. Führen Sie dazu den Kopf sanft zur Brust, und ziehen Sie den Bauchnabel ein. Wölben Sie vor allem den unteren Rücken, und kippen Sie die Hüften in Richtung Kopf. Halten Sie die Dehnung 24 Sekunden lang, und gehen Sie dann in die Ausgangsstellung zurück.

Phase 2 – Pferderücken: Nach einer kurzen Pause folgt die Gegendehnung. Aus dem Vierfüßlerstand heben Sie den Kopf leicht in den Nacken. Schauen Sie dabei in Richtung Decke. Gleichzeitig strecken Sie den Po etwas heraus und machen ein leichtes Hohlkreuz. Wichtig dabei ist, dass Sie die Spannung in den Bauchmuskeln halten und die Ellbogen nicht durchdrücken. Atmen Sie entspannt nach dem Stretch & Relax-Prinzip: Atmen Sie 4 Sekunden ein- und 8 Sekunden aus, und wiederholen Sie diesen Atemzyklus 2-mal. Legen Sie sich anschließend auf den Bauch, und entspannen Sie sich kurz.

Don't stress
Die acht Stretch & Relax-Exercises

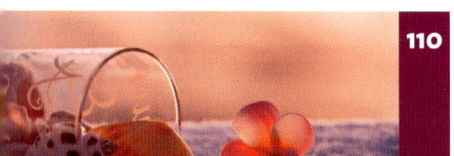

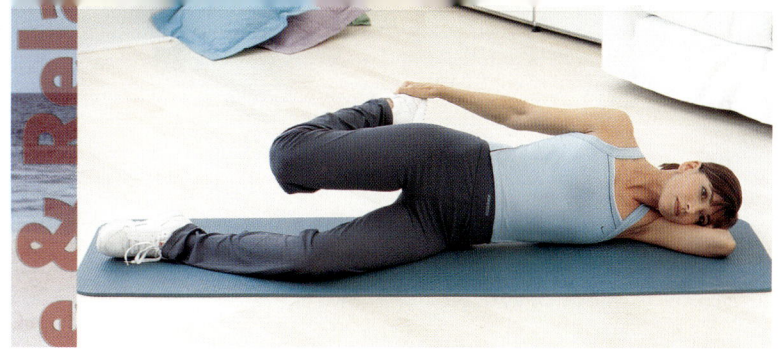

Vordere Oberschenkel dehnen

Legen Sie sich auf die linke Seite. Winkeln Sie den linken Arm unter dem Kopf an. Die Beine sind etwas angewinkelt, das rechte liegt entspannt auf dem linken.

Dehnen Sie jetzt den vorderen Oberschenkelmuskel des rechten Beins. Dazu winkeln Sie ihn nach hinten ab, fassen den Fußrücken mit der rechten Hand und ziehen die Ferse sanft in Richtung Gesäß. Spannen Sie dabei die Bauchmuskeln an, indem Sie den Bauch leicht nach innen ziehen. Die Hüften bleiben vorn, der Körper auf der Seite, ohne nach vorn oder hinten zu kippen. Führen Sie den Oberschenkel ein wenig nach hinten, bis Sie die Dehnung spüren. Die Beine bleiben parallel. Achten Sie auf Ihre Dehngrenze. Halten Sie die Position 24 Sekunden lang, und machen Sie anschließend einen Seitenwechsel.

Hintere Oberschenkel strecken

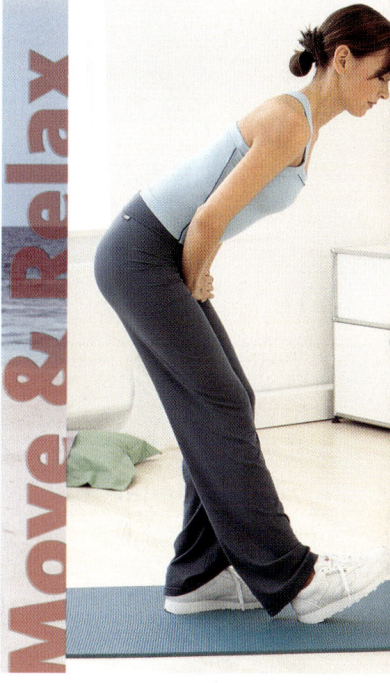

Stehen Sie aufrecht – die Füße sind parallel und schulterbreit auseinander, die Zehen zeigen nach vorn. Während Sie den Rücken und Nacken gestreckt lassen, stellen Sie die rechte Ferse auf den Boden (eine Fußlänge nach vorn) und ziehen die Fußspitze leicht in Richtung Oberkörper. Beugen Sie den Oberkörper in den Hüften langsam nach vorn, und verlagern Sie den Oberkörperschwerpunkt leicht nach hinten. Spannen Sie dabei die Bauchmuskeln an, wobei Sie den Bauchnabel leicht nach innen ziehen. Machen Sie den Rücken keinesfalls rund – lieber leicht ins Hohlkreuz gehen. Die Handflächen legen Sie locker auf den Oberschenkel – bitte nicht aufs Kniegelenk abstützen.

Bringen Sie den Oberkörper nur so weit nach unten, bis Sie ein deutliches Ziehen in den Kniekehlen bemerken. Halten Sie die Dehnung 24 Sekunden lang, und richten Sie den Oberkörper dann langsam wieder auf. Anschließend Seitenwechsel.

Nackenmuskeln lösen

Legen Sie sich flach auf den Rücken. Neigen Sie den Kopf etwas nach rechts. Legen Sie die rechte Hand über den Kopf, die Finger sollten dabei den oberen Rand des linken Ohrs berühren. Der linke Arm bleibt mit der Handfläche nach unten, gestreckt und nahe am Körper auf dem Boden liegen.

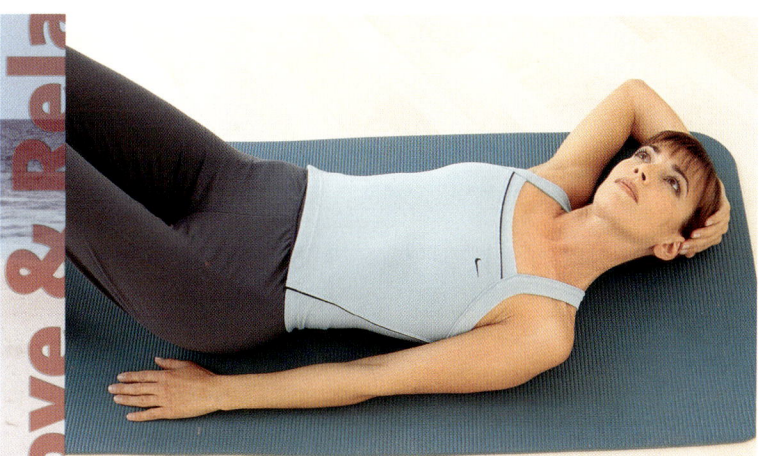

Beginnen Sie nun mit der Dehnung, indem Sie den Kopf vorsichtig nach rechts ziehen. Die rechte Hand unterstützt diese Bewegung, reißt aber nicht am Kopf. Achten Sie auf Ihre Dehngrenze. Das Gesicht bleibt während der ganzen Übung zur Decke gewandt und dreht sich nicht. Halten Sie die Dehnung 24 Sekunden lang. Anschließend Seitenwechsel.

Lockerung für Rücken, Oberschenkel und Nacken

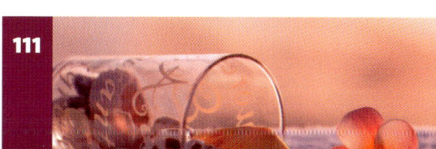

Wellnessoasen

Entspannen, zur Ruhe kommen und dem Stress die rote Karte zeigen? Das geht auch auf die Schnelle! Oft genügen schon wenige Minuten. Das Entscheidende ist, dass Sie sich ganz bewusst etwas Zeit für sich selbst nehmen. Auch und gerade inmitten eines allzu hektischen Alltags ist das wichtig.

Move & Relax® bietet Ihnen dazu kleine »Wellnessoasen« an: Einfache Verwöhnrezepte, die Ihnen helfen, immer wieder Inseln der Ruhe zu schaffen. So schonen Sie Ihre Nerven, tanken neue Energien und erhöhen Ihr Wohlbefinden. Schaffen Sie sich regelmäßig Ihre Relaxinseln. Nur so kommen Sie auf Dauer entspannt und mit guter Laune durch den Tag.

Don't-stress-Rezept – Wellnessdüfte für die Seele

Duftende Aromen verbessern die Stimmung innerhalb von Sekunden. Kein Wunder: Die Duftmoleküle regen Millionen von Riechnervenzellen an; blitzschnell werden die Nervenimpulse an das limbische System im Gehirn weitergeleitet, wo Gefühlshormone produziert werden. Durch den Einsatz angenehmer Aromen löst sich Stress schnell in Duft auf.

Aromatherapie heißt die Kunst, Körper und Seele durch Duftstoffe zu verwöhnen. Im Mittelpunkt stehen die ätherischen Öle. Das sind hochkonzentrierte Pflanzenessenzen aus Blättern, Blüten, Schalen oder Rinden. Die besten Stresskiller unter den wohlriechenden Tropfen sind:

Orange (Citrus sinensis) – wirkt aufmunternd und energiespendend

Zitrone (Citrus limon) – vertreibt allzu düstere Gedanken

Römische Kamille (Anthemis nobilis) – beruhigt Körper und Seele

Lavendel (Lavendula vera, Lavendula officinalis) – der Klassiker unter den Antistressdüften ist Balsam für die Nerven

Rose (Rosa damascena, Rosa centifolia, Rosa gallica) – weckt die Sinne und lässt depressive Verstimmungen verduften

Die einfachste und beliebteste Anwendung der ätherischen Öle ist die folgende: Träufeln Sie ca. 4 bis 5 Tropfen ätherisches Öl in eine Duftlampe (im Fachhandel erhältlich). Eine mit Wasser gefüllte Schale, die auf einem Stövchen steht, erfüllt übrigens den gleichen Zweck, ist aber weit weniger teuer. Lassen Sie die wohltuenden Düfte in Wohn- und Arbeitsräumen verdampfen. Jetzt müssen Sie nur noch tief durchatmen und entspannen.

Düfte – der Wellnessklassiker. Bei den ätherischen Ölen differenziert man grundsätzlich zwischen Kopf-, Herz- und Basisnoten. Die Kopfnoten (z. B. Zitrusöle) regen den Geist an und wirken erfrischend. Die Herznoten (z. B. Blütenöle) wirken ausgleichend und sinnlich anregend. Die Basisnoten schließlich (z. B. Harz- und Wurzelöle) kräftigen und stabilisieren.

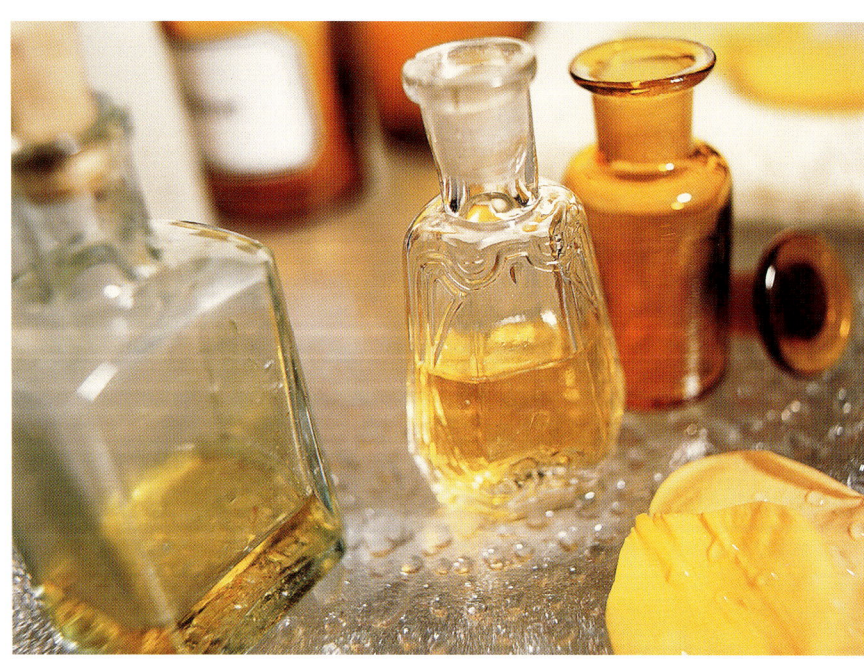

Don't-stress-Rezept – eine kleine Duftmassage

Apropos »ätherische Öle«: Die edlen Duftsubstanzen eignen sich auch sehr gut für die Massage. Das wussten die Ägypter schon vor rund 5000 Jahren. Aromamassagen entspannen die Muskeln und können der Seele Flügel verleihen.

Sie können negative Stimmungen ganz einfach wegmassieren. Wenn Sie die Möglichkeit haben, sich massieren zu lassen, dann zögern Sie nicht lange. Doch es geht auch ohne Partner:

▶ Vermischen Sie 2 Esslöffel Basisöl (z. B. Jojoba- oder Mandelöl) mit 3 bis 4 Tropfen ätherischen Öls. Für Massagen sind Orangen-, Rosen- oder Lavendelöl besonders empfehlenswert.

▶ Verteilen Sie etwas von der Mischung in Ihren Handflächen; massieren Sie Oberarme, Schultern, Nacken und den oberen Bereich der Brust mit sanften, kreisenden Bewegungen. Falls Sie auf verspannte Muskeln treffen, können Sie ruhig etwas kräftiger zupacken.

Übrigens: Die lösenden Wirkungen der Aromaölmassage entstehen nicht nur durch die bessere Durchblutung, sondern auch durch die Düfte. Aromamassagen verbessern die Laune also über Haut und Nase.

Don't-stress-Rezept – 24 Stunden lang ruhig und gelassen

Planen Sie jede Woche einen Ruhetag ein. Das muss kein Sonn- oder Feiertag sein. Es geht nur darum, dass Sie sich bewusst entscheiden, einen ganzen Tag lang die Ruhe zu bewahren. Komme, was wolle! Nehmen Sie sich morgens vor dem Aufstehen etwas Zeit, den Tag gedanklich durchzugehen. Was kommt auf Sie zu? Wen werden Sie treffen? Was müssen Sie erledigen? Ganz egal, was das ist – nehmen Sie sich beim Aufstehen vor: »Heute werde ich unter allen Umständen und bei allen Tätigkeiten Ruhe bewahren.« Lassen Sie diesen Tag im gemächlichen Rhythmus ablaufen.

Also: Ruhe bewahren! Schon beim Aufstehen, Anziehen und Zähneputzen. Dann beim Frühstücken – langsam essen! Und auf dem Weg zur Arbeit – nicht hetzen! Zwischendurch mal kontrollieren: »Bin ich noch entspannt? Ziehe ich die Schultern hoch? Fange ich gerade an, die Nerven zu verlieren?«

Falls nötig, sollten Sie wieder einen Gang zurückschalten, z. B. durch die »Relaxatmung« (siehe Seite 104). Oder einfach, indem Sie Sorgenfalten aus dem Gesicht verbannen und ein kleines Lächeln auf Ihre Lippen zaubern …

Don't-stress-Rezept – abwarten und Tee trinken

Mitten im Alltag zur Ruhe kommen und dabei Genuss und Entspannung miteinander verbinden? Warum nicht! Wie das geht, zeigen uns verschiedene Genusstraditionen: beispielsweise die Wiener Kaffeehauskultur, der englische Five-o'Clock-Tea, die japanische Teezeremonie oder unser Kaffeekränzchen.

Kaffee hat allerdings einen Nachteil: Er putscht auf und ist nichts für schwache Nerven. Mit Tee sieht die Sache schon anders aus. Vor allem grüner Tee, Kräutertees oder der aromatische Rotbuschtee eignen sich für eine kleine private Teezeremonie. Beim Teetrinken können Sie ganz schnell den Lärm der Welt vergessen. Dazu brauchen Sie nicht viel:

Rituale eignen sich übrigens generell hervorragend dazu, zur Ruhe zu kommen und sich zu entspannen. Bei den ritualisierten Abläufen müssen Sie nicht weiter nachdenken und können sich ganz auf den Kern der Sache – die Entspannung selbst – konzentrieren.

► Die richtige Atmosphäre: Eine bequeme Sitzmöglichkeit, eine Kerze, ein paar Blumen und auf Wunsch die passende Musik – so schnell ist eine Wohlfühlstimmung gezaubert.

► Schönes Teegeschirr: Wählen Sie ein Teeset, das Ihre Sinne befriedigt. Kanne und Tassen müssen nicht aus Porzellan sein. Vielleicht liegt Ihnen einfaches Geschirr mehr.

► Der richtige Tee: Ganz gleich, ob Sie lieber grünen, schwarzen oder Kräutertee trinken – er sollte Ihnen schmecken! Kaufen Sie gute Qualität, und süßen Sie nach Wunsch.

► Die innere Haltung: Teetrinken kann zu einer kleinen Meditation werden. Wichtig dabei ist, dass Sie durchatmen, sich entspannen und keine Hektik aufkommen lassen. Das gilt schon für die Zubereitung des Tees. Und natürlich vor allem für das Teetrinken. Entspannen Sie sich, und genießen Sie Ihre kleine Teezeremonie mit allen Sinnen. Riechen Sie das Teearoma, lassen Sie sich Zeit, die feinen Geschmacksnuancen zu entdecken, und beobachten Sie, wie sich das auf Ihre Stimmung auswirkt.

Don't-stress-Rezept – schlafen Sie gut (Teil 1)

Die Natur hat eine tolle Relaxstrategie erfunden: den Schlaf! Wie stressig der Tag auch gewesen sein mag – im nächtlichen Schlaf werden die Kraftspeicher wieder aufgefüllt. Körper und Seele haben jetzt Zeit, sich zu regenerieren. Allerdings funktioniert das nur, wenn wir tief und gut schlafen.

Wer oberflächlich und schlecht schläft, leidet besonders häufig unter Erschöpfung, Gereiztheit und Stimmungstiefs. Ein gesegneter Schlaf ist aber kein Zufall. Auch hier kann die richtige Strategie Wunder wirken. Im Folgenden finden Sie die besten »Gutenachttipps«:

► Lassen Sie den Abend ruhig ausklingen. Machen Sie einen kleinen Spaziergang, lesen Sie noch ein paar Seiten, oder genießen Sie ein schönes Bad.

► Vermeiden Sie am späten Abend fettreiche, belastende Speisen. Voller Bauch studiert nicht nur ungern, er schläft auch schlecht.

► Sorgen Sie möglichst für feste Zeiten, an denen Sie schlafen gehen und aufstehen. Wenn Sie im Rhythmus bleiben, fällt die Reise ins Land der Träume viel leichter.

► Verzichten Sie schon ab dem Nachmittag auf Kaffee. Auch größere Mengen Alkohol stören die nächtliche Ruhe. Ein Gläschen Bier kann als Schlaftrunk hingegen nicht schaden, denn Hopfen macht müde.

► Verbannen Sie Fernseher, Computer und andere geistige Reizmittel aus Ihrem Abendprogramm. Bilder- und Informationsfluten sind für das Bewusstsein abends besonders schwer verdaulich.

► Sorgen Sie für eine angenehme Schlafatmosphäre: Lüften Sie das Schlafzimmer, kaufen Sie sich eine gute Matratze und schöne Bettwäsche. Stellen Sie sich ein paar schöne, geruchsarme Blumen ins Schlafzimmer. Trockene Heizungsluft ist ein Schlafkiller. Die optimale Zimmertemperatur liegt zwischen 16 und 19 °C.

► Gehen Sie möglichst vor Mitternacht ins Bett. Schließen Sie den Tag bewusst ab, indem Sie eine Tagebuchnotiz machen oder die Ereignisse des Tages nochmals kurz vor Ihrem inneren Auge vorbeiziehen lassen.

Falls Sie unter anhaltenden Schlafstörungen leiden, sollten Sie Medikamente nur nach Rücksprache mit Ihrem Hausarzt einnehmen. Ihr Hausarzt kann auch klären, ob die Schlafstörungen eventuell organische Ursachen haben.

▶ Falls Lärm stört, hilft nur eins: Ohrenstöpsel benutzen!

Don't-stress-Rezept – schlafen Sie gut! (Teil 2)

Falls Sie Schlafstörungen trotz Befolgen der Gutenachttipps nicht in den Griff bekommen, sollten Sie ruhig etwas nachhelfen. Aber sanft! Medikamente sind nur in Ausnahmefällen und auf ärztliche Empfehlung sinnvoll. Meist hilft die Natur besser als Chemie. Probieren Sie aus, welches Schlafmittel aus der Naturapotheke bei Ihnen am besten wirken:

▶ Mit Lavendel ins Bett: Lavendel wird traditionell gegen Anspannungen und Schlaflosigkeit verwendet. In Südfrankreich – dem Land, in dem der Lavendel auf riesigen, violett leuchtenden Feldern blüht – werden überall Lavendelsäckchen angeboten. Die mit getrockneten Blüten gefüllten Baumwollsäckchen können Sie aber auch leicht selbst herstellen. Sie können z.B. einen Strumpf mit Lavendel füllen und diesen in die Nähe Ihres Kopfkissens legen. Oder Sie stellen sich eine mit Lavendelblüten gefüllte Schale auf den Nachttisch. Das sieht nicht nur schön aus, es beruhigt auch die Nerven.

▶ Warmes Öl für die Füße: Schlafstörungen gibt es schon lange. Kein Wunder, dass die Ayurveda-Ärzte im alten Indien vor über 4000 Jahren schon gute Schlafrezepte kannten. Beispielsweise warmes Sesamöl! 2 Esslöffel davon werden im heißen Wasserbad aufgewärmt. Mit dem Öl, das ruhig warm, aber nicht heiß sein darf, werden die Füße in langsamen, kreisenden Bewegungen massiert. Dabei werden nicht nur die Fußsohlen, sondern auch die Zehen, die Fuß-rücken und die Knöchel kräftig eingerieben. Danach sollten Sie Strümpfe anziehen und gleich ins Bett gehen.

▶ Baldriantee: Baldrian ist bei uns das traditionelle Mittel gegen Schlafstörungen und schlechte Nerven. Baldrian wirkt aber nicht auf die Schnelle. Sie müssen die Heilpflanze längere Zeit regelmäßig einnehmen. Für einen Baldriantee übergießen Sie 1 Esslöffel getrocknete Wurzeln mit 1 großen Tasse kochenden Wassers. Lassen Sie das Ganze 10 Minuten ziehen. Mit Honig süßen – das schmeckt nicht nur gut, sondern erhöht die schlaffördernde Wirkung.

Don't-stress-Rezept – ein Nickerchen in Ehren

Schlaf ist nicht nur in der Nacht erholsam. In südeuropäischen Ländern pflegt man die Siesta – die beliebte Ruhepause nach dem Essen. Ein guter Don't-stress-Tipp. Denn durch ein kleines Nickerchen können Sie schnell mal alle Viere von sich strecken und sich kurz, aber gründlich entspannen.

In asiatischen Ländern – vor allem in Japan – hat die Teezeremonie eine lange Tradition. Sie dient dort sowohl kultischen als auch religiösen Zwecken und darf nur von bestimmten Personen durchgeführt werden.

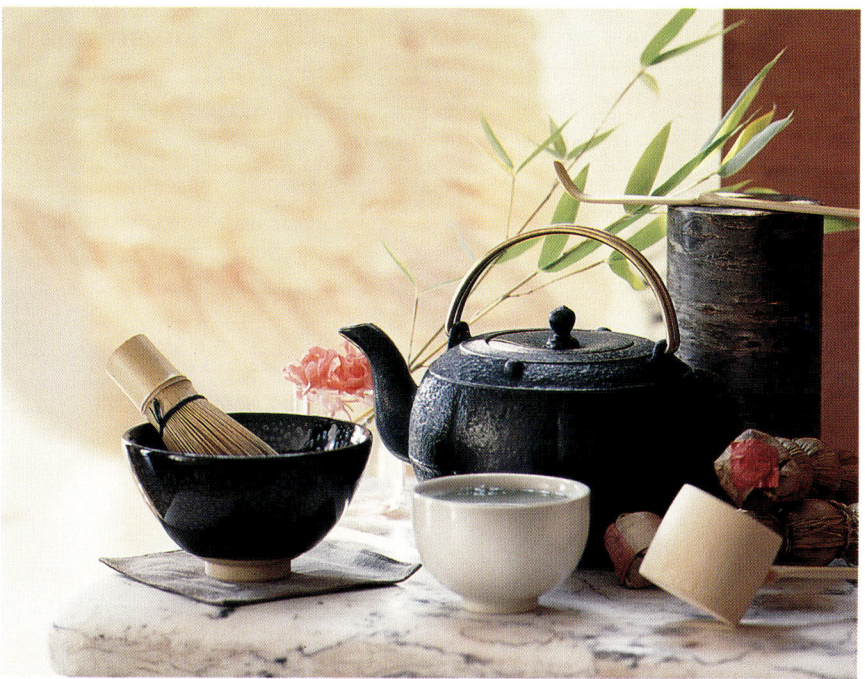

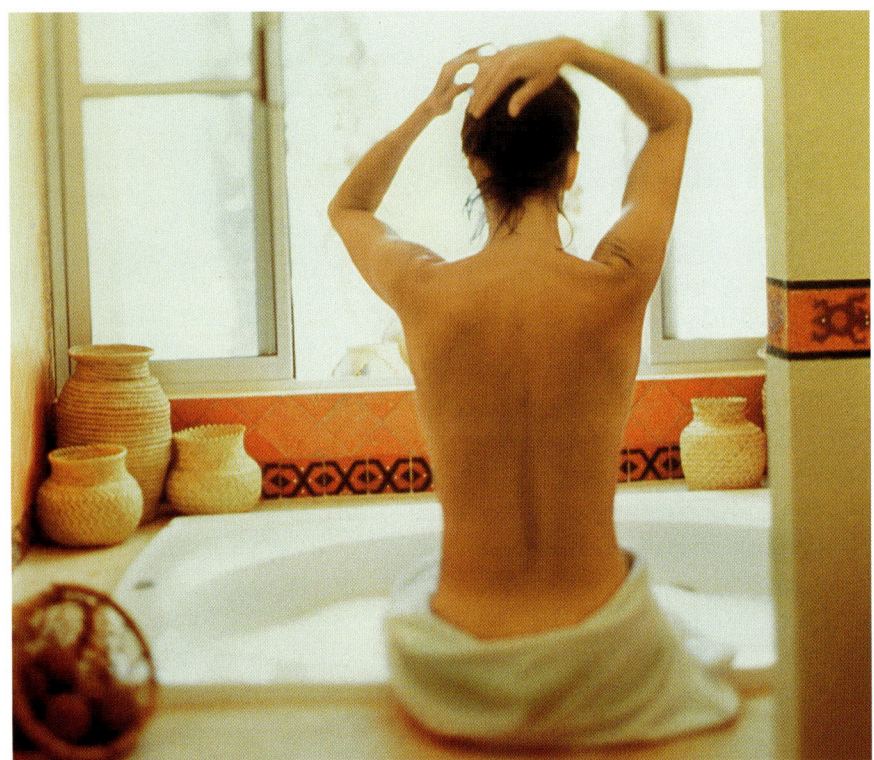

*Auch die Sauna- und Bade-
kultur hat in vielen Ländern der
Erde eine sehr hohe Priorität.
Machen Sie sich diese Kultur
zunutze, und genießen Sie den
angenehmen Effekt eines entspannenden und verwöhnen-
den Bades!*

Vielleicht haben Sie selten die Möglichkeit, sich tagsüber aufs Ohr zu legen. Falls doch – zögern Sie nicht lange. Ein Mittagsschläfchen kann sehr wohltuend und erholsam sein. Drei kleine Regeln sollten Sie dabei jedoch beachten:

1. Die besten Zeiten für ein Nickerchen sind entweder gleich nach dem Mittagessen oder am frühen Nachmittag.

2. Machen Sie sich's richtig bequem: Legen Sie Schuhe, Krawatte und einengende Kleidung ab. Decken Sie sich zu.

3. Sie müssen nicht unbedingt schlafen – es reicht auch, wenn Sie die Augen schließen und ein wenig dösen. Wichtig: Bleiben Sie nicht zu lange liegen! 15 bis 20 Minuten reichen vollkommen. Wenn Sie richtig tief einschlafen, kann es schwierig werden, den Kreislauf anschließend wieder anzukurbeln.

Don't-stress-Rezept – Badewonnen in der Badewanne

Falls Sie eine Badewanne haben, ist Ihre Wellnessoase ja in unmittelbarer Nähe. Nach einem anstrengenden Tag kann ein heißes Bad wahre Wunder wirken. Wärme ist eine richtige Wohltat für verspannte Muskeln und eine gestresste Seele. Das beste Verwöhnrezept: Kombinieren Sie die Wärme mit wohltuenden Düften. Gute Badeöle gibt es in Hülle und Fülle. Besonders beruhigend sind Sandelholz-, Lavendel-, Melissen- oder Kamillenzusätze.

▶ Oder wie wär's mit einem Rosenbad? Dazu brauchen Sie lediglich einige Tropfen ätherisches Rosenöl (Rosa damascena oder Rosa centifolia), 100 Milliliter Sahne und 1 Esslöffel Honig.

▶ Lassen Sie die Wanne voll laufen. Die optimale Wassertemperatur liegt um die 36 °C. Aber Hauptsache, Sie fühlen sich wohl. Allzu heiß sollte das Bad daher nicht sein. Mischen Sie Sahne, Honig und 5 bis 8 Tropfen ätherisches Rosenöl in einem Schälchen, und geben Sie die Mischung erst kurz bevor Sie in die Wanne steigen in das Badewasser.

▶ Schalten Sie das Telefon aus, stellen Sie ein paar Kerzen auf, und genießen Sie das Rosenölbad mit allen Sinnen! Spüren Sie in Ihren Körper hinein, nehmen Sie bewusst wahr, wie gut die Wärme den Muskeln tut und »betten Sie Körper und Seele auf Rosen«.

Don't-stress-Rezept – Buddhas Wellnesstipp

Eine der effektivsten Don't-stress-Strategien aus dem Fernen Osten stammt von Buddha. Er sagte: »Es gibt für den Menschen eine Methode, die

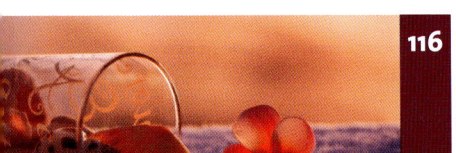

wunderbar hilfreich ist, um sich zu reinigen, Sorgen und Leid zu überwinden, Ängste loszuwerden, den richtigen Weg zu finden und die höchste Erkenntnis zu gewinnen. Es ist dies die Methode der Achtsamkeit.«

Was aber heißt »achtsam sein«? Nichts anderes, als das Bewusstsein ganz und gar auf das Hier und Jetzt zu richten. Gehen Sie immer nur einen Schritt nach dem anderen – nie zwei auf einmal. Konzentrieren Sie sich auf das, was sich in diesem Moment ereignet.

Achtsamkeit ist ein wirkungsvoller Stresskiller. Befreien Sie Ihren Geist von Sorgen, Ängsten und Grübeleien, indem Sie ihn auf das ganz Konkrete und Naheliegende richten:

▸ Auf Ihren Atem: Atmen Sie tief oder flach, schnell oder langsam? Beobachten Sie, wie der Atem kommt und geht – wie sich die Bauchdecke beim Einatmen sanft hebt und beim Ausatmen senkt. Nutzen Sie den natürlichen Atem, um sich zu entspannen. Denken Sie: »Einatmend entspanne ich meinen Körper – ausatmend entspanne ich meinen Geist.«

▸ Auf Ihre Gefühle: Bei angenehmen Empfindungen sagen Sie sich: »Meine Empfindungen sind angenehm«, bei unangenehmen: »Ich habe unangenehme Empfindungen«. Beobachten Sie Ihre Stimmungen ganz neutral. Freude, Angst, Zufriedenheit, Unzufriedenheit – was immer es ist, beobachten Sie es ganz gelassen, ohne sich davon mitreißen zu lassen. Auf diese Weise harmonisiert sich Ihre Stimmung ganz von selbst.

▸ Auf Ihre Tätigkeiten: Konzentrieren Sie sich ganz auf das, was Sie tun. Üben Sie Achtsamkeit beim Einkaufen, beim Autofahren, bei der Arbeit oder beim Energy-Walking.

Don't-stress-Rezept – Klangmassage für die Seele

Die heilende Macht der Klänge wurde in einigen Kulturen schon vor Jahrtausenden genutzt. Heute steht außer Zweifel, dass Musik sich sowohl bei Stimmungstiefs als auch bei körperlichen Beschwerden wie Schmerzen oder Herzproblemen heilsam auswirkt. Klänge, Rhythmen und Melodien werden in der modernen Musiktherapie erfolgreich eingesetzt, um psychischen und körperlichen Leiden entgegenzuwirken.

Auch Sie können von den harmonisierenden Wirkungen der Musik profitieren. Um wohltuende Klänge gegen Stress und Erschöpfung einzusetzen, brauchen Sie keinen Therapeuten. Als »Klangmassage« für die Seele eignet sich Musikhören allerdings nur, wenn Sie dabei einige Regeln beachten:

▸ Bevor Sie eine CD oder Kassette einlegen, sollten Sie eine angenehme Atmosphäre schaffen. Machen Sie es sich bequem, indem Sie sich z. B. auf Ihr Sofa legen.

▸ Achten Sie vor allem auf die richtige Musikauswahl! Nur wenn die Musik, die Sie hören, eine wohltuende Wirkung hat, eignet sie sich als Antistressmusik. Erfahrungsgemäß erzielen Sie mit langsamen, ruhigen Musikstücken die besten Wirkungen. Ob Sie Meditationsmusik, traditionelle Musik aus anderen Kulturen (Weltmusik) oder klassische Musik von Mozart oder Brahms hören, spielt keine Rolle. Hauptsache, Sie konzentrieren sich ganz und gar auf die Klänge: Schließen Sie die Augen, lauschen Sie der Musik, und entspannen Sie sich dabei ganz bewusst. Beobachten und genießen Sie die harmonisierenden und beruhigenden Wirkungen.

Sie können natürlich auch selbst Musik machen. Und wenn Sie kein Instrument spielen, können Sie es einmal damit versuchen, mit den Fingern und Handflächen ganz sanft einen bestimmten Rhythmus zu trommeln. Sie werden sehen, dass auch diese Methode Ihnen beim Abschalten hilft!

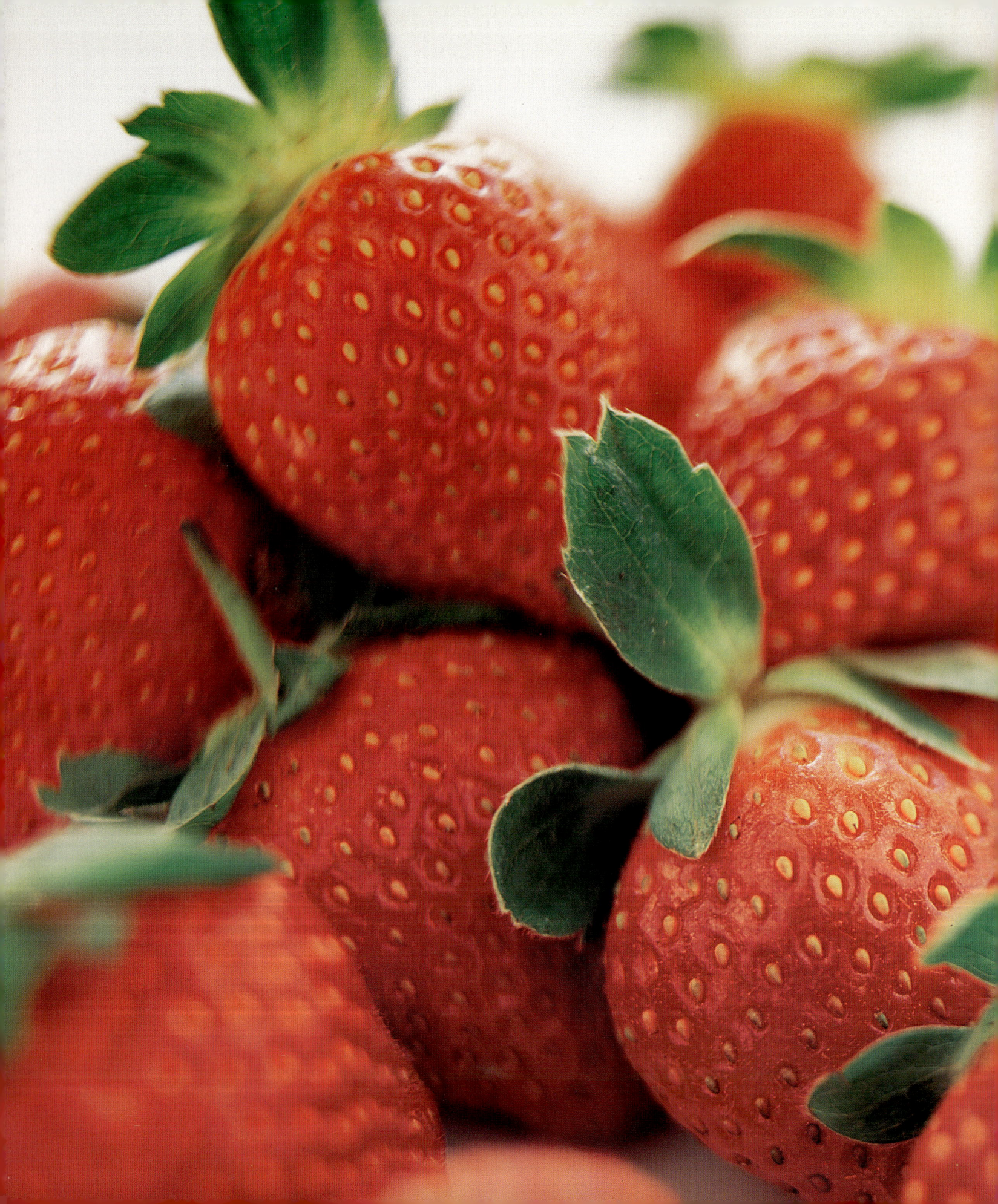

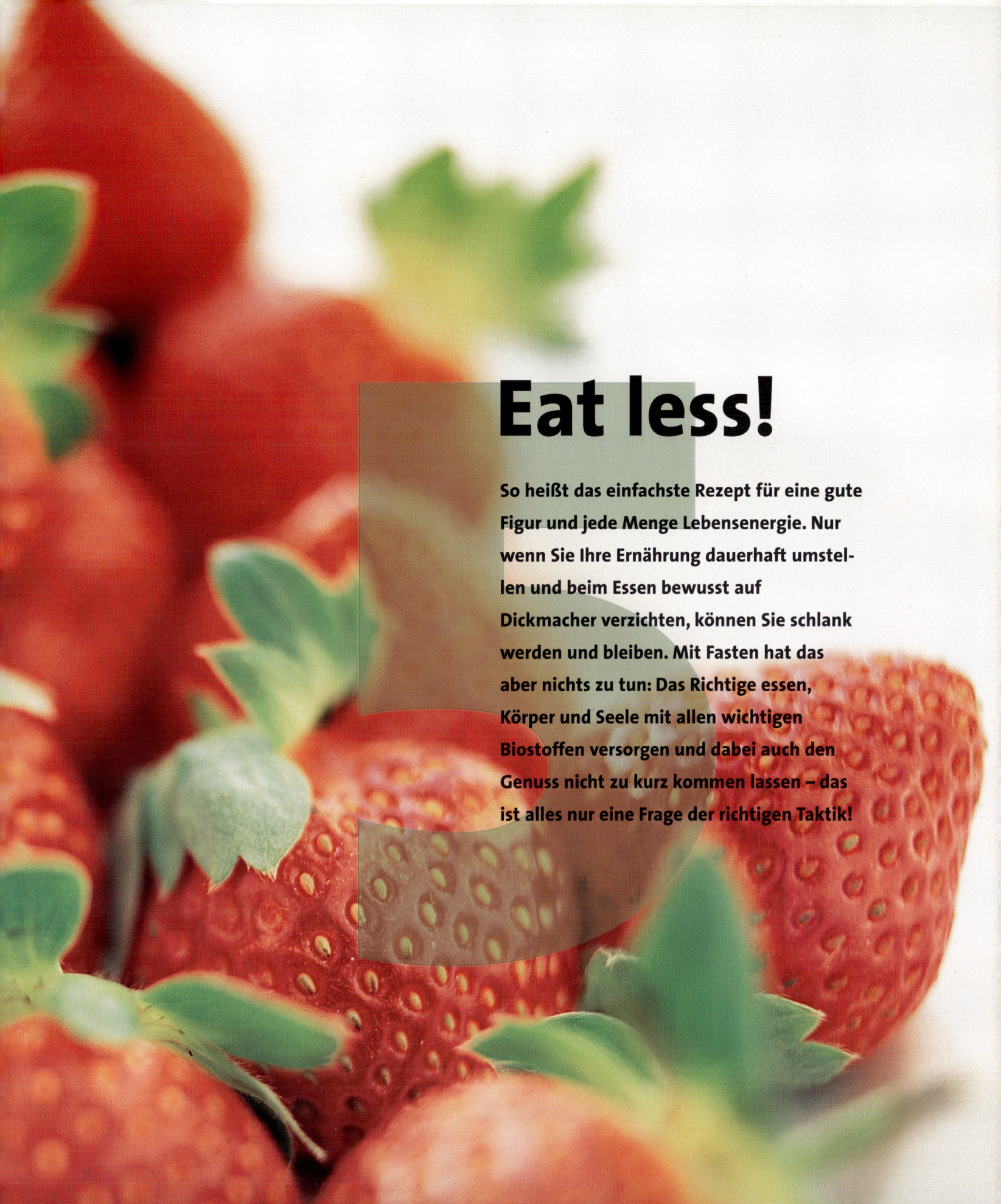

Eat less!

So heißt das einfachste Rezept für eine gute Figur und jede Menge Lebensenergie. Nur wenn Sie Ihre Ernährung dauerhaft umstellen und beim Essen bewusst auf Dickmacher verzichten, können Sie schlank werden und bleiben. Mit Fasten hat das aber nichts zu tun: Das Richtige essen, Körper und Seele mit allen wichtigen Biostoffen versorgen und dabei auch den Genuss nicht zu kurz kommen lassen – das ist alles nur eine Frage der richtigen Taktik!

Wellnessfeind Übergewicht

Übergewicht wird immer mehr zum Problem. Nicht nur hierzulande, sondern in allen westlichen Industrienationen. Noch nie gab es so viele dicke Menschen wie heute. In Deutschland wird ihre Zahl bereits auf über 40 Millionen geschätzt.

Wie wichtig Motivation, Bewegung und Entspannung für Ihre Fitness und Ihr Wohlbefinden sind, wissen Sie inzwischen. Doch es fehlt noch die vierte Move & Relax®-Säule: die optimale Ernährung! Ohne die richtige Ernährung ist es unmöglich, in den Genuss eines Rundum-Wohlgefühls zu kommen.

Move & Relax® setzt hierbei auf das bewährte »Low-Calorie-Prinzip«: Eat less! Essen Sie weniger und bewusster. Das ist nicht nur gut für die schlanke Linie und die Gesundheit, sondern verbessert langfristig auch Ihre Stimmung und Ihr Lebensgefühl. Und vor allem: Das ist einfacher als Sie denken! Fasten oder Kalorienzählen können Sie dabei nämlich vergessen. Wenden Sie stattdessen die einfachen Regeln der Eat-less-Strategie an, und achten Sie auf die Bedürfnisse Ihres Körpers.

Eat less – weniger essen, das bedeutet vor allem, weniger Fett und weniger Belastendes zu essen. Umgekehrt sollten Sie aber auch immer öfter zu den richtigen Nahrungsmitteln greifen: Durch Feel-good-Food versorgen Sie Körper und Geist mit allen lebenswichtigen Vitalstoffen.

Wenn überflüssige Pfunde dauerhaft schmelzen sollen, hilft nur eins: weniger Fett, mehr Vitamine! Nicht die Menge zählt, sondern die Qualität. Und nur wenn Sie die richtige Wahl treffen, werden Sie Ihr Wunschgewicht Schritt für Schritt und ganz ohne Diätstress erreichen. Alle nötigen Tipps dazu liefert Ihnen die Eat-less-Strategie.

Unattraktiv und ungesund

Doch zuvor noch einige Informationen zum Thema »Übergewicht«, also gewissermaßen rund um den Tellerrand:

▶ Wer zu viel isst, bekommt Übergewicht – logisch! Allerdings gibt es auch Übergewichtige, die gar nicht mal so besonders viel essen. Das Problem: Sie essen einfach nur das Falsche!

▶ Überschüssiges Fett sieht nicht gerade gut aus. Und so gehört Übergewicht nicht umsonst zu den gefürchtetsten Attraktivitätskillern. Studien belegen, dass schlanke Menschen von der Außenwelt positiver aufgenommen werden als ihre beleibteren Zeitgenossen. Das macht sich leider auch oft bei der Partner- und bei der Jobsuche bemerkbar.

▶ Anfang der 1990er-Jahre ergab eine Umfrage der Deutschen Gesellschaft für Ernährung, dass 90 Prozent der weiblichen und 72 Prozent der männlichen Teenager davon träumen, überflüssige Pfunde loszuwerden.

▶ Dass die Mittel zum Abnehmzweck dabei oft alles andere als geeignet sind, steht auf einem anderen Blatt.

Übergewicht senkt den Wellnessfaktor

Wenn Sie zu viel Gewicht mit sich herumschleppen, hat das mehrere Nachteile:

▶ Sie fühlen sich oft unwohl in Ihrer Haut.
▶ Sie neigen manchmal zu Minderwertigkeitsgefühlen.
▶ Sie fühlen sich vom anderen Geschlecht häufiger vernachlässigt.
▶ Sie werden öfter von Trägheit und Energiemangel geplagt.

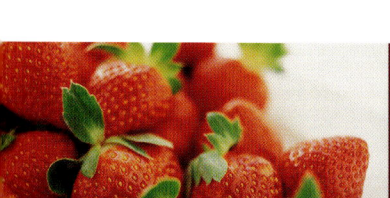

▶ Nicht genug damit, dass Übergewicht weder dem Aussehen noch dem Wohlbefinden gut tut, beeinträchtigen die überflüssigen Pfunde auch noch die Gesundheit. Ärzte warnen schon seit Jahren vor den schädlichen Folgen der Fettleibigkeit. Und die WHO sieht im Übergewicht inzwischen gar das weltweit größte Gesundheitsproblem für die Bewohner der westlichen Industrienationen.

Übergewicht schadet der Gesundheit!

Fettleibigkeit hat viele schädliche Folgen für die Gesundheit. Wer über Jahre hinweg nichts gegen sein Übergewicht unternimmt, hat mit schweren Folgen zu kämpfen:

▶ Das Risiko für Herz- und Kreislauf-Erkrankungen erhöht sich erheblich.

▶ Auch das Risiko, an Diabetes mellitus (Zuckerkrankheit) zu erkranken, steigt bei Übergewicht.

▶ Das Darm- und Brustkrebsrisiko ist erhöht.

▶ Verschleißerscheinungen der Gelenke (Arthrosen) nehmen zu.

▶ Bluthochdruck tritt häufiger auf.

▶ Der Cholesterinspiegel ist meist ebenfalls erhöht, was die Neigung zu Herzkrankheiten noch verstärkt.

▶ Asthma bronchiale tritt häufiger auf.

▶ Der Alterungsprozess läuft schneller ab.

Übergewicht hat einen einfachen Grund

Haben Sie auch schon die Erfahrung gemacht, dass Zunehmen viel leichter ist als Abnehmen? Bestimmt! Und das ist ja auch kein Wunder, schließlich gibt es viele plausible Erklärungen dafür, warum uns das Abspecken allen so schwer fällt.

Zum einen sind da die viel zitierten »schweren Knochen«. Doch leider taugen sie als Ausrede nicht, denn inzwischen steht fest: Bei ansonsten vergleichbaren Personen führt ein unterschiedlicher Knochenbau nur zu winzigen Gewichtsdifferenzen.

Dann müssen es wohl die Gene sein: Immerhin konnten Studien belegen, dass es eine erbliche Veranlagung zum Dickwerden tatsächlich gibt. In der Tat gibt es schlechte Futterverwerter, die selbst am Schreibtisch noch jede Menge Kalorien verbrauchen, während gute Futterverwerter jede einzelne überflüssige Kalorie in Form von Fett speichern. Ist es also eine Frage des Schicksals, ob wir unser Traumgewicht erreichen können?

Oder hängt es mit dem bekannten »Steinzeitargument« zusammen: In grauer Vorzeit mussten unsere Vorfahren für Hungerperioden gut gerüstet sein. Nach dem Motto »Spare in der Zeit, so hast du in der Not« legte der Körper Fettreserven für magere Zeiten an. Auch heute, in einer Zeit, in der die mageren Zeiten längst der Vergangenheit angehören, ist dieser Überlebensmechanismus noch aktiv. Da muss man ja dick werden, oder?

Nein – muss man nicht! Zwar spielen genetische und urzeitliche Faktoren beim Gewicht sicher eine Rolle, doch als Ausrede können sie nicht dienen. Denn schließlich gibt es ja nicht nur übergewichtige, sondern auch jede Menge schlanke Menschen. Und es gibt auch genügend Beispiele dafür, dass dicke Kinder nicht automatisch zu dicken Erwachsenen werden. Trotz einer eventuellen negativen Veranlagung ist die Frage letztlich immer, ob man wirklich schlank sein

Bei aller Lust aufs Schlanksein: Ein paar Fettpölsterchen sind noch lang kein Grund zur Sorge! Einige Wissenschaftler vertreten sogar die Ansicht, dass ein leichter Hang zum Molligen die Gesundheit schützt. Ganz anders sieht die Sache jedoch für alle aus, die deutlich zu viel Gewicht mit sich herumtragen.

will und ob man bereit ist, dick machende Ernährungsgewohnheiten dauerhaft zu ändern oder nicht.

Der wahre Grund für Übergewicht ist sehr einfach: Wir essen zu viel (bzw. zu fett) und bewegen uns zu wenig. Um das Gewicht unter Kontrolle zu halten, muss die Kalorienbilanz stimmen: Wer den ganzen Tag im Schweiße seines Angesichts auf dem Feld arbeitet, darf beim Essen ruhig kräftig zulangen.

Zu schwer? Testen Sie sich!

Im Grund weiß jeder von uns, ob er zu viel Gewicht auf die Waage bringt oder nicht. Meist genügt schon ein kritischer Blick in den Spiegel. Deutlich sichtbare Pölsterchen an Hüften, Bauch oder Po bleiben dabei ja nicht verborgen. Doch Vorsicht: Nicht selten drücken Übergewichtige bei ihrer Selbsteinschätzung beide Augen zu. Auf der anderen Seite fühlen sich selbst sehr schlanke Menschen manchmal »viel zu dick«.

Wer es genau wissen will, kann sein Gehalt an Körperfett heute mit Hightechgeräten beim Arzt oder im Fitnessstudio messen lassen. Nötig ist das allerdings nicht – eine einfache Körperwaage tut es auch. Wenn Sie wissen wollen, wie stark Ihr Gewicht vom ärztlich empfohlenen Normalgewicht abweicht, haben Sie grundsätzlich zwei Möglichkeiten.

Einfach und schnell – die Broca-Formel

Die folgende, von dem französischen Chirurgen P.P. Broca entwickelte Formel ist kinderleicht. Darüber hinaus galt sie jahrzehntelang als »Maß aller Fettdinge« – nicht nur für den Hausgebrauch, sondern auch bei Ärzten.

Allerdings liefert sie nur relativ grobe Werte und hat den Nachteil, dass sie für überdurchschnittlich große oder kleine Menschen keine brauchbaren Ergebnisse liefert. Trotzdem – für den schnellen Überblick ist sie gar nicht so schlecht:

▶ Für Männer: Körpergröße in Zentimeter minus 100 = Normalgewicht in Kilogramm
▶ Für Frauen: Körpergröße in Zentimeter minus 100, davon noch einmal 10 Prozent abziehen = Normalgewicht in Kilogramm

Gesundheitlich bedenklich wird es erst, wenn dieser Normalwert um mindestens zehn Prozent über- oder unterschritten wird. Doch wie gesagt: Die Broca-Formel dient nur als Anhaltspunkt. Wer es genauer wissen will, sollte seinen Body-mass-Index (BMI) ermitteln.

Besonders aussagekräftig – der Bodymass-Index (BMI)

Der BMI hat sich heute als besonders zuverlässige Gewichtsformel durchgesetzt. Der Nachteil: Er ist nicht ganz so leicht auszurechnen. Die Formel lautet:

$$\textbf{BMI = Körpergewicht (kg) : Körpergröße}^2\textbf{ (m)}$$

Angenommen, Sie wiegen 70 Kilogramm und sind 1,70 Meter groß, dann sähe die Rechnung so aus: 70 : 2,89 (= 1,70 x 1,70) = 24,22 BMI

Etwas einfacher geht es mit der BMI-Tabelle (siehe Seite 123). Lesen Sie in der linken Spalte Ihre Körpergröße und in der rechten Spalte Ihr Gewicht ab. Verbinden Sie die beiden Werte mit einem Lineal, und lesen Sie in der mittleren Spalte Ihren BMI ab.

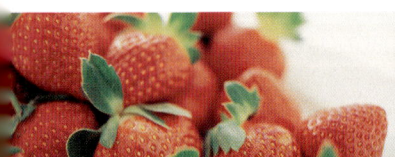

Die BMI-Tabelle

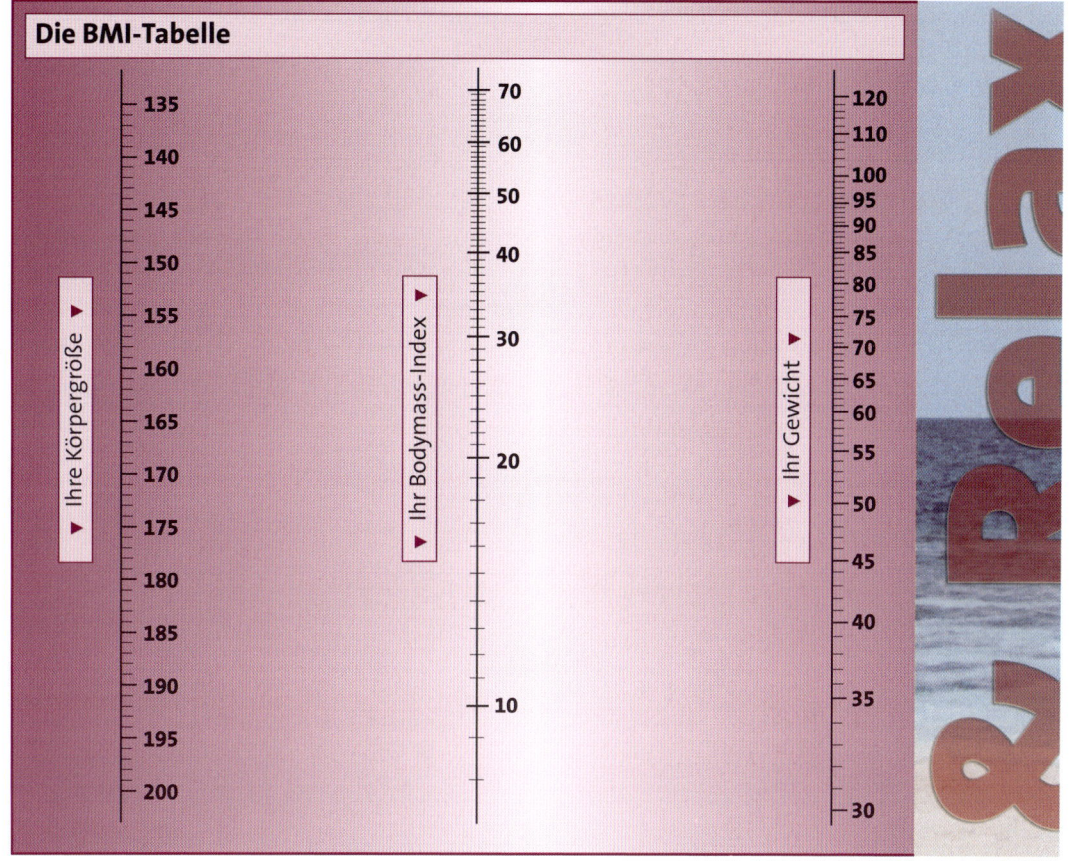

Für Männer und Frauen hat die Medizin unterschiedliche Sollwerte ermittelt: Bei Frauen sollte der BMI leicht unter dem der Männer liegen. Dies hängt vor allem mit dem Verhältnis von Größe und Gewicht zusammen, denn ansonsten liegt bei Frauen der Körperfettanteil von Natur aus etwa sechs Prozent höher als bei Männern.

▸ BMI-Sollwert bei Männern: 20 bis 25
▸ BMI-Sollwert bei Frauen: 19 bis 24
▸ Unter 20 bzw. 19: Untergewicht
▸ Unter 19 bzw. 18: Verdacht auf krankhaftes Untergewicht

▸ BMI 25 bis 30 bei Männern: leichtes Übergewicht
▸ BMI 24 bis 29 bei Frauen: leichtes Übergewicht
▸ BMI über 30 (bei Männern) bzw. 29 (bei Frauen): starkes Übergewicht bzw. gesundheitlich bedenkliche Fettsucht (Adipositas)

Don't stress –
die Waage geht nicht über alles

Sicher ist es sinnvoll, sein Körpergewicht einmal anhand der genannten Formeln zu überprüfen. Zum Sklaven Ihrer Waage sollten Sie sich aber

Apropos Körperfettanteil: Den können Sie mit einem speziellen Gerät (»Caliper«) messen (im Fachhandel erhältlich). Bei gut trainierten Sportlern liegt der Optimalwert bei sechs bis zehn Prozent Körperfettanteil des Gesamtgewichts, bei Sportlerinnen bei zehn bis fünfzehn Prozent.

nicht machen. Ein paar Pfund zu viel müssen noch lange kein Grund zur Sorge sein. Das ganz persönliche Wohlfühlgewicht ist viel wertvoller, als den Schönheitsidealen der Margarinen- und Joghurtwerbung nachzueifern. Selbst wenn Sie den »perfekten Körper« haben – und was ist das überhaupt? –, heißt das noch lange nicht, dass Sie sich selbst mögen und sich in Ihrer Haut auch wirklich wohl fühlen.

Außerdem hängt Ihr Aussehen von vielen Faktoren ab. Die Proportionen, die Körperhaltung und die Muskulatur – all das spielt eine große Rolle. Und ganz besonders wichtig ist Ihre Ausstrahlung! Die ist aber umso positiver, je besser Sie sich fühlen. Move more, Think pink, Don't stress und Eat less – alle vier Move & Relax®-Prinzipien dienen ja letztlich dem Zweck, dass Sie sich körperlich und seelisch richtig wohl fühlen und das auch ausstrahlen.

Nur wenn Ihr Gewicht Sie wirklich belastet oder im gesundheitsschädigenden Bereich liegt, sollten Sie aktiv etwas ändern. Aber immer sanft und ohne Gewalt. Strenge Regeln werden Sie innerhalb der Eat-less-Strategie vergebens suchen, denn extreme Maßnahmen schaden nur. Nicht nur für Ihr Fitnessprogramm, sondern auch beim Essen gilt: Was keinen Spaß macht, bringt nichts!

> Das Wichtigste ist, dass Sie sich mit Ihrem Gewicht wohl fühlen. Lassen Sie sich nicht vom allgemeinen Schlankheitswahn anstecken. Ziehen Sie aber andererseits die Notbremse, bevor Sie mit Ihrem Aussehen immer unzufriedener werden. Wenn bestimmte Gewichtsgrenzen überschritten werden, ist es sehr gesund und äußerst wohltuend abzunehmen. Zu viel Fett belastet Körper und Seele.

Schluss mit der Diäthysterie!

Viele Menschen haben Gewichtsprobleme. Kein Wunder also, dass Diäten sehr beliebt sind. Wahrscheinlich haben auch Sie schon einmal die eine oder andere Diät ausprobiert. Und? Haben Sie Ihr Traumgewicht dauerhaft erreicht? Wohl kaum, sonst würden Sie dieses Kapitel vermutlich nicht lesen.

In den Medien werden regelmäßig Radikalkuren angepriesen. Doch die versprechen leider sehr viel mehr, als sie halten können. In wenigen Tagen jede Menge Pfunde loswerden – das bringt viel Stress und wenig Erfolg. Auf Dauer gesehen können Sie so nie schlank werden!

Crash und Jo-Jo? Nein danke!

Vermeintliche Wunderdiäten sprießen schon seit Jahrzehnten wie Pilze aus dem Boden. Ananas-, Kartoffel-, Reis- oder Rohkostkuren haben alle eins gemeinsam: Sie sind sehr einseitig und erfordern eiserne Disziplin. Crashdiät – das bedeutet, in kürzester Zeit so viel wie möglich abzunehmen. Crashdiät – das bedeutet aber auch, seinem Körper von Null auf Hundert viele wichtige Nährstoffe zu entziehen und jede Menge Stress zu erzeugen.

Was bringt das? Sicher – zunächst einmal geht der Zeiger der Waage nach unten. Doch der Preis dafür ist hoch: Zugleich sinkt nämlich auch Ihr Wellnessfaktor tief in den Keller.

Crashkuren versetzen Ihren Körper in Alarmbereitschaft. Wenn er mit einem Mal zu wenig oder zu einseitige Nahrung bekommt, aktiviert er sein Überlebensprogramm. Das sorgt dann dafür, dass Sie für die nächste Hungerkur gewappnet sind: Nach der Diät werden die Fettdepots sofort wieder aufgefüllt.

Jetzt beginnt der gefürchtete Jo-Jo-Effekt: Sie nehmen schnell ein paar Kilogramm ab, Ihr Körper schaltet auf »Vorsicht, magere Zeiten!«. Und baut das Fett schnell wieder auf. Je öfter Sie es dann mit neuen Wunderkuren versuchen, desto tiefer verstricken Sie sich in das Jo-Jo-Spiel – Ihr Gewicht geht ständig auf und ab …

Das Dumme dabei: Unter dem Strich bringt das überhaupt nichts, außer, dass Sie zunehmend frustriert werden. Damit nicht genug, bringen Sie Ihren Energiestoffwechsel durcheinander und richten Chaos in Ihrem Organismus an. Wen wundert es da, dass über 90 Prozent aller Menschen, die auf Crashdiäten gesetzt haben, heute immer noch an Übergewicht leiden?

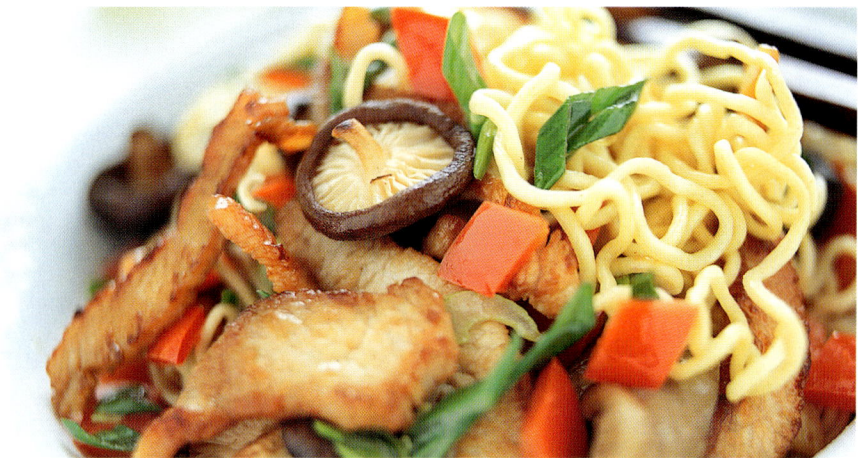

▸ *Sie verspricht keine unrealistischen Ergebnisse.*
▸ *Sie hat einen hohen Genussfaktor.*
▸ *Sie ist abwechslungsreich und ausgeglichen.*
▸ *Sie klammert fette und belastende Speisen aus.*
▸ *Sie führt auch langfristig zum Erfolg.*

Eine intelligente Diät hat nichts mit einer Hungerkur gemeinsam. Sie dürfen essen – und zwar mit Genuss! Der Schlüssel zum Abnehmerfolg liegt darin, das Richtige zu essen: wenig Fett, ausgewogen Eiweiß und Kohlenhydrate und vor allem viel Obst und Gemüse.

Eat-less-Tipp

∿ Crash-los glücklich

Sie wollen Ihrer Gesundheit, Ihrer Wellness und Ihrem Aussehen etwas Gutes tun? Dann verzichten Sie ab heute ein für alle Mal auf Crashkuren und extreme Diäten! Derlei radikale Methoden sind bloß in äußerst seltenen Fällen angesagt und sollten dann nur unter Aufsicht eines Kurarztes durchgeführt werden. Wenn schon abnehmen, dann richtig!

Mediziner und Ernährungsexperten wissen heute sehr genau, welche Kriterien eine Diät erfüllen muss, damit sie funktionieren kann: Die optimale Diät sollte ungefähr so aussehen:

▸ *Sie liefert alle lebenswichtigen Nährstoffe wie Vitamine, Mineralstoffe und Spurenelemente.*
▸ *Sie ist im Alltag problemlos umsetzbar und leicht durchzuhalten.*

Eat less – schlank werden, schlank bleiben

Wenn Sie etwas für Ihre schlanke Linie tun wollen, gilt: Immer mit der Ruhe! Gehen Sie Schritt für Schritt vor. Über Nacht lässt sich die Traumfigur nun mal nicht erreichen. Wer das verspricht, lügt nicht nur, sondern gefährdet Ihre Gesundheit: Es ist wie beim Autofahren – ein allzu schnelles Tempo führt leicht zum Crash. Wenn Sie sich hingegen etwas mehr Zeit nehmen, kommen Sie sicher ans Ziel.

Natürlich kann man theoretisch in wenigen Tagen einige Kilogramm abnehmen. Doch meist verliert man dabei vor allem Wasser. Um Fett zu verbrennen – und das auch noch dauerhaft – benötigen Sie schon eine intelligentere Strategie.

Das Move & Relax®-Konzept bietet Ihnen viele Möglichkeiten, Ihr Leben positiv zu verändern. Life Style Change nennt man das in den USA. Es geht darum, negative Gewohnheiten zu erkennen und sie dann durch positive zu ersetzen. Beim Essen ist dies besonders wichtig.

Wenn schon Diät, dann bitte im klassisch-griechischen Sinne – von griechisch diaita = gesunde Ernährungs- und Lebensweise. Unsere Gewohnheiten – auch die schädlichen – sind Teil unserer Persönlichkeit und können nicht durch schnelle Radikalmaßnahmen über Bord geworfen werden. Also Geduld bewahren! Hauptsache, die Richtung stimmt.

Abnehmen beginnt im Kopf

Verabschieden Sie sich von dem Gedanken, dass Abnehmen schwer sei. Die meisten Menschen haben nur deshalb so wenig Erfolg, weil Sie zu schnell abspecken wollen, die falsche Methode anwenden und / oder nur mit halbem Herzen bei der Sache sind.

Sie können Ihr Traumgewicht ganz sanft und spielend leicht erreichen. Da dies jedoch nur mit einer langfristigen Ernährungsumstellung funktionieren kann, müssen Sie zuerst einmal Ihre Gedanken entsprechend programmieren. Think pink! Räumen Sie Kopfblockaden aus dem Weg. Nur so können Sie Ihre Abnehmziele erreichen. Durchbrechen Sie schädliche Essmuster mit Köpfchen:

▶ Wollen Sie wirklich abnehmen? Dann heißt der erste Schritt: Entscheiden Sie sich! Und zwar 100-prozentig. Am besten schwarz auf weiß: Schreiben Sie in Ihr Move & Relax®-Tagebuch, dass Sie ab sofort abnehmen werden, und setzen Sie sich konkrete und erreichbare Ziele. (Für die richtige Technik siehe unter »Verpflichten Sie sich«, Seite 29).

▶ Arbeiten Sie mit der Hin-zu-Motivation (siehe Seite 36): Malen Sie sich in den schönsten Farben aus, wie leicht es sich leben wird, wenn Ihr Körper leichter, beweglicher und energiegeladen ist. Stellen Sie sich vor, was Sie dann alles anziehen können, und wie gut Sie sogar im Badeanzug aussehen werden. Versuchen Sie, ein inneres Bild von sich selbst zu entwerfen. Wie würden Sie aussehen, mit ganz wenig Fett, mit einer gut trainierten Figur? Können Sie sich vorstellen, welche Wohltat dies für Ihren Körper und Ihre Gesundheit wäre? Wenn Sie ein (realisierbares, kein unerreichbares!) Idealbild von sich selbst vor Ihrem inneren Auge entstehen lassen, wird Ihr Unterbewusstsein Ihnen helfen, es in die Wirklichkeit umzusetzen.

Schritt für Schritt zu mehr Wellness und Fitness

Was bedeutet das für die Move & Relax®-Diät? Ganz einfach:

1. Setzen Sie sich realistische Ziele! Ernährungswissenschaftler empfehlen, nicht mehr als ein Pfund pro Woche abzunehmen. Wer sehr hohes Übergewicht hat, wird von selbst schneller abnehmen.

2. Vergeuden Sie Ihre Zeit nicht mit Kalorientabellen. Ihr Körper sucht sich sein Wohlfühlgewicht ganz von selbst. Wenden Sie nur die Eat-less-Strategie an – der Rest ergibt sich von allein.

3. Erkennen Sie schädliche Ernährungsgewohnheiten. Beobachten Sie, was, wie und wann Sie essen. Selbsterkenntnis ist der erste Schritt zur Besserung. Das gilt auch beim Essen!

4. Ersetzen Sie die negativen Gewohnheiten nach und nach durch gute. Greifen Sie immer häufiger zu Feel-good-Food!

5. Vernachlässigen Sie den Genussaspekt nicht. Wenn Ihnen Ihr Essen nicht schmeckt, geben Sie früher oder später auf. Strenge Verbote bringen nichts. Hier und da ein Stückchen Schokolade oder ein Glas Wein – das ist sogar gesund. Kakao enthält stimmungsaufhellende Substanzen, Rotwein schützt das Herz und Bier die Nerven. Doch Vorsicht – kleinste Mengen genügen. Jedes Zuviel macht sich hier schnell an Hüften, Po und Bauch bemerkbar…

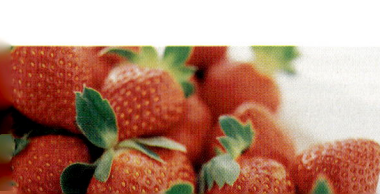

▶ Abnehmen ist leicht! Machen Sie sich bewusst, dass die Eat-less-Strategie ganz ohne Fasten und Kalorienzählen auskommt. Sie erweitern nur Ihr Bewusstsein für Ihre Nahrung und lernen, Dickmacher von Fatburnern zu unterscheiden. Und dann entscheiden Sie sich für die bessere Wahl. Vielleicht nicht immer – aber immer öfter!

Neuer Schwung für Ihre Ernährung

Sie können Ihre Motivation ganz leicht steigern: Machen Sie sich die positiven Folgen, die eine gesunde Ernährung für Sie haben wird, in aller Deutlichkeit bewusst: »Du bist, was du isst!« Das stimmt, denn eine Umstellung der Ernährung wirkt sich auf den Körper und auf die Seele gleichermaßen aus.

▶ Sie erreichen bald Ihr Wohlfühlgewicht.
▶ Sie bleiben auf Dauer schlank.
▶ Sie entgiften Ihren ganzen Organismus.
▶ Sie halten die Verdauungsorgane fit.
▶ Sie schützen Herz und Kreislauf.
▶ Sie verlangsamen den Alterungsprozess.
▶ Sie senken Ihr Krebsrisiko.
▶ Sie füllen Ihre Energiespeicher auf.
▶ Sie verbessern Ihre Laune dauerhaft.

Die Eat-less-Strategie

Weniger essen – das bedeutet vor allem, zwischen Kalorienbomben und »Feel-good-Food« zu unterscheiden. Das ist einfacher, als Sie denken.
▶ Vermeiden Sie Überernährung, essen Sie generell weniger.
▶ Nehmen Sie weniger Fett zu sich.
▶ Greifen Sie öfter zu Fatburnern.
▶ Wenden Sie einige einfache Cancelling-Tipps an (siehe Seite 131ff.).
▶ Essen Sie langsam und bewusst.
▶ Essen Sie das Richtige – »Feel-good-Food«.
▶ Trinken Sie ausreichend.
▶ Meiden Sie weißen Zucker (Industriezucker) und Auszugsmehle aller Art.

Weniger essen – das Low-Calorie-Prinzip

Die einzige Möglichkeit, schlank zu werden und zu bleiben, lautet schlicht und einfach: weniger essen! Wer mehr Kalorien zu sich nimmt, als er verbraucht, kann nie sein Traumgewicht erreichen. Und da unser Leben äußerst bequem geworden ist, verbrauchen wir heute nur noch sehr wenig Energie. Während unsere Großeltern täglich noch rund 3500 Kilokalorien für ihre Alltagsaktivitäten umsetzten, sind es bei einem durchschnittlichen Büroangestellten heute nur noch knapp 2400 Kilokalorien.

Damit nicht genug, hat es die Zivilisationskost ganz schön in sich: Süßigkeiten, Fastfood, Chips, üppige Fleischmahlzeiten und jede Menge verborgenes Fett in der Nahrung – etwa in Wurstwaren oder Käse – machen das Abnehmen doppelt schwer.

Die einfache Grundregel lautet: Je weniger Sie sich bewegen, desto weniger sollten Sie essen. Und wenn Sie nicht gerade Gewichtheber oder Bauarbeiter sind, sollten Sie grundsätzlich darauf achten, dass Ihr Teller nie zu voll ist.

»Eat less« – hinter diesem Begriff verbirgt sich mehr als nur eine Kalorienreduktion. Die Eat-less-Strategie hat nichts mit der FdH-Diät zu tun (»Friss die Hälfte«). Denn selbst wenn Sie nur die Hälfte essen, heißt das noch lange nicht, dass Sie auch das Richtige essen. Darauf legt die Eat-less-Philosophie jedoch großen Wert.

Weniger essen – das ist nicht nur gut für die schlanke Linie, sondern auch eine effektive Anti-Aging-Strategie. Amerikanische Wissenschaftler konnten schon vor über 70 Jahren eine interessante Entdeckung machen: Laborratten, die auf Low-Calorie-Diät gesetzt wurden, lebten um gut 50 Prozent länger als ihre normal essenden Artgenossen. In vielen Experimenten konnte dieser Langlebigkeitseffekt bestätigt werden. Nicht nur Mäuse, Kaninchen und Affen, sondern auch Menschen profitieren offensichtlich von einer Verminderung der Nahrungsmenge.

Durch Kalorienreduktion verbessert sich die Funktion der Lymphozyten und Neutrophilen – oder anders ausgedrückt: Die körpereigenen Abwehrkräfte werden kräftig angekurbelt. Biologen haben kürzlich ein Gen entdeckt, das den Verfall von Körperzellen bei Kalorienentzug verlangsamt.

> *Wenn Sie weniger essen, nehmen Sie nicht nur ab, Sie schützen auch Ihre Gesundheit, bleiben länger jung und haben mehr Energie zur Verfügung, um Ihre Ziele zu verwirklichen.*

Eat-less-Tipp
∾ Weniger essen leicht gemacht

Weniger essen? Das ist einfacher als Sie denken. Mit Fasten hat das nichts zu tun. Und Kalorientabellen brauchen Sie erst recht nicht auswendig zu lernen. Befolgen Sie nur einige einfache Eat-less-Tipps:

▶ *Essen Sie bewusst (siehe Seite 133ff.).*
▶ *Lassen Sie gezielt einzelne Mahlzeiten aus (Cancelling-Tipps, siehe Seite 131ff.).*
▶ *Nehmen Sie weniger Fett auf (siehe Seite 128ff.).*
▶ *Essen Sie das Richtige (siehe Seite 135f.).*
▶ *Trinken Sie kurz vor dem Essen ein großes Glas Wasser oder ungesüßten Tee.*

▶ *Gewöhnen Sie es sich an, kleinere Portionen zu kochen.*
▶ *Lassen Sie im Restaurant oder bei Einladungen einen Anstandsrest auf dem Teller.*
▶ *Verzichten Sie vor allem abends auf üppige Mahlzeiten.*
▶ *Beenden Sie Ihre Mahlzeit, bevor Sie pappsatt sind. Und wenn Sie nach einer Mahlzeit zehn Minuten pausieren, wird Ihr Appetit auf das Dessert ganz von alleine abnehmen. Der Grund: Es dauert eine ganze Zeit lang, bis Ihr Gehirn vom Magen das Signal »satt« empfängt.*

Vorsicht, Fettfalle – reduzieren Sie Ihren Fettkonsum

Die einfachste Möglichkeit, weniger Kalorien aufzunehmen, besteht darin, weniger Fett zu essen. Wenn Sie Ihren Fettkonsum reduzieren, haben Sie schon gewonnen! Eat less heißt ja vor allem, dass möglichst wenig Belastendes auf dem Speiseplan stehen sollte. Und nichts belastet den Körper so sehr wie Fett.

1 Gramm Fett liefert 9,3 Kilokalorien. Das ist mehr als doppelt so viel, wie wir mit 1 Gramm Kohlenhydrate oder Eiweiß zu uns nehmen, die je nur gut 4 Kilokalorien enthalten. Der hohe Fettgehalt ist typisch für unsere Zivilisationskost. Während die Alltagsernährung vor 100 Jahren nur knapp 25 Prozent Fett lieferte, liegt der Fettanteil heute bei mehr als 40 Prozent. Zu dumm: Durch keinen anderen Nährstoff können wir nämlich so schnell unliebsame Pfunde ansetzen wie durch Fett.

Nicht zufällig formulierten Ernährungsexperten schon vor Jahren den Slogan: »Nur Fett macht fett.« Zwar machen auch Alkohol und

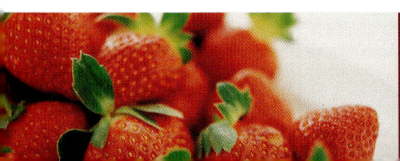

Zucker dick – doch tatsächlich sind es vor allem die fetten Speisen, die den Zeiger der Waage nach oben schnellen lassen. Ganz ohne Fett geht es allerdings nicht, denn fettlösliche Vitamine wie die Vitamine A, D, E und K können sonst nicht verwertet werden.

Außerdem ist Fett nicht gleich Fett. Auch hier kommt es auf die Qualität an. Viele pflanzliche Öle wie Oliven-, Sonnenblumen- oder Weizenkeimöl liefern jede Menge wertvoller Vitamine. Auch relativ fette Fische wie beispielsweise Lachs oder Hering sind durchaus gesund, da sie u. a. entzündungshemmende Omega-3-Fettsäuren enthalten.

Dennoch: Die meisten tierischen Fette sind mit Vorsicht zu genießen, da sie den Cholesterinspiegel erhöhen, Herz und Gefäße gefährden und den Hosenbund schnell kneifen lassen. Folgen Sie daher dem Low-Fat-Prinzip: Je weniger Fett in der Nahrung, desto besser!

Eat-less-Tipp
∾ Verzichten Sie auf Dickmacher!

Meiden Sie vor allem Fleisch- und Wurstwaren, da sie meist viel Fett enthalten. Machen Sie einen Bogen um Sahne, Crème fraîche und Mayonnaise – auch wenn diese sich in Dressings oder Saucen versteckt haben. Verzichten Sie auf fette Käsesorten (mehr als 40 Prozent Fett). Auch die meisten Süßigkeiten enthalten nicht nur viel Zucker, sondern auch jede Menge Fett: Speiseeis, Tiramisu, Torten, Pralinen oder Sahnepudding sind allesamt ausgesprochene Kalorienbomben.

Damit Sie den Überblick bewahren, finden Sie unten eine Liste mit typischen Dickmachern. Da sie nur wenig Powerstoffe und viel zu viel Fett enthalten, sollten Sie möglichst oft auf sie verzichten.

Wenig Powerstoffe und viel Fett – das zeichnet Lebensmittel mit einem hohen Gehalt an so genannten leeren Kalorien aus. Dazu gehören vor allem Weißmehlprodukte, industriezuckerhaltige Lebensmittel und Alkohol, die Sie – wenn irgend möglich – durch Vollkornprodukte, frisches Obst und Gemüse, Kartoffeln und Mineralwasser ersetzen sollten.

Achtung – Fettfallen!

Nahrungsmittel	Fettgehalt pro 100 Gramm	Nahrungsmittel	Fettgehalt pro 100 Gramm
Mayonnaise, Remoulade	60 bis 80 g	Gans	31 g
Speck, durchwachsen	60 bis 80 g	Blätterteig	30 g
Knabbernüsse	60 g	Schlagrahm	30 g
Mettwurst	53 g	Camembert (60 % F. i. Tr.)	30 g
Salami	40 bis 50 g	Bratwurst	28 g
Schweinebauch	42 g	Kekse	20 bis 30 g
Kartoffelchips	40 g	Torte	21 g
Leberwurst, Blutwurst	30 bis 40 g	Marmorkuchen	16 g
Vollmilchschokolade	32 g	Omelett, Rührei	14 bis 16 g
Teewurst und Mortadella	32 g	Pommes frites	13 g
Käsegebäck	32 g	Bierschinken	12 g

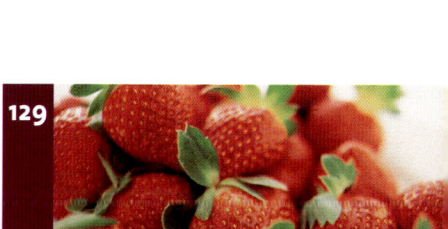

Eat-less-Tipp
∾ So werden Sie fettlos glücklich

Indem Sie die gefährlichsten Dickmacher möglichst selten auf den Speiseplan setzen, haben Sie schon einen wichtigen Schritt in Richtung Wohlfühlgewicht getan. Noch schneller geht's, wenn Sie auch bei Einkauf und Zubereitung auf das Low-Fat-Prinzip achten:

1. Garen Sie *Ihre Speisen mit wenig Fett. Besonders empfehlenswert ist das Dämpfen im Dampfdruck- oder Römertopf.*

2. Verwenden Sie *zum Kochen Oliven- und Sonnenblumenöl statt Butter oder Bratfett.*

3. Vorsicht mit Saucen *– die meisten enthalten jede Menge Fett. Sie haben beim Italiener die Wahl zwischen Tomaten- und Gorgonzolasauce? Raten Sie mal, für welche Sie sich entscheiden sollten. Wenn Sie Dressings kaufen, so werfen Sie einen Blick auf die Nährwertangaben – hier gibt es gewaltige (Fett-)Unterschiede!*

4. Panieren und Frittieren *machen selbst aus relativ mageren Speisen Kalorienbomben. Also lieber Pellkartoffeln als Pommes frites und normales Schnitzel als eines nach Wiener Art.*

Fatburner – so essen Sie sich schlank

Fatburner (engl. fat = Fett und to burn = verbrennen) sind mehr oder weniger neu entdeckte Biostoffe in der Nahrung.

Fatburner funktionieren auf unterschiedlichen Ebenen. Einige dieser Stoffe aktivieren »fettfressende« Hormone, andere lösen Sättigungssignale im Gehirn aus oder regen den Stoffwechsel und die Verdauung an. Direkt oder indirekt sind Fatburner aber immer an der Fettverbrennung beteiligt.

Langfristig abnehmen und sein Traumgewicht ohne Kalorienzählen erreichen? Fatburner machen es möglich! Und das Gute daran: Sie nehmen nicht durch Fasten, sondern beim Essen ab. Voraussetzung ist jedoch, dass Ihre Nahrung einen hohen Anteil an Fatburnern enthält.

Die effektivsten Fatburner auf einen Blick

Setzen Sie möglichst oft Fatburner auf den Speiseplan. Dazu brauchen Sie keine exotischen Rezepte, denn Fatburner stecken in vielen ganz alltäglichen Nahrungsmitteln. Im Folgenden finden Sie die wirkungsvollsten Fatburner mitsamt wichtiger Lieferanten:

Jod: Deutschland gilt als ausgesprochenes Jodmangelgebiet. Zu dumm, denn Jod ist ein guter Fatburner. Leidet der Körper an Jodmangel, kann die Schilddrüse nicht genug Hormone bilden. Schilddrüsenhormone aktivieren die Zellverbrennung und somit den Energieverbrauch. Eine gesunde Schilddrüse ist somit ein natürlicher Fettkiller. Benutzen Sie ausschließlich jodiertes Speisesalz. In der japanischen Küche kommen Seealgen zur Anwendung, die ebenso wie Meerestiere jede Menge Jod enthalten. Auch Milch, Milchprodukte und Roggen- oder Weizenvollkornbrot kommen als Jodquellen infrage.

Lassen Sie Ihre Schilddrüse beim Arzt checken. Falls nötig, lässt sich Jod leicht in Tablettenform zuführen. Doch Vorsicht: Nur auf Verdacht sollten Sie keine Jodtabletten schlucken – denn auch hier ist die richtige Dosis entscheidend!

Auch Vitamin C gehört zu den Fatburnern. Es schützt nicht nur vor Erkältungen, sondern hilft dem Körper auch dabei, Noradrenalin zu produzieren. Dieses Hormon ist ein ausgezeichneter Stresskiller und wandelt Fett in Energie um. Ein Mangel an Vitamin C führt dazu, dass fettabbauende Hormone nur noch in geringer Menge produziert werden können. Kein Wunder, dass die Vitamin-C-Depots von Übergewichtigen oft gähnend leer sind.

Kohlenhydrate: So lange sich das Gerücht, dass Kohlenhydrate dick machen, schon hält, so falsch ist es auch. Das Gegenteil ist der Fall: Kohlenhydrate sind gute Fatburner – allerdings gilt dies nur für komplexe Kohlenhydrate. Im Gegensatz zu Einfachzuckern (z. B. Trauben- oder Fruchtzucker) und Zweifachzuckern (z. B. weißer oder Rohrzucker) sind komplexe Mehrfachzucker für unseren Körper gar nicht so leicht aufzuspalten. Und genau das ist der Vorteil, denn mehr Anstrengung bedeutet mehr Energieverbrauch. Essen Sie sich mit Kohlenhydraten schlank! Greifen Sie zu Getreideprodukten, Vollkornbrot, Naturreis und Kartoffeln. Aber Vorsicht – fette Saucen machen den Fatburnereffekt zunichte.

Glukagon: Das in der Bauchspeicheldrüse gebildete Hormon Glukagon setzt Energie aus Fettdepots frei und sorgt dafür, dass der Blutzuckerspiegel nicht zu stark absinkt. Glukagon ist der Gegenspieler zum »dick machenden« Insulin. Um den Glukagonausstoß anzukurbeln, sollten Sie viel hochwertiges Eiweiß zu sich nehmen. Kefir, Joghurt, Quark, Fisch und magere Fleischprodukte – am besten in kleinen Portionen über den Tag verteilt. Außerdem wichtig: Verzichten Sie auf Zucker – sowohl weißer als auch Trauben- oder Rohrzucker stören den Fatburneffekt.

Karnitin: Karnitin ist ein Eiweiß, das den Transport von Fettsäuren aktiviert. Karnitinmangel fördert die Bildung von Fettpölsterchen. Umgekehrt hilft Karnitin – genauer gesagt linksdrehendes L-Karnitin – beim Abnehmen, allerdings nur, wenn die Versorgung sehr gut ist. Karnitin ist vor allem in Fleischprodukten enthalten (lat. carne = Fleisch). Hauptlieferant ist Lammfleisch. Auch Geflügel, Rindfleisch, Käse und andere Milchprodukte enthalten viel Karnitin – dabei jedoch immer auf den Fettgehalt achten! Am besten wirkt Karnitin in Verbindung mit körperlicher Bewegung. Also: Move more! Das heizt die Fettverbrennung doppelt an.

Somatotropin: Das in der Hirnanhangsdrüse gebildete Wachstumshormon Somatotropin macht über Nacht schlank. Während wir schlummern, sorgt es für die Erneuerung des Muskel-, Organ- und Bindegewebes – kein Wunder, dass dabei jede Menge Energie verbraucht wird. Je mehr Somatotropin ausgestoßen wird, desto mehr Fett wird aus den Fettdepots gesaugt. Um die Somatotropinproduktion anzuregen, brauchen Sie viel Eiweiß und Vitamin B6 (magere Fleischprodukte, Vollkornprodukte und Nüsse) außerdem Vitamin C (Obst und Gemüse) sowie Zink und Mangan (Hülsenfrüchte, Nüsse). Wenn Sie nachts besonders viel Fett verbrennen wollen, sollten Sie möglichst früh zu Abend essen oder ab und zu ganz auf das Abendessen verzichten (siehe Dinner-Cancelling, Seite 132f.).

Cancelling – der etwas schnellere Weg zum Traumgewicht

»Gut Ding will Weile haben« – das gilt auch beim Abnehmen. Crashkuren bringen nichts. Darum setzt Eat less auch auf die Schritt-für-Schritt-

Salate – beispielsweise mit Paprikaschoten – und Zitrusfrüchte sind ausgezeichnete Vitamin-C-Lieferanten. Nutzen Sie den vielseitigen Powerstoff auch für Ihre Abnehmstrategie!

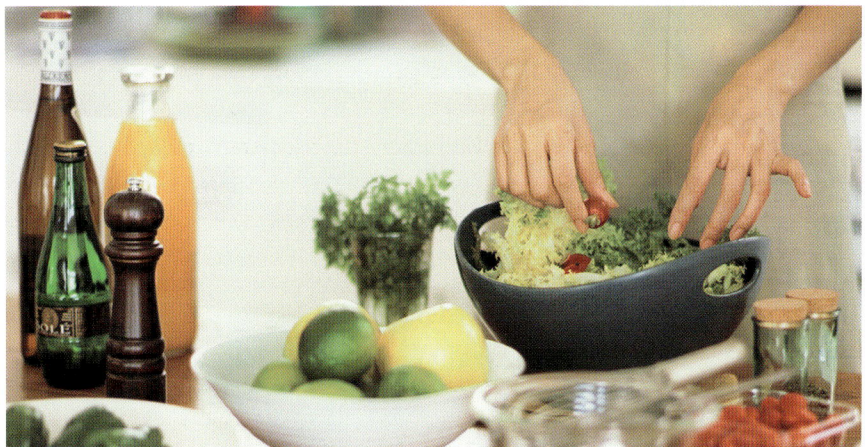

Methode. Für alle, die gern mit großen Schritten auf Ihr Ziel zugehen, bietet die Eat-less-Strategie eine besonders effektive Abspeckmöglichkeit: das so genannte Cancelling.

Cancelling (engl.: to cancel = streichen, ausstreichen) bedeutet, dass Sie bei Ihrer Ernährung gezielt Streichungen vornehmen. Schon der Verzicht auf fette Speisen ist eine Form von Cancelling – schließlich werden dabei bewusst bestimmte Nahrungsmittel gestrichen. Aber es gibt noch andere Möglichkeiten, durch Cancelling Kalorien zu sparen.

Die Cancelling-Methode ist jedoch keine Radikalkur! Mit strengem Fasten hat das Ganze nichts zu tun. Achten Sie daher auf abwechslungs- und vitalstoffreiche Kost, wenn Sie eine der folgenden Methoden anwenden. Und vor allem: Übertreiben Sie nicht!

> Cancelling ist eine sehr wirkungsvolle Maßnahme, die richtig dosiert werden muss. Wer zu viel des Guten tut und zu häufig Mahlzeiten auslässt, riskiert Heißhungeranfälle. Auch wenn Sie es mit dem Abspecken eilig haben: Beachten Sie unbedingt die nebenstehenden Cancelling-Regeln – sie sind Teil des Erfolgs!

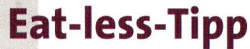

Eat-less-Tipp
∽ Die besten Cancelling-Methoden

Es gibt viele Arten von Cancelling. Schließlich geht es beim Canceln nur darum, kurzzeitig oder regelmäßig bestimmte Mahlzeiten oder Nahrungsmittel zu streichen. Aber nicht nach Lust und Laune, sondern bewusst und mit System.

Ein bekanntes Cancelling-Beispiel ist der Vegetarismus. Vegetarier streichen sämtliche Fleisch- und Fischprodukte aus ihrer Nahrung – sicher nicht jedermanns Sache, aber durchaus eine Möglichkeit, langfristig abzuspecken und fit zu bleiben. Vegetarier schneiden in Gesundheits-Checks immer besser ab als Fleischesser. Wichtig dabei ist,

dass dabei nicht auf Eier und Milchprodukte wie Joghurt und Käse verzichtet wird, da es sonst leicht zu Mangelerscheinungen kommt.

Für ausgesprochene Fleisch- und Fischliebhaber ist die rein vegetarische Kost keine gute Strategie. Aber auch wer gern »tierisch« isst, kann dabei abnehmen. Die richtige Wahl der Lebensmittel ist dabei besonders wichtig. Fettarm sollte es sein: nicht Gans, sondern Truthahn, nicht Leber-, sondern Geflügelwurst sollte es sein. Statt Aal sollten Sie eine Forelle und statt Schweinebauch unbedingt Filet wählen! Auf diese Weise sparen Sie eine Menge Kalorien.

Die folgenden Cancelling-Methoden machen überflüssigen Pfunden schnell den Garaus. Entscheiden Sie sich intuitiv für eine davon.

Dinner-Cancelling

▶ *So geht's:* Verzichten Sie auf das Abendessen. Nach 17 Uhr sollten Sie nur noch Flüssiges zu sich nehmen. Am besten Kräutertees, Mineralwasser und Säfte. Auch eine Gemüsebrühe ist erlaubt. Durch Dinner-Cancelling entlasten Sie Ihren gesamten Organismus. Topmodels setzen diese Methode ein, um der Figur den letzten Schliff zu geben. Dinner-Cancelling ist aber auch eine gute »Jung-Bleib-Strategie«. Bei einer Befragung überdurchschnittlich alter Menschen (über 100) stellte sich heraus, dass viele ihr Leben lang »kleine Esser« waren und vor allem abends gern mal eine Mahlzeit ausließen.

▶ *Wie oft?* Mindestens einmal pro Woche. Noch besser: Verzichten Sie an zwei Tagen in der Woche, die nicht unmittelbar aufeinanderfolgen, auf das Abendessen (z. B. montags und donnerstags). Sie können Dinner-Cancelling bedenkenlos über mehrere Monate durchführen. Wichtig dabei ist,

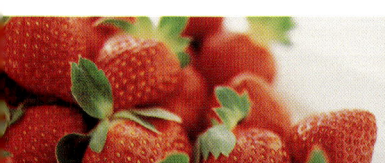

dass Sie sich diese Methode zur Gewohnheit machen, indem Sie feste Tage wählen und diese auch in Ihr Move&Relax®-Tagebuch eintragen. Aber übertreiben Sie es nicht: Wenn Sie zweimal in der Woche das Abendessen auslassen, nehmen Sie locker zehn Prozent weniger Kalorien pro Woche auf. Wenn Sie dann außerdem noch vermehrt zu Fatburnern greifen, reicht das vollkommen, um langfristig optimale Ergebnisse zu erzielen.

Fastfood-Cancelling

▶ So geht's: Verzichten Sie auf Fastfood. Nicht genug damit, dass Schnellgerichte viel Fett und kaum Vitamine und Vitalstoffe enthalten, sie werden meist auch noch in aller Eile hinuntergeschlungen. Don't stress! Das gilt auch beim Essen. Wer sein Essen genießt und sich Zeit dafür nimmt, erhöht seinen Wellnessfaktor beträchtlich.

▶ Wie oft? Ab sofort und am besten für immer! Fastfood passt einfach nicht in eine bewusste, auf Fitness und Wohlbefinden ausgerichtete Lebensweise. Kleine Ausnahmen sind natürlich erlaubt.

Eiweiß- und Fett-Cancelling

▶ So geht's: Verzichten Sie kurzzeitig auf fett- und eiweißreiche Speisen. Wissenschaftler haben herausgefunden, dass dies alle Organe entlastet. Indem Sie für 24 Stunden auf die üblichen Speisen verzichten, nehmen Sie nicht nur ab, sondern helfen Ihrem Körper beim Entschlacken. Schalten Sie daher Entlastungstage ein! Essen Sie dazu einen ganzen Tag lang nur Obst. Außer Bananen ist alles erlaubt. Wählen Sie nur Früchte, die Ihnen auch schmecken: Ob Trauben, Äpfel, Orangen, Kiwis oder Trockenfrüchte ist dabei zweitrangig.

▶ Wie oft? Das absolute Minimum ist viermal im Jahr – je ein Obsttag im Frühling, Sommer, Herbst und Winter. Besser wäre einmal im Monat. Und wenn Sie spüren, dass Ihnen der Entlastungstag sehr gut tut, spricht auch nichts dagegen, ihn öfter einzulegen. Planen Sie jedoch immer im Voraus: Tragen Sie Ihren Obsttag in Ihr Move&Relax®-Tagebuch und möglichst auch in Ihren Terminkalender ein.

Alkohol-Cancelling

▶ So geht's: Verzichten Sie bewusst auf Alkohol. Alkohol liefert viele leere Kalorien. Selbst wenn Sie sich sehr fettarm ernähren, können Sie durch Alkohol schnell zunehmen. Besonders wichtig: Streichen Sie Hochprozentiges!

▶ Wie oft? Falls Ihnen Bier oder Wein schmecken, ist das kein Problem. Hier und da ein Gläschen – das hat sogar Vorteile für die Gesundheit und natürlich auch für das Wohlbefinden. Doch beim Cancelling geht es ja darum, für einige Zeit bewusst auf bestimmte Nahrungsmittel zu verzichten. Oder – wie in diesem Fall – auf Genussmittel. Für denjenigen, der täglich Alkohol trinkt, kann es schwierig sein, einmal drei Tage lang ganz auf Alkohol zu verzichten. Normalerweise sollte es jedoch kein Problem sein, eine ganze Woche ohne Alkohol auszukommen. Probieren Sie es doch einfach mal aus.

Langsam essen – bewusst genießen

Ernährungsapostel empfehlen seit je, jeden Bissen mindestens 30-mal zu kauen. Nun ist es eine furchtbar langweilige Sache, seine Kaubewegungen zu zählen – aber: Hinter dieser Methode steckt eine gute Idee! Denn zu schnelles Essen ist eine der häufigsten Ernährungssünden.

Wer sein Essen hastig hinunterschlingt, verliert leicht die Kontrolle über das, was er isst. Gründliches Kauen gewährleistet, dass die Nah-

Wer viel Sport macht, wird ohnehin nur noch sehr wenig Alkohol zu sich nehmen, weil er merkt, dass er sich dadurch einfach besser und fitter fühlt. Alkohol ist eine Gewöhnungssache, und Sie werden sehen, dass Sie sich daran gewöhnen können, weniger zu trinken.

rung gut eingespeichelt wird. Das hilft nicht nur der Verdauung auf die Sprünge, sondern verhindert auch, dass wir zu viel essen.

Allerdings – Bissen zu zählen ist dazu nicht nötig. Es reicht, sein Bewusstsein auf das Essen zu richten. Klingt ganz einfach? Ist es aber leider nicht. Bei den meisten Menschen ist Essen nämlich ein weitgehend unbewusster Vorgang. Wir essen nebenbei – bei der Arbeit, beim Fernsehen, beim Telefonieren. Und genau hier liegt das Problem, denn was nebenbei passiert, macht sich leicht selbstständig.

Die Entscheidung, sich mehr Zeit für jede einzelne Mahlzeit zu nehmen, ist auch Teil der Life-Style-Change-Strategie. Also: Essen Sie langsam, essen Sie bewusst, und genießen Sie jeden einzelnen Bissen! Die Entwicklung vom Gourmand (Vielesser) zum Gourmet (Feinschmecker) – das erfordert etwas Training und geht nicht von heute auf morgen. Wichtig ist nur, dass Sie immer wieder einmal daran denken, es beim Essen

ruhig angehen zu lassen. Als Belohnung winken mehr innere Ruhe, mehr Lebensfreude und eine bessere Figur.

Eat-less-Tipp
∾ Slowfood, better Food!

▸ *Machen Sie das Essen regelmäßig zu einem kleinen Fest: Nehmen Sie sich genug Zeit, stellen Sie ein paar schöne Blumen auf den Tisch, und zaubern Sie mit ein paar Kerzen eine Candle-Light-Atmosphäre.*

▸ *Essen Sie möglichst nicht im Stehen. Und schon gar nicht beim Gehen!*

▸ *Wecken Sie Ihre Sinne. Kochen Sie mit vielen Kräutern und Gewürzen, und genießen Sie die verschiedenen Geschmacksnuancen. Je mehr Varianten, desto besser für Ihren Genusssinn. Experimentieren Sie mit italienischen, chinesischen, französischen oder indischen Speisen – egal, ob im Restaurant oder in den eigenen vier Küchenwänden: Abwechslung ist alles!*

▸ *Falls Sie die Wahl haben: Vermeiden Sie es, sich zum Essen mit Menschen an einen Tisch zu setzen, die Sie nicht leiden können. Eine entspannte Atmosphäre ist das A und O. Deshalb macht es nicht nur viel Spaß, mit einer guten Freundin oder seiner großen Liebe zum Essen zu gehen – es ist auch noch besonders gesund …*

▸ *Sein Bewusstsein fürs Essen schärfen, das bedeutet: Wenn Sie essen, sollten Sie essen – sonst nichts. Wer beim Essen fernsieht oder Zeitung liest, braucht sich nicht zu wundern, woher wohl all die überflüssigen Pfunde rühren. Kontrolle ist in diesem Fall viel besser als Vertrauen. Übrigens*

Auch ein schön gedeckter Tisch, z. B. mit frischen Blumen oder edlen Servietten trägt dazu bei, dass Sie das Essen besser genießen können. Machen Sie jede Mahlzeit zu etwas Besonderem, zu einem kleinen Fest – Schluss mit dem gedankenlosen In-sich-Hineinschlingen!

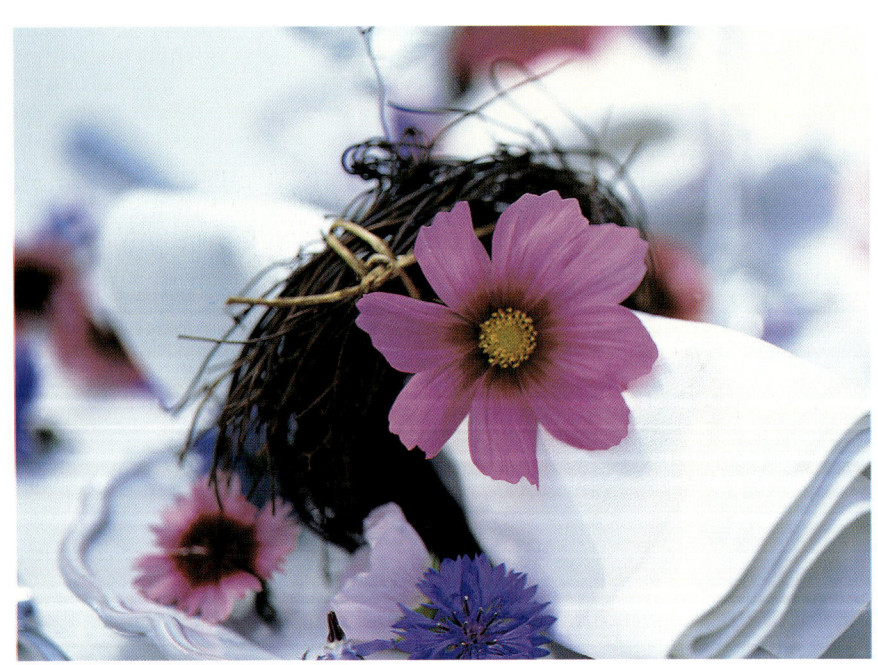

gilt auch umgekehrt: Wer beim Fernsehen oder Lesen nebenbei Chips isst, nimmt eine Menge unnötiger Kalorien auf und stellt sich beim Abspecken selbst ein Bein.

Feel-good-Food – essen Sie das Richtige

Sie möchten abnehmen, sich rundum wohl fühlen und so viel Energie zur Verfügung haben, dass Sie Bäume ausreißen könnten? Dann sollten Sie möglichst oft zu Feel-good-Food greifen. Nur durch eine optimale Ernährung können Sie körperlich fit werden. Doch auch Ihre Seele profitiert davon, wenn alle Zellen mit lebenswichtigen Vitalstoffen versorgt werden.

Abnehmen ist schön und gut, aber Sie sollten sich mit Ihrer Ernährung auch wohl fühlen. Und bei der richtigen Auswahl können Sie sogar beides miteinander verbinden. Sich leicht und vitaminreich ernähren und der belastenden Zivilisationskost die kalte Schulter zeigen – das ist der beste und schnellste Weg zum Erfolg!

Fastfood, Dosenkost, Chips und Süßigkeiten enthalten zwar jede Menge Kalorien, lassen die Zellen jedoch gleichzeitig verhungern, da sie ihnen keine Biostoffe liefern. Ein Übermaß an Fett, Salz und Zucker gefährdet nicht nur die Gesundheit – es führt auch schnell zu Stimmungstiefs und raubt wertvolle Energien.

Wählen Sie stattdessen Feel-good-Food, und essen Sie so, dass Körper und Seele sich wohl fühlen. Stellen Sie Ihre Nahrung so zusammen, dass Sie dabei alle wichtigen Vitamine, Mineralstoffe, Spurenelemente und Ballaststoffe aufnehmen. Wozu chemische Vitamintabletten schlucken, wenn die Natur jede Menge Vitaminbomben für Sie bereithält? Wer täglich Feel-good-Food zu sich nimmt, bekommt mehr als genug Vitalstoffe ab. Antioxidanzien wie Vitamin A, C und E sind besonders wichtig. Doch auch hier gilt: Besser richtig ernähren, als Pillen schlucken, deren Wirkungen mitunter sehr fragwürdig sind.

Fitness aus dem Garten

Wenn Sie sich aus diesen Speisekammern der Natur bedienen, können Sie nichts mehr falsch machen.

Und noch ein Tipp: Essen Sie besonders oft pflanzliche Nahrung! Abgesehen davon, dass Obst, Gemüse und Salate besonders kalorienarm und leicht verdaulich sind, haben sie einen weiteren gewaltigen Vorteil. Über Jahrzehnte hinweg hat die Forschung ihre Aufmerksamkeit auf die »essenziellen« Nahrungsbestandteile wie Kohlenhydrate, Fette, Proteine, Vitamine und Mineralstoffe gelenkt. Doch die entzündungshemmenden, blutdrucksenkenden, tumorhemmenden und abwehrstärkenden Wirkungen pflanzlicher Kost ließen sich so nicht erklären. Erst als sich die Wissenschaftler den sekundären Pflanzenstoffen widmeten, konnten viele Rätsel gelöst werden.

Zu den sekundären Pflanzenstoffen zählen u. a. Karotinoide mit möglicherweise Krebs hemmender Wirkung, Flavonoide, die antioxidativ wirken sollen, und Saponine mit entzündungshemmender Wirkung. Karotinoide sind in grünblättrigem Gemüse, Flavonoide in fast allen Pfanzen und Saponine überwiegend in Hülsenfrüchten enthalten.

Die zehn besten Lebensmittel für Wellness und Fitness

1. Gemüse
2. Obst
3. Getreide und Vollkornprodukte
4. Milch und Milchprodukte (fettarme Sorten!)
5. Fleischprodukte (fettarme Sorten!)
6. Fisch
7. Hochwertige Öle (kaltgepresstes Oliven-, Weizenkeim-, Sonnenblumenöl …)
8. Nüsse
9. Hülsenfrüchte
10. Wasser

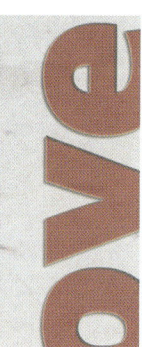

Die zu den sekundären Pflanzenstoffen gehörenden Flavonoide machen Grapefruits bitter und Chilis scharf; Sulfide verleihen Zwiebeln und Lauch ihr strenges Aroma, und Karotinoide machen die Tomaten rot. Nahezu täglich entdecken Forscher in Pflanzen neue Substanzen – Polyphenole, Monoterpene, Saponine, Glukosinolate usw.

Im Gegensatz zu chemisch hergestellten, isolierten Vitaminen enthalten pflanzliche Nahrungsmittel unzählige, teils noch unbekannte Inhaltsstoffe. Und vieles deutet darauf hin, dass gerade das Zusammenwirken dieser vielen einzelnen Substanzen für unsere Gesundheit eine so große Rolle spielt. Doch was folgt aus dieser Vermutung? Ganz einfach: Greifen Sie lieber zu Äpfeln, Nüssen, Birnen & Co. anstatt zur Pille aus der Drogerie. Vitamincocktails aus der Naturapotheke sind unschlagbar, und sie haben keine Nebenwirkungen!

Variatio delectat

Wenn Sie sich abwechslungsreich ernähren und die Eat-less-Prinzipien berücksichtigen, nehmen Sie nicht nur ab – Sie versorgen Ihre Zellen auch optimal mit allen lebensnotwendigen Stoffen.

So kompliziert die Namen klingen – sekundäre Pflanzenstoffe sind nichts anderes als bioaktive Substanzen. Sie schützen Ihre Gesundheit und schenken Ihnen jede Menge Power!

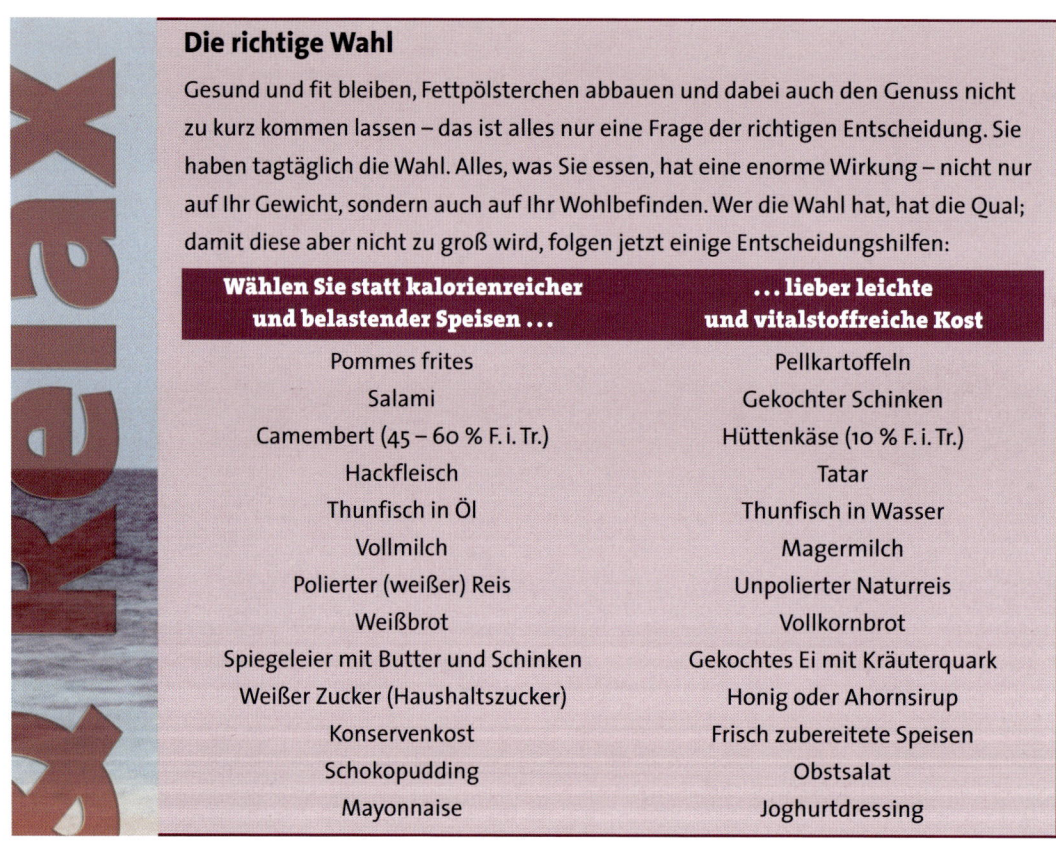

Die richtige Wahl

Gesund und fit bleiben, Fettpölsterchen abbauen und dabei auch den Genuss nicht zu kurz kommen lassen – das ist alles nur eine Frage der richtigen Entscheidung. Sie haben tagtäglich die Wahl. Alles, was Sie essen, hat eine enorme Wirkung – nicht nur auf Ihr Gewicht, sondern auch auf Ihr Wohlbefinden. Wer die Wahl hat, hat die Qual; damit diese aber nicht zu groß wird, folgen jetzt einige Entscheidungshilfen:

Wählen Sie statt kalorienreicher und belastender Speisen …	… lieber leichte und vitalstoffreiche Kost
Pommes frites	Pellkartoffeln
Salami	Gekochter Schinken
Camembert (45 – 60 % F. i. Tr.)	Hüttenkäse (10 % F. i. Tr.)
Hackfleisch	Tatar
Thunfisch in Öl	Thunfisch in Wasser
Vollmilch	Magermilch
Polierter (weißer) Reis	Unpolierter Naturreis
Weißbrot	Vollkornbrot
Spiegeleier mit Butter und Schinken	Gekochtes Ei mit Kräuterquark
Weißer Zucker (Haushaltszucker)	Honig oder Ahornsirup
Konservenkost	Frisch zubereitete Speisen
Schokopudding	Obstsalat
Mayonnaise	Joghurtdressing

Wenn Sie unter Bewegungsmangel oder Stress leiden und / oder rauchen, brauchen Sie besonders viele Vitamine, Mineralstoffe und Spurenelemente. Enthält die Nahrung nur leere Kalorien, kann es leicht zu Mangelerscheinungen kommen. Die Lösung: Feel-good-Food – Nahrungsmittel, die das Immunsystem stärken, Krankheiten vorbeugen und Stimmungstiefs entgegenwirken.

In der Tabelle auf Seite 138 finden Sie die wichtigsten Vitamine und Mineralien und ihre besten Lieferanten.

Mehr trinken, weniger essen

Ohne Wasser läuft auf unserem Planeten überhaupt nichts. In unserem Körper auch nicht. Kein Wunder – schließlich besteht er zu rund 60 Prozent aus dem nassen Element. Während wir sehr lange Zeit ohne feste Nahrung leben können, können wir nur wenige Tage ohne Wasser auskommen. Wasser wird für den Transport aller Nährstoffe benötigt, ist an vielen chemischen Prozessen im Körper beteiligt und hilft der Entgiftung auf die Sprünge. Kurzum: Wasser ist ein wertvolles Lebenselixier.

Wenn Sie zu wenig Flüssigkeit zu sich nehmen, brauchen Sie sich über Leistungs- und Stimmungstiefs nicht zu wundern. Mangelnde Flüssigkeitszufuhr stresst unseren Organismus, blockiert die Entschlackung und ist oft Ursache für Kopfschmerzen und Abgeschlagenheit.

»Mehr trinken!« So oft dieser Tipp zu hören ist, so selten wird er befolgt. Schade – denn durch Wasser können wir alle Körperfunktionen in Fluss halten. Und je älter wir werden, desto (überlebens-)wichtiger wird das.

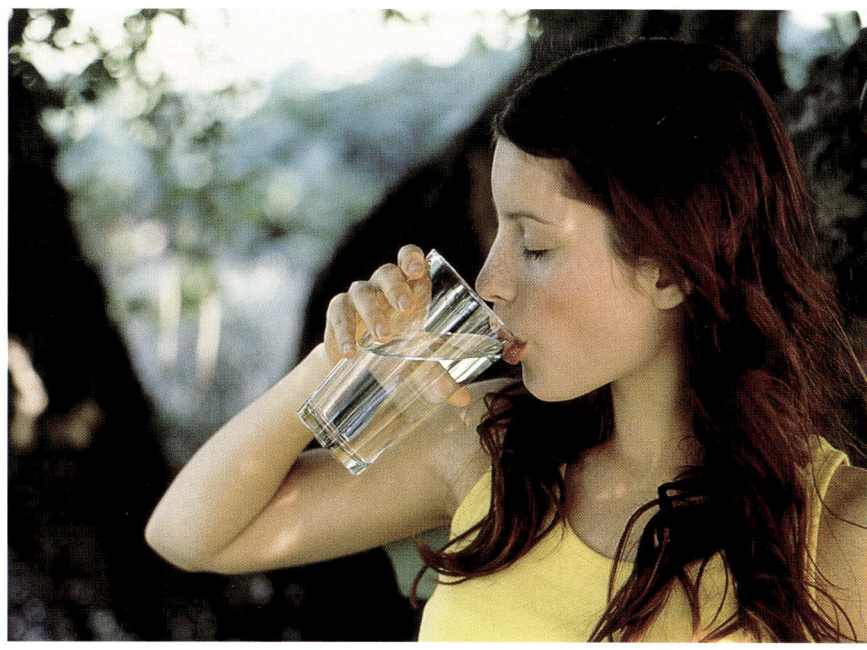

Besonders viel trinken sollten Sie auch, wenn Sie zu Stein- (z. B. Nieren- oder Gallenstein-)Leiden neigen, da so viele Schadstoffe aus dem Körper geschwemmt werden. Das Trinken ist aber auch ein einfacher Eat-less-Tipp: Wer viel trinkt, hat weniger Hunger. Ein großes Glas Wasser etwa zehn Minuten vor dem Essen genügt, um im Gehirn ein Sättigungssignal auszulösen; Sie essen weniger und nehmen schneller ab.

Auch Trinken macht schlank! Damit werden nicht nur überflüssige Stoffe aus dem Körper geschwemmt; wer vor dem Essen ein Glas Wasser trinkt, hat auch weniger Hunger.

Eat-less-Tipp

∾ So trinken Sie sich schlank

▸ *Trinken Sie ca. zwei Liter Flüssigkeit täglich. Falls Sie wenig Obst und Gemüse essen, sollten es eher drei Liter sein, da die meisten Obst- und Gemüsesorten viel Flüssigkeit enthalten und dazu beitragen, den Bedarf zu decken.*
▸ *Gerade beim Abnehmen gilt: Trinken Sie viel – aber nicht zu große Mengen auf einmal. Nehmen Sie lieber kleinere Mengen*

Die besten Vitaminlieferanten

Nährstoff	Wirkungen	Die besten Quellen
Vitamin A (Retinol und Beta-Karotin)	Schützt Haut und Schleimhäute, hilft gegen trockene Haut und erhält die Sehkraft	Für Retinol: Aal, Vollmilch, Leber, Eier, Fettfisch Für Beta-Karotin: Karotten, Brokkoli, getrocknete Aprikosen, rote Paprika, Kürbis, Grünkohl
Vitamin B1 (Thiamin)	Unterstützt Stoffwechsel und viele Körperfunktionen; wichtig für gesunde Nerven; wirkt Schlafstörungen und Depressionen entgegen	Erbsen, Kartoffeln, Weizenkeime, Hefe, Erdnüsse, Leber, Vollkornbrot, Sonnenblumenkerne
Vitamin B2 (Riboflavin)	Ist an Sauerstofftransport, Eiweißstoffwechsel und Energiegewinnung beteiligt; schützt die Haut	Milch, Milchprodukte, Fleisch, Krabben, Seefisch, Vollkornprodukte, Weizenkeime, Mandeln, Kürbiskerne
Niazin (Vitamin B3)	Auf- und Abbau von Kohlenhydraten, Fetten und Eiweiß, Ausscheidung von Giften; wirkt Leistungsabfall entgegen	Mageres Fleisch, Fisch, Eier, Getreide, Pilze, Artischocken, Spargel, Kartoffeln
Pantothensäure (Vitamin B5)	Unterstützt die Energiegewinnung aus Fetten und Kohlenhydraten; gegen Müdigkeit und Kopfschmerzen	Getreide, Weizenkeime, Avocados, Leber, Datteln, getrocknete Aprikosen, Milchprodukte, Fleisch, Fisch, Hefe
Vitamin B6 (Pyridoxin)	Aktiviert Körperwachstum und Blutbildung; schützt vor Infektionen	Vollkornprodukte, Truthahn, Fisch, grüne Bohnen, Weizenkeime, Walnüsse, Kartoffeln, Kohl, Hefe
Biotin	Ausscheidung von Eiweiß-Abbauprodukten; Balsam für die Haut	Sojabohnen, Leber, Eigelb, Hafer, Nüsse, Pilze, Hefe
Folsäure	Kurbelt die Zellteilung und Zellneubildung an; schützt das Immunsystem	Weizenkeime, grüne Blattgemüse, Petersilie, Erdnüsse, Leber, Hülsenfrüchte
Vitamin B12 (Kobalamin)	Ist an der Blutbildung beteiligt; beugt Infektionen und Erschöpfung vor	Algen, Fisch, Milch, Eier, Käse
Vitamin C (Askorbinsäure)	Aufbau des Bindegewebes, Wundheilung, senkt Krebs- und Infektionsrisiko, wichtig für die Eisenverwertung	Zitrusfrüchte, grüne Blattgemüse, Schwarze Johannisbeeren, Kiwis, Sanddorn, Tomaten, Erdbeeren
Vitamin E	Bekämpft freie Radikale, antioxidative Eigenschaften, schützt Herz und Gefäße	Nüsse, Samen, Olivenöl, Sonnenblumenöl, Weizenkeime, Brokkoli, Avocados, grüne Blattgemüse
Kalzium	Stärkt Knochen und Zähne, beugt Osteoporose vor; kontrolliert die Weiterleitung von Nervenimpulsen an das Gehirn	Milch, Joghurt, Hartkäse, Sardinen, Lachs, Tofu, Brokkoli, Spinat, Weißfisch, Brunnenkresse
Eisen	Aktiviert die Bildung von roten Blutkörperchen, schützt den Kreislauf, erhält die körperliche Leistungsfähigkeit; (bei Frauen kommt es leicht zu Eisenmangel)	Leber, Wurstwaren, Wild, Weißfisch, Sardinen, Pflaumen, getrocknete Aprikosen, Tofu, grüne Blattgemüse
Magnesium	Wichtig für Knochenbildung und die Energiegewinnung, unterstützt die Muskel- und Nerventätigkeit	Weizenkeime, Vollkornprodukte, Nüsse, Samen, getrocknete Aprikosen, Shrimps, Milchprodukte, Fleisch, Tofu

Eat less!

Move & Relax

über den ganzen Tag verteilt zu sich. So werden die Abfallprodukte, die beim Abnehmen vermehrt entstehen, schnell über die Haut und die Nieren ausgeschieden.

▸ Greifen Sie beim Trinken vor allem zu Wasser in jeder Form. Leitungswasser ist in den meisten Siedlungsgebieten Mitteleuropas besser als sein Ruf! Aber auch Mineral- und Quellwasser sind zu empfehlen. Ob viel oder wenig Kohlensäure – das ist Geschmackssache. Stilles Wasser ist jedoch bekömmlicher als kräftig sprudelndes.

▸ Nicht alle Getränke sind gute Durstlöscher. Außer Wasser sollten Sie vor allem Kräutertees und mit Wasser gemischte Obstsäfte genießen. Auch grüner Tee ist ein heißer Tipp: Er macht munter (manche Sorten enthalten mehr Tein als Kaffee Koffein) und enthält Substanzen, die vor Krebserkrankungen schützen.

▸ Vorsicht: Kaffee und Alkohol entwässern. Trinken Sie zum Wein oder Kaffee daher immer noch ein großes Glas Wasser. Besonders günstig ist Rotweinschorle. Mischen Sie Rotwein und Mineralwasser im Verhältnis 4 (Wein) zu 6 (Wasser). Rotwein enthält herzschützende Stoffe und gilt sogar als Fatburner. Mehr als ein Glas am Tag sollte es aber auf keinen Fall sein, sonst sind die positiven Effekte dahin.

▸ Trinken Sie nicht zum Essen, sondern davor oder danach. Wer seine Speisen mit Flüssigkeit vermischt, behindert das Einspeicheln der Nahrung und stört so die Verdauung.

Eat less – die Top Ten

1. Essen Sie weniger! Nur wenn Sie nicht mehr Kalorien aufnehmen, als Sie verbrauchen, können Sie abnehmen.

2. Verringern Sie Ihren Fettkonsum! Je weniger Fett in der Nahrung ist, desto schneller erreichen Sie Ihr Wunschgewicht.

3. Think pink! Machen Sie sich bewusst, warum Sie abnehmen wollen. Nur wenn die Motivation stimmt, werden Sie auf Dauer Erfolg haben.

4. Nutzen Sie Fatburner! Durch Jod, Kohlenhydrate, Karnitin & Co. nehmen Sie schon beim Essen ab.

5. Trinken Sie viel! Zwei bis drei Liter am Tag sollten es schon sein. Am besten sind Mineralwasser, Kräutertees und mit Wasser verdünnte Säfte. So verringern Sie Ihr Hungergefühl und halten Ihren Körper in Fluss.

6. Verzichten Sie auf Fastfood! Schnellimbissstuben versorgen Sie vor allem mit Fett und leeren Kalorien.

7. Essen Sie langsam und bewusst! Genießen Sie Ihr Essen – das funktioniert aber nur, wenn Sie sich genug Zeit nehmen und sich nicht durch die Arbeit oder das Fernsehen ablenken lassen.

8. Gönnen Sie sich zwischendurch einen Entlastungstag! Mindestens einmal zu jeder Jahreszeit sollten Sie einen Tag lang nur Obst essen. Noch besser: einmal im Monat.

9. Greifen Sie zu »Feel-good-Food«! In Obst, Gemüse, Milch- und Vollkornprodukten, kaltgepressten Ölen, Nüssen, Fisch und magerem Fleisch stecken jede Menge Vitalstoffe, die den Körper und die Laune schützen.

10. Wenn Sie es mit dem Abnehmen eilig haben heißt die Lösung: **Dinner-Cancelling**! Essen Sie abends »wie ein Bettler«. Oder lassen Sie das Abendessen an zwei festen Tagen in der Woche ausfallen. Nehmen Sie an diesen Tagen nach 17 Uhr nur noch Tees, Wasser und Säfte zu sich.

Wenn Sie die Eat-less-Tipps weitestgehend beherzigen, werden Sie sehen, wie einfach es ist, zu Ihrem Traumgewicht zu gelangen und es auf Dauer auch beizubehalten. Sie werden sich rundum wohler fühlen und das Leben schlankweg genießen!

Über dieses Buch

Impressum

Der Südwest Verlag ist
ein Unternehmen der
Econ Ullstein List Verlag
GmbH & Co. KG, München.
© 2002 Econ Ullstein List
Verlag GmbH & Co. KG, München

Alle Rechte vorbehalten. Nach-
druck – auch auszugsweise – nur
mit Genehmigung des Verlags.

Redaktion:
Dr. Alex Klubertanz,
Dr. Ulrike Kretschmer
Redaktionsleitung und
medizinische Fachberatung:
Dr. med. Christiane Lentz
Bildredaktion:
Tanja Nerger
Produktion:
Manfred Metzger (Leitung),
Annette Aatz, Monika Köhler
Umschlag, Layout und DTP:
Dr. Alex Klubertanz

Printed in Italy
Gedruckt auf chlor-
und säurearmem Papier

ISBN 3-517-06574-9

Über den Autor

Dieter Grabbe ist ganzheitlicher Fitnesstrainer und Gesundheits-
berater. Als vielfach diplomierter Fitness-Instructor bietet er neben
Entspannungs- und Massagetechniken auch Ernährungsberatung,
Mentaltraining und Meditation an. Einen großen Teil seiner Einnah-
men spendet er für karitative Projekte (u. a. »Ärzte ohne Grenzen«).
Alles über Dieter Grabbe: Seminare, Vorträge, Homepage und
Fragen zum optimalen Equipment: *www.healthcontrol.de*, E-Mail:
dietergrabbe@aol.com
Aljoscha A. Schwarz ist Diplompsychologe und PI-Lehrer.
Ronald P. Schweppe ist NLP-Coach, Meditationslehrer und Musiker.

Literatur

Grabbe, Dieter: Stretching. Südwest Verlag. München 2002
Pramann, Ulrich: Lauf dich schlank! Südwest Verlag. 3. Auflage,
München 2002
Rosenberg, Christiana: Endlich stressfrei! Südwest Verlag. München
2002
Schwarz, Aljoscha A./Schweppe, Ronald P.: Praxisbuch NLP. Südwest
Verlag. 4. Auflage, München 2001
Steffny, Herbert: Walking. Südwest Verlag. 2. Auflage, München 2002
Zittlau, Dr. Dieter: Bodytraining. Südwest Verlag. München 2001

Bildnachweis

Alle Bilder stammen von Nicolas Olonetzky, München,
mit Ausnahme von:
Image Bank, München: 40 (Terry Donnelly), 61 (David Epperson),
93 (White Packert), 116 (Larry Dale Gordon); Ifa- Bilderteam, München: 43 (IPS), 88 / 89 (Time Space Inc.), 94 (Fufy), 101 (Tokuryo Oha),
115 (IDS); Jump, Hamburg: 17, 78 (Kristiane Vey), 134 (Katharina Axel-
son); Mauritius Bildagentur, Mittenwald: 1, 46 / 47 (Stock Image),
68 (Age); Photonica, Hamburg: 12, 32, 131 (Neo Vision), 20 (Ann Cut-
ting); Südwest Verlag, München: 28, 134 (Barbara Bonisolli),
112 (Claudia Rehm / Achim Sass), 118 / 119, 125 (Antje Plewinski); The
Stock Market, Düsseldorf: U1 (Norbert Schäfer); Zefa, Düsseldorf:
4 / 5 (A. Green), 7 (Emely), 24 (Allofs)

Register

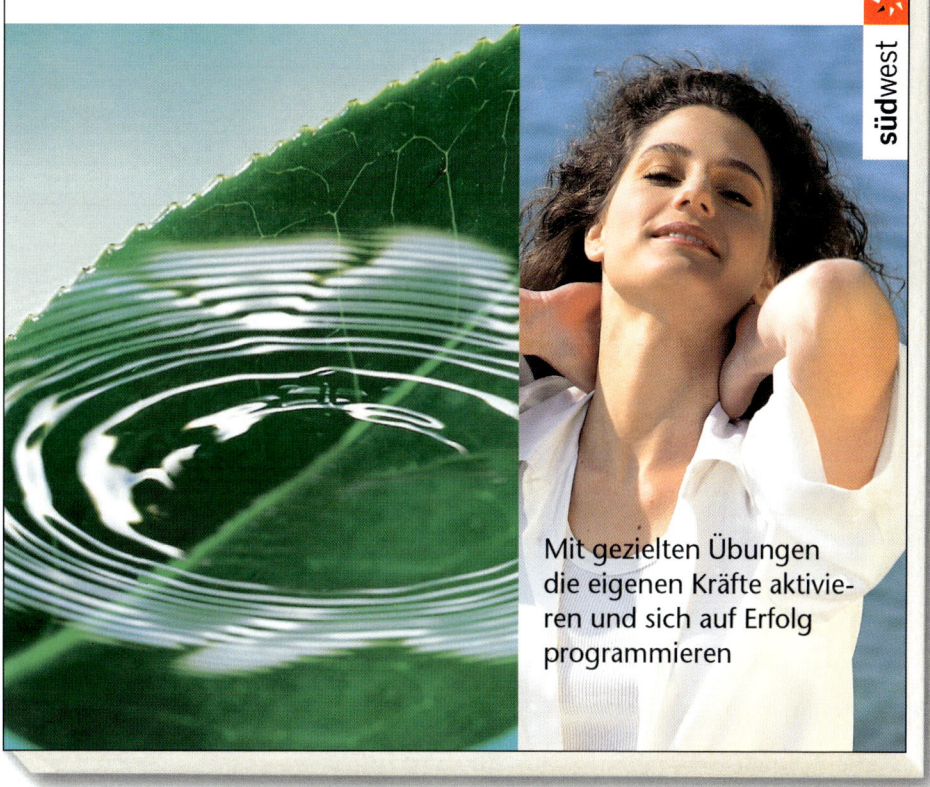

Aljoscha A. Schwarz
Ronald P. Schweppe

Praxisbuch
NLP

Denk dich nach vorn

südwest

Mit gezielten Übungen
die eigenen Kräfte aktivieren und sich auf Erfolg
programmieren

Das Unterbewusstsein
neu programmieren

192 Seiten, durchgehend vierfarbig.

ISBN 3-517-06238-3

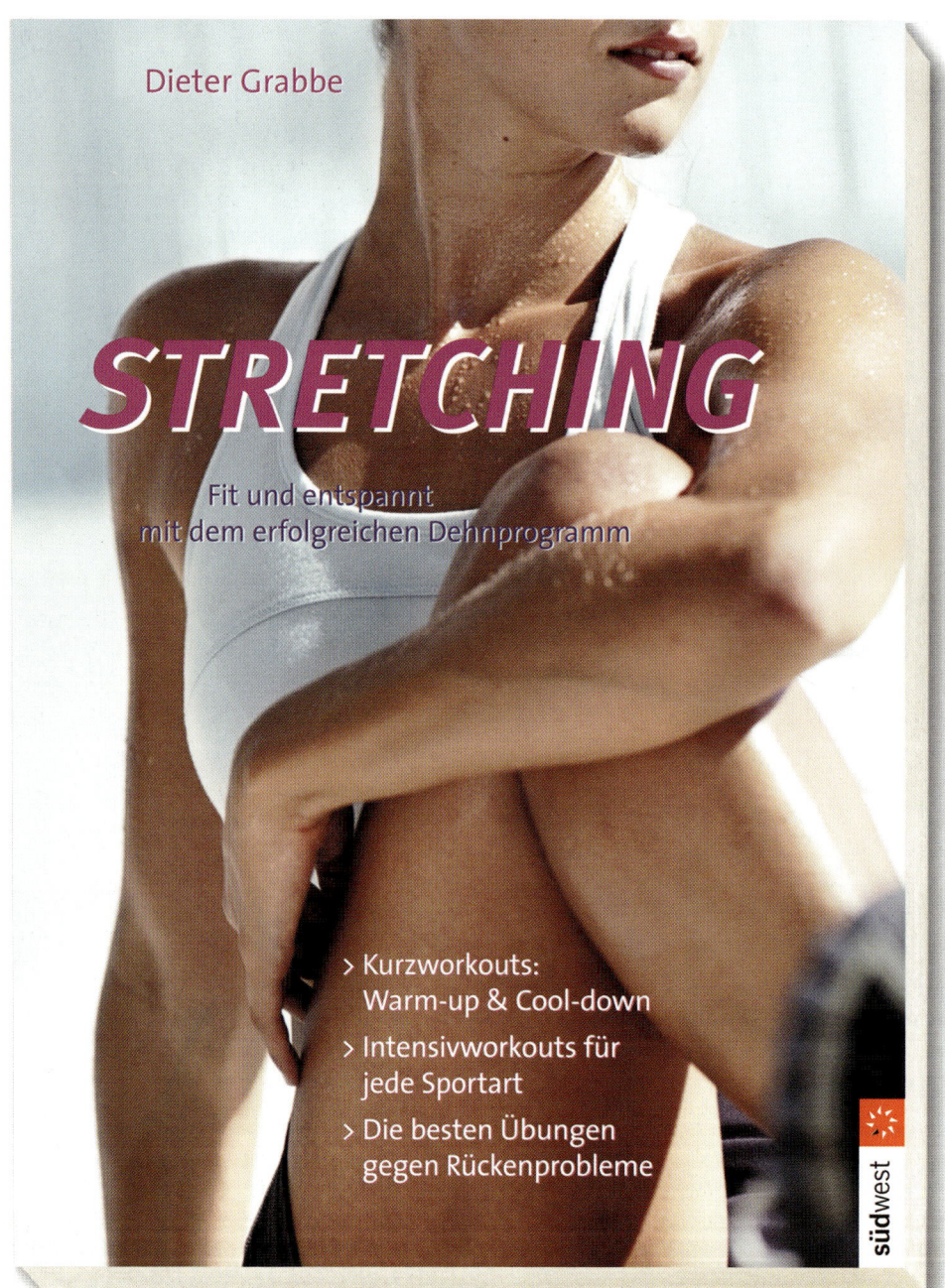

Dieter Grabbe

STRETCHING

Fit und entspannt
mit dem erfolgreichen Dehnprogramm

> Kurzworkouts:
  Warm-up & Cool-down
> Intensivworkouts für
  jede Sportart
> Die besten Übungen
  gegen Rückenprobleme

südwest

Ein Muss – nicht nur für Sportler

112 Seiten, durchgehend vierfarbig.

ISBN 3-517-06626-5